临床骨科疾病
诊治基础与进展

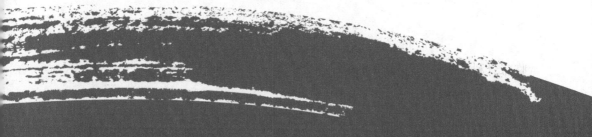

宰庆书 主 编

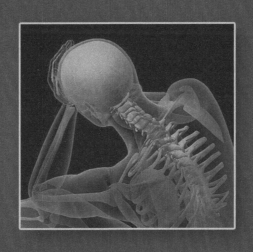

云南出版集团公司
云南科技出版社

图书在版编目（CIP）数据

临床骨科疾病诊治基础与进展 / 宰庆书主编. -- 昆明 : 云南科技出版社，2018.9（2024.10重印）
ISBN 978-7-5587-1711-6

Ⅰ．①临… Ⅱ．①宰… Ⅲ．①骨疾病－诊疗 Ⅳ．①R68

中国版本图书馆CIP数据核字（2018）第220534号

临床骨科疾病诊治基础与进展
宰庆书　主编

责任编辑：王建明　蒋朋美
责任校对：张舒园
责任印制：蒋丽芬

书　　号：978-7-5587-1711-6
印　　刷：廊坊市海涛印刷有限公司
开　　本：787mm×1092mm　　1/16
印　　张：15
字　　数：288千字
版　　次：2020年7月第1版　2024年10月第2次印刷
定　　价：75.00元

出版发行：云南出版集团公司云南科技出版社
地址：昆明市环城西路609号
网址：http://www.ynkjph.com/
电话：0871-64190889

前　　言

　　随着现代科学技术和医学科学的飞速发展,骨科的诊断与治疗也在不断进步。骨科学以运动系统疾病为对象,研究其病因病理、诊断治疗等。近年来,骨科学的理论和技术已取得了前所未有的发展,对指导诊断、治疗骨科疾病发挥了重要作用。

　　本书编者结合自身的临床经验和体会,结合国内外最新的参考文献编写了这本《临床骨科疾病诊治基础与进展》。本书包含骨科诊断检查、创伤骨科诊疗、脊柱外科诊疗、骨关节疾病诊疗。本书具有实用、简洁明了且新颖等特点,是一本实用性的医学著作。

　　由于本书编者编写水平有限及编写时间仓促,书中难免存在一些疏漏之处,恳请读者见谅,并予以批评指正。

目 录

第一章　骨科诊断检查

第一节　骨科的体检方法

一、基本项目

医生应该锻炼自己在询问病情之后直接进入体检,而不是先观察患者带来的各种影像结果和化验结果。这样可以避免一下就将思维固定在某个方向上。另外医生不应该怕麻烦,在照顾患者羞耻心的基础上尽可能的让患者少穿衣服,这是避免漏诊的极为重要的细节。体检时应该先让患者站立或坐位,从前后左右进行观察并对比。即使不能坐起来的患者也要尽可能对全身状况进行观察。观察的顺序应该按照下列顺序:

1.视诊。

2.触诊。

3.活动。

4.听诊。

5.测量。

6.肌力测定。

7.神经学检查。

8.日常动作相关的综合功能。

(一)视诊

1.步态　首先观察患者的步态。出现跛行可能有以下几种:

(1)疼痛跛行:负重期明显缩短的步行。

(2)下肢短缩步态:身体明显高低起伏的步态。

(3)关节变形挛缩步态:关节固定在某一位置上的异常步态。

（4）关节不稳定步态：关节破坏或韧带断裂造成的异常步态。

（5）肌无力步态：典型的肌营养不良的摇摆步态和臀中肌麻痹的臀肌步态。

（6）末梢神经麻痹性步态：典型的如腓总神经麻痹造成下垂足的高抬腿步态-跨越步态。

（7）弹性下坠性步态：股骨头脱位后在肌肉内移动的步态。

（8）痉挛性步态高位中枢神经损伤的步态，典型的剪刀步态。

（9）失调性步态：如同醉酒样的步态，典型的有小脑性步态，脊髓痨样步态。

2.体型　胖瘦高矮和有无特殊体态很重要。比如肥胖可能容易造成骨性关节炎和小儿股骨头滑脱症。短颈可能会颈椎畸形，过瘦可能出现骨质疏松症等。

3.姿势　是否有驼背，还要观察驼背的形态，比如圆背可能是 Scheuermann 病或骨质疏松症。角状后凸可能是结核性后凸畸形或先天性畸形。

4.四肢畸形　要观察是否粗细长短和畸形。

5.皮肤异常　颜色：苍白，红肿，色素斑等。光泽：肿胀会光泽增加，神经麻痹会皮肤发干，无光泽。静脉怒张：下肢静脉曲张，下肢血栓。异常毛发：腰骶部毛发可能是脊柱裂。肿瘤：可能是脂肪瘤，迅速增长的可能是恶性肿瘤，耳后的肿瘤也可能痛风结节。瘢痕和窦道：烧伤史，或外伤后的瘢痕，有时是瘢痕体质。窦道可能是慢性感染的表现，特别要注意结核。有时借此发现髋关节或是脊柱畸形的原因是感染。肿胀：肿胀一般说明局部或是外伤或是炎症。

（二）触诊

皮肤温度：发热可能是炎症，肿瘤；温度低可能是麻痹。

肌腱：肌紧张可以触及张力很高，麻痹则张力低。跟腱断裂可以触及凹陷。

关节肿胀：关节炎症的表现，膝关节可以触及浮髌征。

压痛和叩击痛：是最常见的异常所见。局部炎症和创伤的表现，骨折时常观察是否有垂直力量传导的局部疼痛，神经损伤时观察损伤部异常叩痛如麻飕飕感觉或蚁走感，称为 Tinels 征。

骨：骨骼接近体表的部分，可以触及是否弯曲，隆起，缺损，断裂的异常活动。

（三）关节活动

要分别观察主动和他动的关节运动情况。如果二者活动范围有区别称为自主运动不全，一般是麻痹造成。如果他运动受限为关节挛缩，多数是关节外软组织的原因造成；关节运动消失称为关节强直，一般是关节内的原因，关节活动完全消失称为骨性强直，有一点活动称为纤维性强直。每个关节都有活动的正常范围和最容易发挥功能的体位。如果关节活动范围过大称为关节松弛，全身性关节松弛可能是特殊的疾病,如 Ehlers-Danlos 综合征,Marfan 综合征等,可以由几个动作看出,如肘关节,膝关节腕关节,指关节的过伸动作。正常结构损伤造成超过正常的活动范围称为动摇关节。韧带损伤造成的异常活动为关节不稳定。

(四)听诊

关节运动时要注意听局部是否发生异常响声。臀肌挛缩时,髂胫束在大转子部位可以形成弹响。盘状半月板也可以发生膝关节的弹响。骨折断端也可以听到骨摩擦音。腱鞘炎时手指活动可以听到摩擦声音。

(五)测量

主要测量肢体长度和周径以及关节活动度。

1.四肢长度　一定要肢体放在中立位,两侧按照同样的标准点进行测量。

上肢:为肩峰到桡骨茎突的距离。

前臂:肱骨外上髁到桡骨茎突或者尺骨鹰嘴到尺骨小头的距离。

上臂:肩峰到肱骨外上髁的距离。

下肢:髂前上棘到内踝的距离,这和下肢位置关系很大,两侧一定放在相同的肢位。或者大转子到外踝的距离,但是没有包括股骨颈和股骨头,很多人就是因为这部分异常产生下肢不等长的。

2.四肢周长　上臂在肱二头肌腹部位,前臂在最粗的部位,大腿在髌骨上10cm,小儿在髌骨上5cm。小腿在近1/3的最粗部位。

3.关节活动度　关节活动度的测定标准使用中立位 0°法进行测量,就是将关节的中立位设定为 0°,在此位置开始的活动为实际测量度数。如膝关节伸展为5°,屈曲为135°。如果达不到中立位则标为一值,如膝关节不能伸直到中立位,差20°,则标为伸展-20°。

(六)神经学检查

【感觉检查】

1.浅表知觉　包括触觉,痛觉和温度觉。主要在脊髓丘脑侧束传到。检查时应该按照解剖书的感觉分布图进行感觉检查,注意从正常部位向异常部位逐步进行,注意进行左右对比。可以以正常为10,异常部分让患者评价为十分之几。

(1)触觉:使用柔软的毛笔或脱脂棉片进行检查,分为触觉迟钝,触觉消失,触觉过敏。

(2)痛觉:使用专用检查针或磨钝的针头进行检查,交界区可能会不清楚。结果分为痛觉迟钝,痛觉消失,痛觉过敏进行记录。

(3)温度觉:使用 42°的温水和 10°的凉水分别装在试管里进行测试,分别接触皮肤3秒钟。通过和正常部位对比得出结果。分为温度觉迟钝,温度觉消失,温度觉过敏进行记录。

(4)错感觉:浅表感觉障碍,感觉到和实际外界刺激不同的感觉,如麻酥酥的感觉或烧灼感。

2.深感觉　不用视觉感知关节运动方向和位置的感觉。主要走行在脊髓后索。通过位置觉和震动觉来检查。

(1)位置觉:患者闭目状态下,使用拇指和示指从侧面把持要检查的患指进行屈伸的检查。

(2)震动觉:使用音叉在骨突的部位进行检查,主要观察患者能够感觉到震动的持续时间并和正常部位对比。

(3)深部痛觉:对于睾丸或跟腱的压力,一般可以有强烈的痛感,脊髓结核可以感觉减退,神经炎可以过敏。

3.复合感觉　手拿物体不用视觉也能分辨形态和质地,在皮肤上写字也能感知字的内容属于复合感觉,主要和大脑前叶相关。常用的检查法是两点识别法一般用两点间最小距离表示。正常指尖部 3 ～5mm,手掌 7～10mm。

【反射】

1.腱反射　肌肉放松状态,被检肌腱轻度牵拉状态下快速敲打肌腱,引发的肌肉瞬间收缩。一般分为正常(＋),低下(＋－),消失(－),轻度亢进(＋＋),亢进(＋＋＋),显著亢进(＋＋＋＋)。脊髓损伤平面以下的反射会出现亢进,马尾和末梢神经损伤会出现低下或消失。反射一般可以用图示的方法进行标示。

Hoffmann 反射和 Wartenberg 反射属于腱反射的一种,虽然它们的出现常常预示着脊髓功能障碍,但并不是病理反射。

2.浅表反射　刺激皮肤或粘膜引起瞬间可见的肌肉收缩。多数见于锥体束障碍,也可见于感觉障碍。常用的反射有腹壁反射($T_{7-9,11-12}$),提睾反射(T_{12},L_1),肛门反射(S_{2-4}),足底反射(L_5,S_{1-2})。

3.病理反射　皮肤表面刺激引起的异常足趾运动。Babinski 反射:划足底外侧引发足趾背伸动作;Chaddock 反射:划足背外侧出现同样的足趾运动。病理反射标记为阳性(＋)或阴性(－),阴性为正常,阳性反映锥体束障碍。

4.阵挛　肌腱快速被动伸展时,肌肉出现节律性连续收缩。反映锥体束障碍。常用为髌阵挛和踝阵挛。

【日常动作相关的综合功能的判断】

1.上肢　手是否能触摸口唇,能否自己洗脸洗头,是否可以自己梳头,是否可以穿衣服,是否可以系扣子,是否可以手摸到后腰,可否搬动椅子,可否双手支撑身体,可否捧碗,可否握拳,可否用手指捏东西,可否使筷子,可否闭眼拿和识别东西,手指屈伸运动。

2.下肢　　可否不用支撑从椅子上站立,可否单足站立,可否足尖站立和行走,可否足跟站立和行走,可否下蹲,可否上下台阶,可否盘腿,可否做二郎腿,可否脱袜子,可否伸膝抬腿。

3.躯干和四肢的综合功能　　可否翻身,可否不用手支撑起床,可否从地上捡东西,可否进行便后擦拭。

二、关节痛和关节肿胀的检查

(一)关节检查的特点

表浅关节疼痛肿胀是脊柱外科最常见的表现之一。在体检上有一些特殊要注意的地方。从关节疼痛肿胀的一些特征可以找到诊断的重点方向。

1.单关节还是多关节　　单关节发病首先考虑局部因素,局部关节的骨,软骨或滑膜,韧带损伤,剥脱性骨软骨炎等。另外一些代谢性疾病也可能首先表现在单关节发病,如痛风,假性痛风等。关节化脓性感染也多是单关节发病,包括血源性感染。而多关节发病可能首先要考虑类风湿关节炎。另外病毒性感染,白血病也可能是多关节发病。如果化脓性关节炎是多发的,一定要考虑有免疫功能不全的可能,如艾滋病等。

2.是否双侧发生　　类风湿关节炎,病毒性关节炎,骨性关节炎可能常常是左右双侧性发病,虽然不一定是对称性的。

3.是否伴有发热　　关节炎一般不伴有发热,但是有些是伴有发热的。比如急性化脓性关节炎会引起发热。类风湿关节炎可能会发热,如果 38°以上要考虑 SLE,成年人 Still 病,青年性类风湿关节炎,后两个疾病有 spikingfever 的特点,上午低热,下午和晚上高热,可以相差3°~4°。而风湿病一般不会超过 37°。其他要考虑的如败血症,病毒感染,胶原病等。特别要注意的是免疫功能不全的患者即使发生化脓性关节炎也不一定发热。

4.是否伴有皮疹　　儿童的关节炎有时候要靠皮疹来鉴别,比如青少年性类风湿和风疹都可以造成关节炎,但是一旦出现特殊的环状皮疹可以断定是青少年性类风湿造成。另外成人的关节炎也可能会先出现皮疹,比如掌跖脓疱症和干癣性关节炎就是先有皮疹再有关节痛。

5.关节痛和关节周围组织痛需要鉴别　关节周围常常有滑囊,也是常发生炎症的地方。比如膝关节后内侧痛可能是鹅足滑囊炎,40 岁以下肩关节痛可能是非交通性肩峰下滑囊炎,而腘窝的腓肠肌内侧头附近的半膜肌滑囊炎的 50% 和膝关节有交通。

肘关节处的淋巴结肿胀也要注意和关节炎鉴别。可能是局部软组织肿瘤;如果有猫饲养史,也可能是猫抓病。

肌肉和肌腱的病变也需要鉴别,60 岁以上急性双侧肩胛和臀部痛可能是类风湿性多发肌痛症;血清反应阴性脊柱关节病常常在肌腱附着部位出现炎症性疼痛-肌腱炎。另外身体多处疼痛,肌肉僵直和疲劳感主诉的人要考虑纤维性肌痛症。

6.关节肿胀和肿瘤的鉴别　关节周围是肿瘤的好发部位。如腱鞘囊肿,血管瘤,外生性骨软骨瘤,嗜酸性肉芽肿,以及比较少见的滑膜肉瘤和寄生虫病都要注意鉴别。

(二)关节肿胀的触诊

关节肿胀只能在比较浅表的关节触摸到,比如膝关节腕关节、踝关节等,而肌肉包裹较多的关节就很难通过触诊发现。触诊是检查关节肿胀的重要方法。首先要注意的是鉴别一般的关节痛还是已经到了关节炎的状态。如果是单纯的关节痛,一般不会出现关节局部的热感,如果发现触诊关节明显比其他关节热度高,应该考虑关节炎。检查时注意进行两侧的对比。另外关节炎会出现关节滑膜的肿胀肥厚,指间关节会出现梭形肿胀,关节四周会有明显的压痛。如果只是手指的肌腱滑膜的炎症,只会在肌腱走行的部位有压痛,而其他关节部位如两侧不会出现压痛。

关节发炎时可能出现关节内积液。有的可以通过触诊检查,积液明显者可以触及液体压力的传导。膝关节有特殊的检查方法为浮髌征,检查方法是通过一只手的示指和拇指形成一个 U 形压迫,在髌骨的上方和侧方压迫关节囊,另一只手反复按压髌骨触查是否有浮动的感觉,有积液者会有明显得浮动感,即为阳性。

(三)关节穿刺检查

关节穿刺是对关节肿胀的一项重要的辅助检查。关节穿刺必须在严格的消毒灭菌操作条件下进行。操作时首先要认真确认包装是否完整,消毒日期是否合格,注意操作时不要用手触摸针头和针管的接合处。一般穿刺时没有必要进行局部麻醉。刺入部的消毒可以使用碘伏或其他规定的消毒液,但是涂布消毒液后要静候30～ 60 秒,这样细菌才能有效杀灭,非常重要。关节穿刺比较有经验时可以感觉到针头穿过关节囊时的突破感。抽吸关节液时要固定针头不动。抽吸完成后要用无菌纱布压迫 3 分钟以免关节液和血液进入关节腔。

(四)关节液检查

一般能够抽出关节液,说明关节内有一定问题。如果关节液混浊,说明关节液内含有白细胞,混浊的程度和白细胞的含量有一定正比关系。通常骨性关节炎的关节液是黄色透明的,混浊的关节液可能是类风湿关节炎、假性痛风、细菌感染。如果有外伤史,关节液为血性带有脂肪滴则提示有骨软骨的骨折。类风湿关节炎和关节结核时关节液可为白色或淡黄色,因为含有纤维素会产生凝固。

第二节　实验室检查

一、血液、尿液的骨科检查

(一)骨代谢指标检查

1.骨形成标志物检查

(1)Ⅰ型前胶原羧基端前肽和Ⅰ型前胶原氨基端前肽:出现于细胞增殖期,是骨形成早期指标。是Ⅰ型胶原形成过程中的前胶原细胞外的裂解产物,系未矿化类骨质的成分,与骨基质形成的速率紧密相关。

(2)骨型碱性磷酸酶:骨型碱性磷酸酶出现于骨基质成熟期,是骨形成中期指标,是成骨细胞膜上的一种蛋白,在骨形成及骨矿化过程中起很重要的作用。骨型碱性磷酸酶在血中的浓度能反映骨形成的速率,被认为是反映骨形成的一个很好指标。

(3)骨钙素:骨钙素出现于骨基质矿化期,是骨形成末期指标。成骨细胞合成的骨钙素大部分结合在骨中,小部分约 20％左右释放入血液循环,血清骨钙素水平与成骨细胞合成的骨钙素总量呈正相关,因此血清骨钙素可作为反映成骨细胞功能活性的分子标志物。

(4)细胞系信使核糖核酸:如碱性磷酸酶信使核糖核酸、骨钙素信使核糖核酸、骨保护素信使核糖核酸、骨形态发生蛋白-7 信使核糖核酸、骨涎蛋白信使核糖核酸 A、骨抑素信使核糖核酸、破骨细胞活化因子信使核糖核酸。骨细胞系是从骨组织分离出来并经培养获得的,成骨细胞系信使核糖核酸 mRNA 是成骨细胞特异性基因的表达,属于基因水平的检测。并且用于形成非胶原的骨基质蛋白的这些基因表达水平的量与骨组织的矿化程度是呈正相关的。

2.骨吸收标志物检查 这些标志物都是骨胶原的降解产物,反映骨吸收,其升高程度与破骨细胞活性的增高是一致的。

(1)Ⅰ型胶原吡啶交联终肽:骨骼中Ⅰ型胶原吡啶交联终肽,参与Ⅰ型胶原三价交叉联合,并在成熟的Ⅰ型胶原蛋白的降解过程中释放出来。血液中可以找到这种终肽的免疫生化完整形式,它似乎衍生于骨骼的重吸收和疏松结缔组织的降解。血清Ⅰ型胶原吡啶交联终肽浓度增加与骨溶解增加相关。

(2)抗酒石酸酸性磷酸酶 5b(TRAP 5b):来源于破骨细胞,由破骨细胞刚分泌到血液中的 TRAP 5b 是有活性的酶,但当 TRAP 5b 在血液循环中被清除之前已无活性,并被降解为碎片。这样 TRAP 5b 不会因肝、肾功能受损而在血液中积蓄。血清中 TRAP 5b 均来源于破骨细胞。

(3)Ⅰ型原胶原蛋白的羧基-和氨基-末端的端肽:作为生理成熟过程的一部分,是胶原纤维的短的、非股三螺旋的、由胶原纤维的羧基和氨基末端(α_1-和 α_2-链)与羟吡啶复合物在原位和相邻的胶原纤维螺旋连接物。

(4)吡啶啉和脱氧吡啶啉:在胶原降解的过程中,可以以游离态或与多肽结合两种形式释放到血液循环中,尿液中大约 $60\%\sim65\%$ 的交联物都是以与多肽结合的形式存在。

(二)与骨代谢相关指标

1.血、尿钙。

2.血、尿磷。

3.甲状旁腺素。

4.25-羟基维他命 D/1,25 双羟基维他命 D。

5.类胰岛素生长因子。

(三)人类白细胞抗原 B27(HLA-B27)检测

HLA-B27 基因属于Ⅰ型主要组织相容性复合体基因,所有有核细胞上均有表达,尤其是淋巴细胞表面含量丰富,人们发现 HLA-B27 抗原表达与强直性脊柱炎有高度的相关性,超过 90% 的强直性脊柱炎患者 HLA-B27 抗原表达阳性,而正常人群中仅 $5\%\sim10\%$ 的为阳性。由于强直性脊柱炎症状与许多疾病相类似,临床上难以确诊,因此 HLA-B27 检测在疾病的诊断中具有重要意义,HLA-B27 的检测是该疾病诊断和鉴别诊断中的一个重要指标。

(四)血清蛋白电泳和免疫固定电泳

当临床怀疑有多发性骨髓瘤(MM)可能性时,应做血清蛋白电泳(SPE)。而且在以下两种情况下应做免疫固定电泳(IFE)分析:①SPE 均正常,但临床有 MM 迹象;②SPE有低或高γ区(包括单、多克隆)。免疫固定方法结果判定容易,检测周期短,灵敏度高,可以对 MM 患者进行分型,适合用于多发性骨髓瘤的早期诊断,而且有报道 MM 患者骨髓穿刺未发现骨髓瘤细胞的患者,但 IFE 分析有单克隆条带出现。IFE 对 MM 患者分型,对 MM 患者估计预后有所帮助,而且对临床治疗可以提供一定的帮助。

(五)炎症反应指标

1.白细胞计数和分类

(1)急性化脓性细菌感染:通常白细胞增加到$>15\times10^9$/L,其中$>80\%$的细胞是粒细胞。另外,核左移是其特征性的表现,且有时候是其唯一的特征。

(2)组织坏死和无菌性炎症:粒细胞计数仅有轻度上升,核左移少见。

(3)慢性炎症:正常的白细胞计数或轻度上升,常是单核细胞增多。

2.血清蛋白电泳中的α_1和α_2球蛋白　在蛋白电泳上,急性相反应的最早的特征是α_1球蛋白条带的升高,这是由于α_1抗胰蛋白酶的浓度上升所引起的,随后是α_2球蛋白条带的升高。这是由结合珠蛋白和铜蓝蛋白的浓度升高所致。

3.血沉　是怀疑有炎症反应的筛选试验和检测反应的一种方法。

4.C反应蛋白(CRP)　CRP 是典型的急性相蛋白,且是历史上首先被认识的急性相蛋白之一。其血清或血浆浓度的增加是炎性细胞因子如白细胞介素6(IL-6)释放所致,它几乎恒定不变地显示有炎症存在。在临床试验室较容易检测的急性相蛋白中,CRP 是最敏感和快速的反应之一。目前,对其他急性相蛋白尚无绝对完美的检测指标。

并发感染的识别:细菌的内毒素是急性相反应的最有效的刺激。所以最高水平的 CRP 可发生在革兰阴性菌感染,有时高达 500mg/L。革兰阳性菌感染和寄生虫感染通常引起中等程度的反应,典型的是在 100mg/L 左右。病毒感染引起的反应最轻,通常不超过 50mg/L,极少超过 100mg/L。手术和意外创伤 CRP 轻度升高,CRP 一般在 10～50mg/L。

5.降钙素原(PCT)　PCT 是一种蛋白质,当严重细菌、真菌、寄生虫感染以及脓毒症和多脏器功能衰竭时它在血浆中的水平升高。自身免疫、过敏和病毒感染时 PCT 不会升高。局部有限的细菌感染、轻微的感染和慢性炎症不会导致其升高。

6.新蝶呤　新蝶呤浓度的上升显示细胞免疫系统激活。在多重创伤或手术后的患者中,血清新蝶呤浓度是即将发生脓毒性并发症的一个指标。与无菌患者对照,在随后发展为脓毒症的患者中发现新蝶呤明显较高。而且新蝶呤在未存活的脓毒症患者中比在那些存活患者中更高。

7.血清淀粉样蛋白 A(SAA)　与 CRP 相仿,用以评估急性相反应进程。SAA 是个灵敏的参数,它在炎症性反应大约 8 小时后开始升高,且超过参考值上限时间早于 CRP。在感染性疾病中,SAA 的绝对上升要高于 CRP,因此,SAA 测定,尤其对"正常"与微小急性相反应可提供更好的鉴别。

二、骨科细菌学检查

(一)正常菌群和创伤骨科常见致病菌

1.正常菌群　在正常人体体表、与外界相通的腔道,如口腔、鼻咽腔、肠道、泌尿生殖道存在着各种细菌。这些细菌在人体免疫功能正常的条件下对人体有益无害,称为"正常菌群"。它们在宿主细胞上定居、生长、繁殖的现象称为"定植"。

(1)皮肤正常菌群:了解皮肤的正常菌群对抽取各种穿刺液、血液,骨科感染标本的取材以及细菌培养结果的判断十分重要。

1)凝固酶阴性葡萄球菌:包括表皮葡萄球菌、头葡萄球菌、瓦氏葡萄球菌、人型葡萄球菌、溶血性葡萄球菌、里昂葡萄球菌和耳葡萄球菌。某些葡萄球菌偏爱在特定的人体部位定植,形成了"生态环境"。

2)微球菌属:藤黄微球菌常见于体表,尤其大量存在于妇女、儿童的皮肤上。

3)不动杆菌属:存在于大约 25% 的人的腋窝、趾蹼、腹股沟和肘前窝处。

4)其他革兰阴性杆菌:罕见于皮肤。偶有变形杆菌、假单胞菌(存在于趾蹼部)以及肠杆菌、克雷白菌(存在于手部)。

5)腐生分枝杆菌:偶可出现在外耳道、外阴部和腋窝皮肤,溶血性链球菌趋向在儿童的皮肤定居。

(2)肠道正常菌群:肠道(包括空肠末端、回肠、结肠)的正常菌群有:

1)大肠埃希菌。

2)产气肠杆菌。

3)变形杆菌属。

4)铜绿假单胞菌。

5)产气荚膜梭菌。

另外还有葡萄球菌属、肠球菌属、拟杆菌属、双歧杆菌、真杆菌、梭杆菌属、消化链球菌、念珠菌属等。

2.创伤常见致病菌　创伤处致病菌主要来源其一为人体正常菌群,其二为创伤时环境中的致病菌。

人体正常菌群为皮肤和粘膜上的定居者,借由创伤途径直接进入伤口内,形成机会感染。不同程度创伤时致病菌主要有下列几种:

(1)葡萄球菌属:金黄色葡萄球菌、凝固酶阴性葡萄球菌。

(2)链球菌属:D群链球菌、化脓性链球菌、无乳链球菌为常见。

(3)肠杆菌科:以大肠埃希菌、肺炎克雷白菌为常见。

(4)非发酵菌群:以铜绿假单胞菌、不动杆菌属为常见。

(5)厌氧菌:由咬伤及外伤引发的产气荚膜梭菌(A型)、诺氏梭菌等梭菌属单独感染或混合感染;由皮肤表面的寄生菌,如丙酸杆菌、厌氧球菌、梭菌、拟杆菌等引发的感染。

其他菌种亦可导致创面或(和)深部感染,甚至菌血症、败血症或(和)脓毒血症。创伤后致病菌除与受伤时自身携带菌种、株有关外还常与院内流行菌种、株有关,后者耐药程度常较高。

(二)临床常见感染性标本的采集注意事项

1.采集标本前要准备好无菌容器,根据标本的不同选用不同的容器。

2.标本必须直接采自病变部位,采集前应做局部消毒以防正常菌群污染。

3.尽可能在感染早期合适的时间内采集标本,了解感染性疾病的自然进程有助于决定采集何种标本及采集时间。细菌繁殖的高峰时间是在6小时左右,在急诊检查革兰阳性粗大杆菌时应询问患者具体受伤时间以提高阳性检出率。

4.采集好的标本应立即送检。对于厌氧菌培养最好在床边接种或者立即送检。

5.化验单要求写明诊断。如有特殊要求应写在化验单上或直接与实验室联系。

6.培养标本应尽可能在应用抗生素前采集。

7.对于非常凶险的感染或传染性疾病,应特别关注,嘱其反复送检。如怀疑气性坏疽或结核感染、伤寒等,应与实验室取得联系,以便在早期发现病原微生物,以免产生严重后果。

(三)常见感染性标本的采集方法

1.血液培养标本的采集

(1)采血指征:对于疑有各类血行感染的患者在进行系统性抗生素治疗前,应进行血培养,患者出现以下体征可作为采集血培养的重要指征:

1)寒战、发热(体温高于38℃)或低体温(体温低于36℃)。

2)细胞增多(计数大于 $10.0 \times 10^9/L$，特别有"核左移")。

3)细胞减少。

4)血小板减少。

5)皮肤粘膜出血。

6)昏迷。

7)多器官衰竭。

8)大面积烧伤、创伤、开放性骨折。

9)感染性心内膜炎、动脉内膜炎、伤寒、布氏菌病。

10)埋置静脉导管 3 天以上，放置导尿管，气管切开及辅助呼吸器的使用。

若同时具备以上指征中的数项，应进行血培养。应注意老年菌血症患者可能不发热或低热。

(2)采血量和采血时间：一般在患者发热初期或寒战前 30～60 分钟采双瓶血(需氧＋厌氧)，连续 3 次，采样部位在肘静脉。成人每次采血 10ml，儿童为 5ml。血液和培养液的比例一般推荐为 1：5 至 1：10。

一次静脉采血注入到多个培养瓶中应视为单份血培养。3 份血培养足以检测所有的细菌菌血症和真菌菌血症。15％气性坏疽的患者可以检出产气荚膜梭菌。对间歇性菌血症患者，用于培养的血液应在估计寒战或体温高峰到来之前采集。当血培养明确病原菌后，应尽可能寻找潜在的感染源，如是否为血管内导管、气管切开、导尿管等。寻找到潜在的感染源，适时适地适法采集标本送检以明确并消除感染源。

(3)采血应注意事项：血标本采集必须在严格防止污染的条件下进行。

1)采血部位的消毒：用无菌棉签浸润 2％碘酊涂擦注射部位皮肤一遍，作用 1 分钟后再用 75％的乙醇擦拭 2 遍。擦净残余碘，干燥后即可抽血。

2)血培养瓶口的消毒：用 75％乙醇消毒瓶口，干燥后将血液注入瓶中并迅速轻摇，充分混匀防止凝固。培养瓶标示后连同化验单一起送检。

2.伤口及病灶分泌物标本的采集

(1)封闭性感染病灶标本的采集：患者的皮肤或粘膜表面先用碘酊消毒，然后用 75％酒精脱碘或用安尔碘消毒 1 分钟。

通过抽吸采集脓肿标本。如果脓性分泌物少，不能通过抽吸来采集，则需用无菌盐水冲洗，收集冲洗物。将抽取的分泌物/冲洗物注入到无菌试管中送检或者直接接种到需氧、厌氧血液培养瓶中。

(2)开放性感染病灶标本的采集：也应采用抽吸的方法。在伤口近乎无脓或无脓可吸的情况下可用无菌生理盐水冲洗以便抽吸,也可在伤口感染处刮取一小块组织送检。以溃疡和坏死为特征的近干的化脓渗液伤口亦可使用拭子采集标本,但一般标本质量不及抽吸和活检所得。用拭子采集的标本数量极少,又易被邻近菌群所污染,因此用拭子采集标本时最好采集两份,一份用作培养,另一份用于涂片革兰染色检查。

伤口和脓肿标本的革兰染色检查极为重要。革兰染色检查结果能快速提供病原学鉴别假定,它能用来评价送检标本的质量和指导培养鉴定的逐步进行。涂片革兰染色检查可见细菌形态、急性炎症细胞(多形核中性粒细胞)、胞内菌、细胞和组织坏死所产生的弹性纤维。可通过比较多形核细胞和鳞状上皮细胞的数量来进行伤口标本质量的评价。鳞状上皮细胞数量过多大体上表明了标本有皮肤菌群污染。有污染的标本进一步分离培养鉴定受限。如出现上述情况,应同临床医师取得联系重新采集标本,若无法重新采集也可进行分离鉴定及药敏试验,但在报告单备注上要说明情况。

与体表相通的深部损伤最为棘手,皮肤及窦道易受体表细菌污染,建议进行外科清创同时采集标本。如果不做外科清创,则应努力吸净深层感染物送检,不要用拭子在渗液伤口痂面采集的标本。只有通过抽吸和清创获得的深部标本培养才能提供有用的信息。

(3)厌氧菌脓肿标本的采集:厌氧菌(源于正常菌群)具有特征性地在邻近粘膜处产生化脓性感染。标本必须在灭菌、无氧容器中转运到实验室。与开放性感染灶标本采集一样推荐采用抽吸出的液体标本和刮下的组织标本。口腔、牙龈以及邻近区域的感染、吸入性肺炎、脓胸、腹内感染、深部组织脓肿、女性生殖道感染、感染压疮和糖尿病足部溃疡通常均由需氧菌和厌氧菌混合感染所致。因需氧菌和厌氧菌混合感染性脓肿所具有光学显微镜下特征较为明显,故能用革兰染色快速鉴别。

三、关节液检查

关节液的检查目的主要是了解关节状况与其相对应疾病之间的联系以及区分炎性渗出和非炎性渗出,作出排除诊断。

(一)采集标本要求

标本采集应使用肝素钠进行抗凝(使用肝素锂和草酸盐抗凝易导致关节液形成结晶,显微镜镜检出现假阳性),应及时送检。

（二）检查内容

1.常规检查　外观(体积、颜色、透明度、粘滞度)、粘蛋白凝块形成试验、pH。

2.特殊检查

(1)临床生化检查:总蛋白、葡萄糖、乳酸、尿酸、酶。

(2)血液学检查:细胞计数、细胞分类。

(3)显微镜检查(关节液原液)

1)变性细胞:在细胞浆内它们含有淡绿色至橄榄绿色颗粒,这些颗粒含有免疫球蛋白、类风湿因子、纤维蛋白质和抗核因子。

2)结晶体的观察:除一般生物光学显微镜检查外,最好用偏振光显微镜作鉴定。临床常见尿酸盐、焦磷酸钙磷灰石、脂类和草酸钙结晶。

3)淀粉样蛋白:可发现含有淀粉样蛋白的滑膜内壁细胞碎片。

(4)免疫化学检查:类风湿因子、抗核因子、免疫球蛋白、补体、细胞因子。

(5)细菌学检查:革兰染色、培养。

（三）临床意义

关节液检查的临床价值在于区分为四大类型,可分为非炎性渗液、炎性渗液、化脓性渗液、损伤性渗液,通过上述检查进行关节疾病的鉴别诊断。

四、脑脊液检查

（一）适应证

凡有以下条件之一者,为进行脑脊液检查的适应证:①有脑膜刺激症状。②疑有颅内出血时。③有剧烈头痛、昏迷、抽搐或瘫痪等症状和体征而原因不明者。④疑有脑膜白血病。⑤中枢神经系统疾病进行椎管内给药治疗、手术前进行腰麻、造影等。

（二）标本采集

将抽取的脑脊液分别收集于 3 个无菌小瓶中,每瓶 2～3ml,第一瓶因可能含少量红细胞,宜做细菌学检查;第二瓶做化学或免疫学检查;第三瓶做细胞计数。标本采集后立即送检,以免因放置过久细胞破坏、葡萄糖分解或形成凝块等影响检查结果。

(三)检查内容

1.理学检查

(1)颜色:正常脑脊液为无色水样透明液体,在病理情况下,可呈不同颜色改变。

(2)透明度:正常脑脊液清晰透明。当含较多的细胞或细菌时则可变为混浊,混浊程度因细胞量或性质不同而导。

(3)凝固物:正常脑脊液不含纤维蛋白原,因此不会凝固。当脑脊液中有炎症渗出物时,因纤维蛋白原量和细胞数增多而形成凝块。

2.化学检查 蛋白质、葡萄糖、氯化物、酶学检查。

3.显微镜检查

(1)白细胞计数及分类计数:正常脑脊液中无红细胞,仅有少数白细胞,外伤及穿刺损伤血管时脑脊液中可有不同数量的红细胞出现。

(2)细胞学检查:以离心沉淀涂片、玻片离心法或醋酸纤维膜浓集法收集脑脊液中的细胞成分,可提高肿瘤细胞的检出率。

4.细菌学检查 正常脑脊液中无细菌,在中枢神经系统感染时可找见相应的病原菌。

(1)直接涂片法:标本要求:用无菌管留取,常温下,15 分钟内送到实验室。

将脑脊液离心制成涂片,经革兰染色查找脑膜炎奈瑟菌,肺炎链球菌等,经抗酸染色查找结核杆菌,墨汁染色查找新型隐球菌。

(2)细菌培养:标本要求:最好在用药之前采集标本,如果标本量较多,可将标本注入血培养瓶中,如果标本量较少,常温下 15 分钟内送到实验室,不得将标本放入冰箱中保存。

第三节 影像学检查

随着计算机的应用,特别是计算机 X 线摄影(CR)、计算机体层摄影(CT)和MRI(MRI)等的出现,影像设备取得突飞猛进的发展。同时,超声与核医学的发展共同形成了影像医学。CT 设备已由普通单层扫描机发展到多层螺旋扫描机(64层 CT),甚至到 128 层螺旋扫描,使其扫描速度大大增快,扫描层厚越来越薄,因而图像质量明显提高,特别是图像后处理技术已广泛应用于临床。MRI 的场强不断提高,现已发展到 3T MRI。

骨骼肌肉系统疾病种类繁多,复杂,影像学检查不仅可以了解骨与关节病变的部位、范围、性质、程度和周围软组织的关系,为治疗提供可靠的依据,还可观察治疗效果,了解病变的进展及判断预后。此外,还可利用影像学观察骨骼生长发育的情况,以及观察某些营养及代谢性疾病对骨骼的影响。其检查方法快捷,简便,患者痛苦少,易于接受,其最大的损害是射线损伤。影像学检查在骨科领域的应用日益广泛,尤其在肌肉、骨关节创伤、骨与软组织肿瘤的术前诊断、术中定位、判断治疗效果等方面更是不可缺少的检查手段。

一、普通 X 线检查

(一)X 线性能

自从 1895 年伦琴发现 X 射线,X 线摄影技术应用于临床诊断已过百年。一百多年来,对骨关节疾病的临床诊断已经积累了丰富经验,CT 和 MRI 等影像技术为骨关节疾病的诊断提供了新的信息,使诊断水平进一步提高。而 X 线技术多年来积累的宝贵经验仍然是骨关节疾病诊断的基础。

X 射线有四种特性。其一,穿透性:可使可见光不能穿透的物质被 X 射线穿透,不同密度组织穿透性不同。其二,感光作用:X 线可使荧光物质发光。其三,摄影作用:可使胶片感光,形成密度不等的图像,因而达到诊断的目的二其四,电离作用:可使组织发生电离,是射线防护和放射治疗的基础。

X 线摄影(包括数字 X 线摄影)普遍易行,价格低廉,便于显示骨骼的大体解剖,从而确定病变的整体形态和范围,X 线成像对骨结构改变的显示较好,特别是数字 X 线摄影技术的应用,提高了骨微细结构的显示。大量临床资料表明,X 线摄影对骨肿瘤诊断的敏感性、特异性和准确度均高于 CT 和常规 MRI,当前仍是骨关节疾病检查的首选方法。

(二)疾病诊断的基础——密度

X 射线利用穿透性和摄影作用对人体进行照射,人体各种组织的密度不同,因而 X 射线穿透组织的量不同。形成天然的不同影像,称为天然对比。密度相近的组织的影像在照片上不易区分,人为的改变组织密度,使要观察的组织或病变显示出来称人工对比即造影。

(三)X 线与防护

因为 X 射线对人体有损害,因此,所有接触 X 线的人员都要进行必要的防护,当然医生自身的防护也应注意,医生要经常接触射线,一定要做好防护。X 射线检查方法很多,如透视、照片、造影、CT 扫描等检查。防护的部位以甲状腺,性腺最为重要,婴幼儿应尽量减少放射性检查,必要检查应做好非照射部位防护。另外,怀孕 8~15 周的孕妇非特殊需要,不得进行下腹部放射影像学检查。不管是婴幼儿还是成人都要尽量避免透视检查。而 MRI 无放射线形成,即非射线检查。

(四)检查诊断原则

1.**基本检查方法**　一般投照部位是正侧位,必要时行双侧对照。正位:分为前后位和后前位,常规采用前后位,特殊申请采用后前位。侧位:与正位照片结合起来,可获得被检查部位的完整影像。同时,对四肢等部位的投照应包括一个关节,使被检部位解剖关系清楚。

2.**注意观察软组织的变化**　一张 X 线平片包括病灶以外的很多信息。而有些信息对诊断非常有意义,不仅仅观察骨骼变化还要观察相邻软组织变化,以腰椎结核为例,腰椎结核的腰大肌脓肿,大的脓肿显而易见,小的脓肿就不易观察到,而小脓肿的数量范围更不好确定。只有仔细观察才能发现有意义的征象。

3.**双侧对比**　有些细微骨疾患或发育异常仅靠一侧肢体的正侧位片或斜位片很难确定,常常需要对健侧相同部位肢体拍同样位置的照片进行双侧骨结构对比观察,确定有无骨疾患或发育异常。

4.**负重下影像检查的作用**　负重一般讲就是站立位拍片检查。使照片的影像更接近人体自然情况,使有些疾患显示得更明确。常用于脊柱和膝关节的检查。不确定时反复按照顺序读片。

(五)骨正常的 X 线解剖

正常骨结构从外向内依次为骨膜、骨皮质、骨松质和骨端的关节软骨。只要掌握正常解剖知识,阅片时对异常情况很容易分辨出来。因此,了解骨的 X 线解剖对区分正常与疾病的诊断非常有帮助。

【骨发育过程的 X 线影像】

儿童与成人骨骼最大的不同是儿童在骨端有骨骺和生长软骨。骨骺和干骺端之间有骺板软骨—成人后骺板软骨消失,闭合,骨骺与干骺端融合,形成一个骨。而正常生长的婴儿骨骺出现的时间与骨骺闭合的时间有一定规律,是相对固定的。有些疾患骨骺出现和闭合的时间延迟或提前。骺软骨板是一个人从小到大的关键部位,很多疾病可使骺软骨板损伤,因而导致骨骼生长障碍造成畸形。最常见的是儿童生长板损伤或骨折。

骨在生长、成骨过程中不断增大,同时根据生理功能的需要,不断进行改建和塑形,即骨的成形。包括骨骺和干骺端新生骨的改建、塑形,干骺端逐步移行到骨干,骨干不断增粗,髓腔不断扩大等,最终使每个骨形成其各自独特的形态。

【骨的 X 线表现】

骨的结构包括骨皮质，骨髓，骨膜和关节软骨。正常骨膜在 X 线下不显影，只有骨过度生长时出现骨膜阴影，恶性肿瘤可能先有骨膜阴影，青枝骨折或疲劳骨折后可出现骨膜阴影。

骨皮质是致密骨呈透亮白色，骨干中部厚两端薄，表面光滑，但肌肉韧带附着处可局限性隆起或凹陷，为解剖上的骨嵴或骨沟，不要误认为骨膜反应。

骨松质位于长管状骨的内层或两端。良好的 X 线片可见到按力线排列的骨小梁。若骨小梁透明，皮质变薄，可能是骨质疏松。有时松质骨内可看到有局限的疏松区或致密区，可能是软骨岛或骨岛，但要注意随访，以免遗漏新生物。在于骺端可见横行致密影为生长线（先期钙化带或骨骺板）。关节软骨透明不显影，故 X 线可看到关节间隙，间隙过宽可能有积液，关节间隙变窄，可能有关节软骨破坏或退变。

【骨基本病变的 X 线表现】

1.外形和轮廓　人体骨的外形和轮廓都是按比例固定的，任何非比例的增大或缩小、变形，都是不正常的表现。如巨人症，Mafan 综合征，髋内翻等。

2.骨髓和骨小梁的变化　长管状骨两端为松质骨，中间为管状骨。松质骨内的骨小梁，从形态学上讲，正常骨小梁有一定的排列顺序和方向，其至数量都有一定范围。如股骨头与股骨颈内显示三组骨小梁，主要张力骨小梁（主要牵引骨小梁）形成的弓，从大转子外侧缘延伸，经过股骨颈上皮质，跨越股骨头，终止于股骨头内侧面、圆韧带凹下侧。主要内侧抗压骨小梁（负重骨小梁）为垂直方向，从股骨颈内侧皮质延伸，以三角形进入股骨头，并与髋臼骨小梁连接成线。辅助外侧抗压骨小梁（辅助负重骨小梁）从股骨头至小转子以扇形延伸到大转子。由骨小梁系统围绕的中心区称为 Ward 三角。当发生某些疾病时可发生骨疏松，骨软化，骨破坏。

（1）骨疏松：影像学表现是骨小梁变细，消失。骨皮质变薄，骨髓腔扩大，骨密度减低。严重者易发生骨折。骨疏松分为原发性和继发性。很多原因可造成骨疏松。女性更年期即可开始发生骨疏松。骨折患者固定治疗后可发生局部肢体骨疏松。实验室检查钙磷代谢正常。

（2）骨软化：影像学表现是除骨疏松的表现外还应见到骨骼变形。骨骼变形常发生在脊柱椎体，骨盆，股骨和胫骨。椎体呈双凹变形，下肢呈弧形，另外还可见到假骨折线。钙磷代谢异常，骨疏松与骨软化常常同时存在。

（3）骨破坏：是指病理组织替代骨组织。骨小梁破坏，消失。骨破坏分为溶骨性,虫蚀性,囊性骨破坏。溶骨性、虫蚀性为恶性征象,囊性骨破坏考虑为良性征象。但良性巨细胞瘤可见溶骨性破坏。

3.骨膜反应　骨膜在 X 线下不显影,只有受到刺激才可见到在骨皮质外有骨膜阴影称骨膜反应,多见于炎症和肿瘤。骨膜反应是人体骨骼对疾病或骨内病变的反应。有骨膜反应体内或骨内必有病变。骨膜反应可分为葱皮样,花边样,针状。一般来讲葱皮样,花边样骨膜反应为良性病变,针状为恶性骨膜反应。

4.关节的变化　关节病是常见病,多发病。影像学表现可见到骨疏松,骨质增生,关节间隙狭窄,关节面下囊变,关节游离体,关节积液等改变。

5.软组织的钙化　软组织钙化在影像学中常见。很多情况下可发生软组织钙化、骨化,如创伤、感染、肿瘤、先天性疾病、代谢性疾病等。X线平片,CT 检查很容易发现。代谢性疾病中的痛风性关节病中都有软组织钙化或骨化的情况。

(1)钙沉积:常见血管壁钙化,很多老年人都可见到,主要表现在主动脉、髂内外动脉、股动脉等部位。

(2)异位骨化:主要有骨化性肌炎,骨肉瘤等疾病。

(3)结石:以肾,输尿管,胆囊,膀胱,末梢静脉多见。

(六)各种造影检查

1.关节造影　关节造影检查是骨关节疾病的检查方法之一。由于关节软骨和关节内的软骨板、韧带、滑膜等病变都是影响关节功能和疼痛的原因,而这些组织密度相近在普通 X 线、CT 扫描中不能显示,为更好的显示这些组织结构和特点常常需要进行人工对比,使关节内的组织结构显示清晰,常使用关节腔内注入高密度或低密度造影剂的方法达到上述目的。低密度造影剂主要是空气和氧气,高密度造影剂在骨科主要是泛影普胺及离子或非离子型碘造影剂。使用碘造影剂要注意碘过敏的问题。

2.空气造影　将过滤后的空气或氧气注入到关节内,再将有气体的关节拍片进行诊断。可在各关节应用,碘过敏患者可选择气体造影,要注意空气栓子的危险。现很少使用。

3.阳性对比剂关节造影　是将高密度造影剂注入关节内,进行拍片检查适合各关节造影,主要应用于膝关节检查半月板损伤;MRI 应用前是主要的半月板检查方法,现大部分医院已由 MRI 取代,仅有少部分医院仍在应用作为参考。应注意碘造影剂过敏的问题。拍片时要拍 6 个位置的照片,每个位置可观察两个半月板的体部和前后角。即膝关节前后位,后前位,观察半月板体部。左前斜位,左后斜位,右前斜位和右后斜位,观察半月板的前后角。

4.双重造影　将气体和阳性造影剂同时注入到关节内,进行拍片诊断。用于膝关节半月板检查。它具有低密度(气体)和高密度(碘造影剂)的双重优点。X线照相前,患者要充分活动膝关节,使气体和造影剂在关节内均匀分布。拍片时要侧位水平投照,使气体与造影剂上下分离,显示关节内结构。上下垂直拍照气体与造影剂重叠,无法区分气体、造影剂、组织结构,而使造影失败。此造影方法同样要注意碘过敏和气体栓塞问题。

5.脊髓造影　最早造影剂使用碘油,由于使用碘油有很多缺点,最重要的问题是碘油不易吸收,可造成患者终生神经刺激症状,现在使用液态造影剂。造影剂的选择一定要使用非离子型造影剂,离子型造影剂如泛影普胺极有可能造成患者生命安全,绝对禁止使用。脊髓造影后进行 CT 联合检查称 CTM。骨科在这方面主要是对椎间盘突出和椎管狭窄的诊断和鉴别诊断。脊柱腰椎滑脱的患者,臂丛神经损伤应用 CTM 检查同样有意义。

6.椎间盘造影　也称髓核造影,是诊断椎间盘疾病的影像学方法之一。现在常常与 CT 联合检查,这样既具有单纯椎间盘造影的优势又同时具有 CT 扫描的优点。常应用于怀疑椎间盘突出的患者。可观察髓核破裂,纤维软骨环破裂和椎间盘突入椎管的情况。较单纯 CT 平扫突出的椎间盘更明显。但是椎间盘感染或肿瘤患者禁用。此种检查方法最大的优势是正常椎间盘内注入 2ml 左右造影剂,患者无椎间盘突出症状,稍微增加造影剂后患者出现症状对诊断极有意义。椎间盘造影后 CT 联合检查称 CTD,也是常用的检查方法。

7.血管造影　血管造影是影像学的检查方法之一。包括动脉造影和静脉造影。血管造影采用插管或导管造影,使血管造影的成功率大大提高,目的性更明显,图像质量更好,同时进行血管阻断和疏通治疗,即形成介入放射学。DSA 数字减影是将与血管重叠的骨骼去掉,只留下血管的影像,从而使血管显示得更好、更清楚。介入治疗就是在此基础上疏通或阻塞血管对疾病进行治疗或注入化疗药物对肿瘤有目的的治疗。根据需要可进行动脉血管造影和静脉血管造影:临床上动脉血管造影更常应用。

8.硬膜外造影　国内应用者不多。对诊断椎间盘突出症有一定的帮助。碘过敏或穿刺有感染者禁忌。该方法为有创性检查,可被 MRI 取代。

9.淋巴管造影　淋巴管造影是将对比剂注入淋巴管或淋巴结内,以显示淋巴系统的 X 线检查方法。常用于检查区域性水肿的原因;诊断淋巴性肿瘤和淋巴结转移;检查原因不明的盆腔或腹部肿块以及观察胸导管。国内开展的医院不多。

10.窦道造影　由于感染或其他疾病,坏死物经过皮下组织穿破皮肤,形成一个或多个通道,普通影像学无法观察窦道深部起源位置和窦道经过的组织情况,为了解这些内容常常需要进行窦道造影检查。常使用的造影剂有泛影普胺。也要注意过敏问题。

二、计算机断层摄影(CT)

计算机断层摄影(CT)是 20 世纪 70 年代出现的全新的影像学检查方法。CT常规扫描平面为轴位图像,影像没有重叠,解剖关系清楚。骨科应用可突破轴层平面的限制,四肢远段关节可做其他平面扫描,根据临床需要甚至可做斜行扫描。高档的 CT 机可做多平面重组(MPR)、表面遮盖重建(SSD)容积重建技术(VRT)等。

(一)多层螺旋 CT 检查的优点

多层螺旋 CT 容积扫描采集数据量大,扫描速度快,一次扫描可获得多部位检查的诊断信息,并可进行多平面重建图像后处理,为诊断和鉴别诊断提供科学依据。增强扫描,可获得多脏器的诊断依据。检查时无需变换患者的体位,即可获得各种位置的图像。

多层螺旋 CT 三维成像在骨创伤领域对骨折及脱位的显示展现出极大的魅力,可充分显示冠状、矢状和斜位对骨结构的显示。CT 对细微的骨病变、骨化和钙化的显示优于 X 线摄影,其软组织的分辨率也较高。早期骨肿瘤引发的局部症状,经 X 线检查无异常发现时,CT 检查有助于发现早期细微骨破坏。

多层螺旋 CT 的出现为骨肿瘤的诊断提供了又一有力的工具。多层螺旋 CT扫描速度快,患者接受的辐射量少,这样就使薄层及大范围扫描成为现实,结合先进的计算机技术,能得到清晰的后处理图像。MPR 可用以显示骨改变、骨膜反应及肿瘤的细微结构。三维重建能立体地显示肿瘤,且图像细腻,所以既可用以显示骨改变、骨膜反应及肿瘤的细微结构,又可显示骨改变、骨膜反应的整体形态。

(二)多层螺旋 CT 的临床应用

1.在骨创伤方面的临床应用　CT 扫描既可以发现大的骨折,如胫骨平台骨折,又可发现很多部位的细小骨折。当普通平片怀疑有骨折时 CT 扫描可帮助确定有无骨折,甚至可以确定骨折线是否进入关节。脊柱骨折的大部分患者都需要进行 CT 检查,用以观察骨折损伤范围和骨折对椎管的影响以及对脊髓的影响。对无移位的骨折特别是裂纹骨折可清晰观察骨折线的走形。对骨折恢复治疗的患者 CT 扫描可帮助观察骨折部位的内骨痂的形成情况。

多层 CT 三维成像在显示肋骨和钙化肋软骨的全貌、肋骨走形、骨质的完整性、图像的直观性、诊断的准确性等方面是最佳检查方法。此外,骨关节感染的患者 CT 扫描可观察死骨和脓肿的情况。

CT 血管成像(CTA)作为一种无创性显示血管的方法,已广泛应用于临床。多层 CT 扫描速度快,空间分辨率高,图像质量好,可多方位旋转,清晰显示血管与骨组织和血管与周围软组织的关系。CT 血管成像对血管的显示更加清晰,可清晰显示病变与血管的关系和肿瘤的供血血管,为临床制定手术方案提供重要的依据。

2.在骨肿瘤方面的临床应用 X 线平片能够确定病变的部位、骨质破坏和骨膜增生的性质、软组织肿块、肿瘤骨及肿瘤钙化等,但 CT 由于密度分辨力高,又是断层扫描,图像清晰,无影像重叠,所以对骨质破坏的范围、肿瘤与周围组织的关系及对钙化和骨化的显示更为敏感,甚至 X 线平片是正常时,CT 也有可能检出肿瘤。一般肿瘤的 CT 值常大于脂肪和骨髓,使肿瘤与正常骨髓组织间形成鲜明的对比,有利于准确界定肿瘤范围。

良性骨肿瘤表现为边缘清楚的骨质低密度区,多呈膨胀性,有的呈分隔状,骨皮质变薄,但皮质连续性大多完整,钙化常局限在瘤体内,无软组织肿块;恶性骨肿瘤呈溶骨性或浸润性破坏,可见肿瘤新生骨,骨膜反应,常伴有软组织肿块。

CT 灌注成像已开始用于恶性骨肿瘤的研究,临床经验尚少。在静脉团注对比剂后,对选定层面行快速连续扫描,获得时间-密度曲线(TDC)并计算每个像素的血流量(BF)、血容量(BV)、平均通过时间(MTT)、到达峰值时间(TP)和表面通透性(PS)等灌注参数,再得伪彩色灌注参数图,以观察分析组织的灌注量和通透性。据报道,恶性骨肿瘤的 BF、BV、PS 值高于邻近正常组织,而 MIT 值则小于正常组织。CT 灌注成像反映的是骨肿瘤血管的血流动力学和通透性的变化,借以评价肿瘤的良、恶性程度。

3.在软组织肿瘤方面的临床应用 软组织结构之间密度差异较小,普通 X 线检查有一定的限度,由于 CT 的密度分辨率高,所以软组织、骨与关节都能显得较清楚。

CT 显示钙化最为敏感,可清晰显示软组织内的钙化和骨化。软组织钙化是由于软组织内的钙盐沉着引起。钙化为密度均匀或不均匀的无结构的致密影,而骨化则可见有排列不规则的松质骨的结构。机体软组织内的钙化,几乎均为病理性。引起软组织钙化的病因很多,如:组织变性、坏死或出血、外伤、感染、代谢性疾患(如:甲状旁腺功能亢进)、肿瘤(如软骨类肿瘤、畸胎类肿瘤和血管瘤的钙化)等等。

钙化的形态、范围和密度可多种多样,且与病变的性质、部位和范围有关。CT 能显示钙化或骨化的部位、形态和范围。有时可根据钙化的形态来推测病变的性质,尤其是复杂解剖部位及细微的钙化。CT 可显示早期肌肉内的水肿,早期软组织内细微钙化及骨化性病灶的确定,解剖位置及邻近关系,确定有无软组织肿瘤,以及肿瘤的定性、与周围结构的关系方面优于 X 线常规检查。

脂肪瘤 CT 表现为软组织内边界清楚低密度区,类圆形、有或无包膜,CT 值−80～−130Hu 以下,内可见线样软组织密度纤细分隔,肿瘤增强后无强化。

(1)血管瘤:可见肿瘤局部局限性软组织肿胀、软组织间隙的移位,一般无特殊。有时可见静脉石,静脉石是血管瘤较为特异的征象。深部的血管瘤常伴有相邻骨的改变,如骨的侵蚀,骨膜反应,变形等。由于血流缓慢和血液的淤积,有时在肿瘤内可见到点状和弧线状结构,CT 对于静脉石的显示较 X 线平片敏感。

(2)神经纤维瘤:多发生于皮肤或皮下表浅部位。多发性或丛状神经纤维瘤多见于神经纤维瘤病 I 型,多位于躯干。丛状神经纤维瘤可累及脑神经、脊神经、神经节、颈部躯干四肢的大神经。多数肿瘤为实性,囊变坏死区域少见。CT 常表现为卵圆形或梭形的肿块,肿块密度均匀,密度低。增强后,肿瘤轻度强化或强化不明显。部分可见到内部边缘模糊的云雾状强化。

恶性纤维组织细胞瘤和脂肪肉瘤是成人中常见的软组织肿瘤,CT 检查可见软组织肿块及肿块内密度不均,增强检查软组织肿块明显强化,密度不均,呈混合密度,因肿块内含纤维组织和脂肪所致。

三、磁共振成像(MRI)

(一)成像原理

磁共振成像(MRI)是检查骨与软组织的最佳手段,可以很好地显示中枢神经、肌肉、肌腱、韧带、半月板、骨髓、软骨等组织,在骨质疏松、肿瘤、感染、创伤,尤其在脊柱、脊髓检查方面用途广泛。

基本原理是某些特定的原子核置于静磁场内,受到一个适当的射频脉冲磁场激励时,原子核产生共振,向外界发出电磁信号的过程称为磁共振现象。磁共振现象产生的三个基本条件为特定原子核、外界静磁场和适当频率的电磁波。特定原子核的质子或中子数为奇数,带有静电荷,具有自旋运动特性,并产生磁场。人体中含有丰富的氢原子,原子核只有一个质子,亦称自旋质子。目前 MRI 应用的是氢原子核。静磁场是指外磁场,临床应用强度为 0.2～3.0T。最常用的磁场强度为0.5～1.5T。射频脉冲是用于激励平衡状态原子核系统的交变磁场,是质子由低能级进入高能级受激状态,以产生磁共振现象。

　　在磁共振过程中,受到激励的自旋质子产生共振信号到恢复到激励前的平衡状态所经历的时间称为弛豫时间,包括纵向弛豫时间(T_1)和横向弛豫时间(T_2)两种。不同的病变组织具有不同的 T_1 和 T_2 值,这意味着根据不同的 T_1 和 T_2 特点可判断正常与病变的组织。

　　动态增强 MRI 是利用动态对比增强 MRI 成像技术对骨肿瘤进行的诊断,该方法基于肿瘤生长的类型不同,通过 MRI 信号强度的动态变化,反映肿瘤内部的不同血管的强化程度,以鉴别良、恶性肿瘤。此项技术有助于:①对潜在恶性肿瘤的鉴别,如起源于软骨的早期软骨肉瘤和内生软骨瘤,X 线平片难以鉴别,快速动态对比增强 MR 成像,前者出现早期强化,后者无早期强化;②鉴别骨周围软组织肿瘤与水肿,和肿瘤活性部分的显示,有助于术前分期和活检定位;③对疗效的评估和肿瘤复发的检测。动态增强 MRI 可对肿瘤的活性部分与炎性改变进行鉴别,从而确定肿瘤的存在与否。值得注意的是此项检查仍需结合 X 线平片和 CT 检查才能做出更为确切的诊断。

　　MR 弥散加权成像(DWI)是一种在分子水平了解组织结构的技术,它利用水分子弥散运动的特性进行弥散测量和成像。DWI 可计算出各像素的表观弥散系数(ADC)并获得 ADC 图。恶性骨肿瘤组织的 ADC 值高于正常组织,瘤周水肿和肿瘤内坏死的 ADC 值高于肿瘤实质。ADC 图可较准确地显示肿瘤的实际髓内浸润范围,分辨出肿瘤、瘤周水肿和瘤内坏死的分布。

　　MR 灌注成像(PWI)是一种评价病变部位血流灌注情况的技术。通过分析灌注参数,可获取病变组织的微循环血流信息。根据病灶信号强度及增加程度对良、恶性骨肿瘤行诊断和鉴别诊断。良性肿瘤边缘与中心部分的信号强度增加值差异无显著性,而恶性肿瘤边缘部分比中心部分信号强度增加值明显为高,其差异有显著性。而根据时间-信号强度曲线诊断和鉴别良、恶性肿瘤,可有部分重叠。

　　MRI 导向有利于选择活检部位,更多地用于骨髓肿瘤的活检,可提高诊断的正确率。MRI 对肿瘤的分级和显示肿瘤内部病理结构上明显优于 X 线平片和 CT,但对钙化、骨化及骨皮质均显示低信号为其不足。

　　磁共振波谱(MRS)是一种无创性测定人体内化学代谢物的医学影像学新技术,是在磁共振成像的基础上又一新型的功能分析诊断方法。磁共振波谱对骨与软组织疾病的诊断,尤其是在早期诊断和治疗后疗效评估方面,对临床治疗有着重要的指导作用。目前国内外都将其作为功能成像一个重要课题,尚处于研究阶段。

　　适应证:由于 MRI 的成像原理不同,MRI 检查应与其他影像学检查取长补短,发挥 MRI 的最大优势。软组织的各种疾患都适用 MRI 检查。骨骼系统有细微的隐性骨折、感染、肿瘤和骨髓疾病都有其他影像学不能显示的影像，关节的检查包括韧带、滑膜、关节软骨、关节内软骨（半月板，椎间盘）、关节积液等。MRI 最大的劣势是对钙化不敏感，常常不易显示。凡装有心脏起搏器的患者，癫痫患者等应慎用或禁用。

（二）MRI 的临床应用

【MRI 在骨关节损伤、退变方面的应用】

MRI 图像可很好地显示骨、关节和软组织的解剖形态，加之其可在多平面成像，因而能显示 X 线平片和 CT 不能显示或显示不佳的一些组织和结构，如关节软骨、关节囊内外韧带、椎间盘和骨髓等，因此，MRI 在显示隐性骨折、骨髓水肿以及软骨骨折方面优于 X 线平片和 CT。MRI 能很好地分辨各种不同的软组织，对软组织的病变较 CT 敏感，能很好地显示软组织水肿、骨髓病变、肌腱和韧带的变性等病理变化。在观察分析肌肉骨骼系统的 MRI 图像时，要善于利用 MRI 多参数成像和多平面成像的特点，获取其他影像学方法难以得到的解剖细节和组织特性的信息。首先要熟悉肌骨系统在各种成像平面上的解剖学表现以及正常组织在各种脉冲序列上的信号特点。其次还要掌握各种基本病理改变的信号特点，要能够从信号表现上推断病变的性质，如病变是囊性还是实性，其中有无骨质增生硬化，有无坏死、出血、钙化、骨化，有无纤维和脂肪的成分，病变周围有无水肿，骨髓的改变如何等。虽然 MRI 可提供很多有关病变的信息，在做诊断时仍然要结合临床以及平片、CT 等其他影像学表现进行综合分析。MRI 在显示骨结构的细节方面尚不如 CT 清晰和明确，对软组织中的骨化和钙化的辨识能力也不及 CT。MRI 和 CT 在骨骼肌肉系统疾病诊断中的作用是一种互补的关系。

1.脊柱脊髓疾病　脊髓疾病包括两部分，骨性部分和椎管内部分。此两部分关系密切，疾病常常互相影响。椎体的疾患可引起椎管内神经系统的症状，神经系统的疾患也可继发椎体的改变。

MRI 检查对于确定脊柱骨折、脱位、椎间盘撕裂、椎旁或椎管内血肿及脊髓损伤的程度及其敏感准确。椎体骨折时可见椎体高度和排列异常，受累椎体周围软组织内因出血水肿表现为长 T_1 和长 T_2 信号改变。陈旧性脊柱骨折因出血、水肿已吸收，受累椎体信号恢复正常，但有椎体楔形变或脊柱成角畸形，因此，MRI 检查在判断脊柱新鲜骨折与陈旧骨折方面具有独特的优势。当脊柱损伤累及脊髓时可表现为不同程度的信号变化，MRI 不仅可以观察急性脊髓损伤的形态学变化，而且可以根据脊髓内信号的变化，精确判断脊髓的损伤程度，同时可发现隐性骨折和脊髓水肿，对制订治疗方案和判定预后有较大的指导作用。

椎管狭窄及椎间盘病变：

(1)椎管狭窄：大多数椎管狭窄症继发于椎间盘突出、脊柱不稳滑脱、韧带肥厚及小关节退变等病理改变。MRI不仅可观察后纵韧带、黄韧带肥厚和钙化、硬膜囊受压程度和范围，而且可显示脊髓的形态和病理变化，术后MRI检查是显示椎管减压范围、脊髓病理变化情况的客观指标。

(2)椎间盘病变：MRI扫描不仅可以从不同方位显示椎体、椎间盘、椎管内软组织，还可以清楚地显示早期椎间盘退行性改变，是其他影像手段不能发现且临床早期症状不典型最易误诊的阶段，更是导致椎间盘病变进展的基础阶段。MRI特征：①纤维环断裂，髓核脱离椎间盘游离于椎管内；②矢状面脱出的髓核上下移位。因此，MRI扫描对腰椎间盘突出症诊断和分型是既直接又准确的检查方法，尤其是对早期病变的检出，对临床治疗有着重要的意义，应作为腰椎间盘病变的首选检查方法之一。

2.骨关节疾病　MRI在骨骼系统的应用越来越广泛。首先在创伤中的应用，MRI可检出其他影像学不能检出的隐性骨折，已得到广大医生的认可。其次，其在骨髓的疾病检出明显好于其他影像学检查，是MRI检查的优势。同样，MRI对软骨损伤的检查也有优势。骨坏死早期，X线拍片，CT扫描均为阴性时MRI即可检出骨坏死。另外骨髓水肿、骨髓内感染，肿瘤都可通过MRI检查得以确定。除骨髓疾患外，关节软骨的显示MRI也明显好于其他影像学检查，MRI可清晰显示关节软骨的坏死。肌腱、半月板、交叉韧带的检查MRI也具有明显优势，因此，大量的半月板检查都使用MRI检查。

(1)膝关节损伤：膝关节韧带损伤：韧带损伤的特点为在各序列成像上均有信号增高改变，仍可见到完整连续的纤维束，但较正常变细；完全韧带撕裂，主要表现为韧带连续中断、扭曲，呈波浪状，并见增厚、增粗、变短，以T_2WI显示较好；信号混杂，形态卷曲增粗或呈波浪状。

膝关节半月板的损伤：正常半月板在MRI各序列均为低信号，是由于其含有Ⅰ型胶原组织，在上下关节软骨的衬托下，半月板形态显示清楚，既可观察其位置形态，又可观察其内部结构。当半月板发生撕裂时，由于关节滑液渗入损伤处，使低信号的半月板内出现高信号或等信号。MRI能清晰显示半月板撕裂的部位、形态，并能进行分级，MRI不仅能早期发现半月板内撕裂，而且在鉴别陈旧性半月板撕裂与新鲜半月板撕裂方面优于关节镜检查，此外，关节镜为有创伤检查，而MRI为无创伤检查。因此，MRI检查为半月板手术方案的制订提供重要的依据。

膝关节周围软组织损伤及关节积液：膝关节损伤易形成膝关节周围软组织肿

胀,关节囊及关节腔内积血、积液,MRI可反映积血、积液的部位及量的动态变化。

MRI对于膝关节损伤检查的优势:膝关节MRI可发现X线片不易观察的骨挫伤、骨髓水肿、隐匿性骨折,以及骨、软骨骨折,半月板、韧带撕裂。而且MRI是一种无创性检查,具有较高的软组织分辨率,多方位成像等特点,比X线片、CT、关节镜等在膝关节损伤的诊断评价上更具一定的优越性。

(2)肩关节损伤:肩关节损伤MRI检查包括肩关节撞击综合征、肩关节不稳、盂唇撕裂、肩袖撕裂等。撞击综合征(SIS)又称卡压综合征。当肩关节处于外展体位时,尤其处于60°～120°时肩峰下空间缩小且肩腱袖刚好从中穿过,此时由于一些解剖结构病变引起冈上肌出口(肱骨头上方和肩峰下方间的间隙)狭窄,即压迫肩峰下滑囊和(或)冈上肌腱,引起肩部和上臂疼痛为特征的临床综合征。肩关节不稳可分为前、后、下或多方位不稳定,其中以前部不稳最多见。它的病因可能是创伤性的,也可能与盂肱韧带或关节囊的松弛有关,多方位肩关节不稳通常与韧带松弛有关。肩袖撕裂可分为部分性撕裂和完全性撕裂,部分性比完全性发生率高一倍。主要为冈上肌腱撕裂表现为T_2加权脂肪抑制像上高信号,关节积液也容易显示。完全撕裂时可见冈上肌腱和冈下肌腱的回缩,肩峰和肱骨间距离缩小。

MRI可以得到较高的软组织对比度,而且能够多平面成像,它能较清晰地显示关节囊、囊内结构及肩袖等重要组织的解剖形态;肩关节MR造影成像改善了关节内和(或)关节外组织结构的对比,极大地提高了诊断的准确性。目前,MRI已成为肩关节损伤影像学检查诊断的重要手段。

(3)股骨头缺血性坏死:股骨头缺血坏死(ANFH)是常见的骨关节疾病,其病变可导致股骨头塌陷、关节间隙变窄,最终累及整个髋关节,使关节功能丧失,早期诊断直接关系到疾病的治疗和预后。磁共振成像检查应用于本病前,该病的早期诊断较为困难。

正常成人股骨头MRI的信号主要由骨髓中脂肪产生,随年龄增长,红骨髓逐渐转化成黄骨髓,即脂肪含量逐渐增高,T_1WI和T_2WI均为高信号。ANFH的病理演变过程分为四期:Ⅰ期:骨缺血后6小时,髓腔造血细胞开始死亡,但缺血区细胞坏死有先后顺序:约在血流中断后6～12小时,造血细胞最先死亡;12～48小时后为骨细胞和骨母细胞死亡;1～5天后脂肪细胞死亡;此期只有MRI检查可发现病变,而X线平片和CT检查未见异常。MRI表现为股骨头的前上缘可见一均匀或不均匀的局限性线状或片状异常信号影,T_1WI呈等或略低信号,T_2WI呈高或略高信号且与外侧低信号带并行,形成"双线征",它是ANFH较为特异的早期征象;Ⅱ期:坏死组织分解,周围出现组织修复,早期的修复反应包括少量毛细血管、胶原纤维增生,以及新骨对死骨的"爬行性替代",MRI表现为广泛的斑片状、条状或不规则形,低、等、高混合信号;Ⅲ期:修复期:大量新生血管和增生的结缔组织、成纤维细胞、巨噬细胞向坏死区生长,大量新生骨附着在坏死骨小梁的表面,死骨被清除。关节软骨受其修复组织的影响表面不光滑,而后出现皱褶。MRI表现为在T_1WI,T_2WI上均为股骨头变形,呈高低不等,形态不规则的混杂信号,并出现新月征;Ⅳ期:股骨头塌陷合并退行性关节炎改变。MRI表现为股骨头不规则,可出现骨皮质塌陷和低信号的斑片区或新月状死骨,股骨头塌陷,碎裂。

【MRI在骨感染和骨结核方面的应用】

1.骨关节化脓感染　骨关节化脓感染是常见的细菌性骨感染疾患,有血源性和外源性,血源性骨关节感染常见者有化脓性骨髓炎、关节炎和Brodie脓肿。外源性有外伤或战伤引起的软组织和骨感染。X线表现有骨破坏或骨增生,死骨形成。慢性骨髓炎还可以急性发作,严重者可导致关节功能障碍和骨骼畸形等。总之化脓性骨关节感染发展过程复杂,变化多种多样,全身各部位都可发生,有时与骨肿瘤等疾患鉴别困难。

急性化脓性骨髓炎的早期诊断非常重要,但靠X线片达到早期诊断有困难,CT检查优于普通X线检查,对软组织肿胀较敏感,对小的破坏区和小的死骨显示好。MRI优于普通X线和CT,对早期骨髓和软组织的充血水肿十分敏感,在T_2加权脂肪抑制像上呈高信号。进展期,骨髓的渗出与坏死在T_1WI上为低信号,与正常的骨髓信号形成明显的对比,因此骨髓腔受累的范围显示良好。对脓肿的部位和大小及伸向软组织内的窦道,在T_2WI上可清晰显示,有利于指导手术。

急性化脓性骨髓炎估计预后最重要的两条:①哪里有骨膜下脓肿,哪里就将发生骨质破坏;②哪里有骨膜剥离或破裂,哪里将发生死骨,并且不产生骨膜新生骨,将转变为慢性骨髓炎。严重患儿,当大部骨干形成死骨时,如坏死的骨干周围没有骨包壳时,取出死骨后,必形成骨缺损。如死骨上下两端骨膜逐渐骨化,并逐渐扩大包绕骨干的大部时,再取出死骨,则可减少骨缺损的程度。

慢性骨髓炎常见X线征象有:软组织肿胀、骨质破坏、骨质增生硬化、骨膜增生、骨包壳和死骨。慢性骨髓炎急性发作时,软组织肿胀,也可发生溶骨性破坏,其破坏边缘模糊,还可产生骨膜反应。而慢性期死骨清除的破坏,周围软组织炎症肿胀已消退,破坏的骨组织为大块死骨,边缘清楚呈虫蚀样,两种破坏极易区别。

2.椎间盘感染　椎间盘感染发生率不高,但却是一种严重并发症,其原因可能为:细菌感染、无菌炎症、人体免疫反应。MRI对早期发现病变有重要的意义,发病1~2周,MRI表现椎间盘及上下椎体T_1加权像低信号,T_2加权像高信号。发病2～3周,CT见前纵韧带及椎体后缘膨胀,硬膜囊前方低密度软组织影,上下终板不规则,骨破坏。发病4～5周,X线平片显示椎间隙变窄,终板模糊,逐渐骨疏松、骨吸收、椎间隙变宽,3～4个月后椎体骨性融合。

3.骨关节结核　骨关节结核95％继发于肺结核。结核杆菌经血行到达血管丰富的骨松质,如椎体、短管状骨、长管状骨骨骺及干骺端和大关节滑膜而发病,好发部位是脊柱。X线平片是骨关节结核的常规检查方法,主要表现为骨质疏松、骨质破坏和局部软组织肿胀。MRI与CT对了解小的骨病损及软组织改变,明确病变范围和鉴别诊断具有非常重要的作用。

(1)骨结核的主要X线表现:有骨质疏松、骨质破坏、骨的形态改变以及周围软组织肿胀或萎缩等。局部的骨质破坏为最主要征象。骨质破坏CT表现为不规则的低密度区,破坏区内可见小斑点状死骨。周围软组织肿胀,出现脓肿可见低密度脓腔,对比剂增强边缘有强化。正常骨皮质和骨小梁T_1WI和T_2WI均呈低信号,而骨质破坏时MRI表现为:骨皮质和骨小梁T_1WI呈等—低信号,T_2WI高信号;骨髓受累的区域,T_1WI信号降低,T_2WI信号增高;STIR则更加清楚显示病灶,表现为明显的高信号。短管状骨结核表现指(趾)骨多发圆形、卵圆形骨破坏,形成典型的骨气臌样改变,颇有特征性。因此,CT和MRI对显示骨结核较小的骨破坏区、死骨和钙化、骨髓内改变以及周围冷性脓肿具有比较高的价值。

(2)脊柱结核:在骨关节结核中最常见,以25岁以上的青壮年最多见。腰椎为最好发的部位,胸椎次之,颈椎较少见。

普通X线表现:①椎体骨质破坏是脊柱结核主要征象。②椎间隙变窄或消失:病变引起相邻的椎体终板破坏,髓核疝入椎体,椎间盘完全破坏,椎间隙变窄或消失。③椎旁冷性脓肿:脓液聚集在椎体一侧的骨膜下形成椎旁脓肿;当脓液突破骨膜后,由于重力关系沿肌肉筋膜间隙向下垂方向流注,形成流注脓肿。在腰椎可形成腰大肌脓肿,表现为腰大肌轮廓不清或呈弧形突出;在胸椎表现为胸椎两旁梭形软组织肿胀影;在颈椎形成咽后壁脓肿,表现为咽后壁软组织影增宽,并呈弧形前突。④脊柱畸形:因病变广泛,可发生脊柱畸形,可见脊柱后凸或侧凸畸形。

CT比较容易显示骨质破坏,即使较小的破坏也能够显示,表现为椎体和附件不规则的骨密度减低区。其中可见高密度骨影为死骨。椎旁脓肿表现为椎体周围软组织增宽,中央呈低密度坏死灶,对比增强肿块周围可见强化。CT可进一步明确脓肿大小、范围以及向椎管内侵犯的情况。

MRI对脊柱结核的检查非常敏感,早期在椎体内炎性水肿时就出现异常信号。脊柱骨质破坏表现椎体变形和信号异常,多数病灶表现为T_1WI均匀较低信号,少数为混杂低信号,T_2WI 表现为均匀或不均匀高信号。增强检查多数表现不均匀强化。椎间盘破坏,T_1WI 多表现低信号,T_2WI 常为不均匀混杂高信号,对比增强呈均匀或不均匀强化。椎旁脓肿表现为 T_1WI 低信号,少数表现等信号,T_2WI 多呈均匀或不均匀高信号。脓肿壁薄且厚薄一致,对比增强呈均匀或不均匀环状强化。附件破坏在 T_2WI 和 T_2WI 上由于周围脂肪信号的影响不易清晰显示,STIR 扫描可清晰显示附件结构的破坏,呈现明显高信号灶。病变压迫脊髓,可见脊髓内出现斑片状 T_1WI 低信号,T_2WI 高信号病灶。

两个以上椎体的溶骨性破坏,椎间隙变窄或消失,脊柱后凸畸形,椎旁脓肿形成和软组织钙化是脊柱结核的平片典型表现。CT 和 MRI 可确定隐蔽的骨质破坏,椎体周围脓肿的位置和范围,同时可发现早期椎体结核病灶。

【MRI 在骨肿瘤方面的应用】

1.良性骨肿瘤的 MRI 征象　良性骨肿瘤一般不需 MRI 检查,只有怀疑恶变或软组织内有异常改变时进行 MRI 检查。良性骨肿瘤瘤灶边缘清楚锐利,信号强度均匀一致(特别是 T_2 加权像),无浸润性生长。但良性骨肿瘤中的钙化灶可形成无信号区或极低信号区,而使肿瘤信号不均匀。脂肪或血液成分丰富者,在 T_1 和 T_2 加权成像上以均呈高信号影,而脂肪抑制系列中脂肪成分呈低信号,血液呈高信号,二者极易识别;水抑制系列中含自由水成分表现为低信号,其余均表现为高信号。纤维成分较多的肿瘤则呈低信号或中等信号。

骨血管瘤可分为海绵型和毛细血管型,前者由大量薄壁血管及血窦构成,常发生于颅骨和脊柱;后者由增生并极度扩张的毛细血管构成,以扁骨和长骨干骺端多见。骨血管瘤可合并软组织血管瘤。骨血管瘤可发生于任何年龄,以中年较多。好发于脊柱、颅骨、长骨和其他扁骨。该瘤多无明显症状,有些可有局部疼痛、肿块及相应部位压迫症状。骨血管瘤 X 线表现,发生于脊柱者,破坏区多呈栅栏状、网眼状改变。发生于颅骨者,表现为板障膨胀,外板变薄、消失,并可出现放射状骨针。发生于管状骨者,骨质破坏区多呈泡沫状。病变发展较快者,可呈单纯溶骨性囊状破坏;CT 表现为边界清楚的膨胀性骨破坏区,其内可有放射状骨嵴或皂泡状骨性间隔,骨壳多不完整。椎体血管瘤多表现为椎体内纵行粗大骨小梁、分布稀疏,椎体增大。增强扫描多有明显强化;骨血管瘤其 MRI 信号强度在 T_1WI 和 T_2WI 均呈高信号,颇具特征性,其内可见栅栏状、皂泡状或放射针状低信号间隔。

2.恶性骨肿瘤的 MRI 征象　MRI 检查不仅能显示肿瘤的准确部位、大小、邻近骨和软组织的改变以及肿瘤的侵犯范围,对多数病例还能判断其为良性或恶性、原发性或转移性,这对确定治疗方案和估计预后非常重要。非成骨性骨转移性肿

瘤在 T_1WI 上呈低信号区,T_2WI 上呈高信号区,成骨性骨肉瘤在 T_1WI 和 T_2WI 上均显示为云絮状低信号区,成骨反应的程度愈重,低信号区愈为明显;软骨肉瘤在 T_1WI 表现为不均匀低信号区,T_2WI 表现为非常不均匀的高低混合信号区,病灶边界不清,可见邻近软组织浸润的征象。MRI 在骨肿瘤的应用价值优于 CT。由于 MRI 没有骨伪影及某些气体的伪影,对于颅底和骨盆的肿瘤显示明显优于 CT;MRI 的信号取决于受检组织的理化特性,对骨肿瘤的诊断较敏感;不必注射造影剂就可观察肿瘤血管(MRA),可清晰显示病变组织及邻近神经结构受侵情况,可清楚显示髓腔内邻近关节的病变。

(1)骨髓瘤为起源于骨髓网织细胞的恶性肿瘤:又称为浆细胞瘤。本病有单发和多发之分,多发者占绝大多数。单发者中约 1/3 可转变为多发性骨髓瘤。晚期可广泛转移,但很少出现肺转移。少数可原发于髓外组织,如硬脑膜、垂体、甲状腺、皮肤、纵隔等。MRI 对本病的检出及确定范围非常敏感。骨破坏或骨髓浸润区在 T_1WI 上呈边界清楚的低信号,多位于中轴骨及四肢骨近端。病变弥漫时,为多发、散在点状低信号,分布于高信号骨髓背景内,呈特征性的"椒盐状"改变;T_2WI 上病变呈高信号;STIR 序列由于脂肪信号被抑制,病灶高信号较 T_2WI 更明显。

(2)骨转移瘤:骨转移瘤仅次于肺肿瘤和肝脏肿瘤的居第三位。MRI 溶骨性病灶在 MRI 表现为 T_1WI 呈低信号,T_2WI、STIR 为高信号,增强后有强化。成骨性病灶在 T_1WI 和 T_2WI 上均为低信号,增强后可为轻度或无强化。骨转移瘤可合并有软组织肿块,极少有骨膜反应,如合并病理骨折则可能会有骨膜反应,呈 T_1WI、T_2WI 骨皮质外均匀或不均匀低信号的长条状影。少数扁骨、骨干囊状膨胀性骨转移瘤,T_1WI 呈等信号或不均匀信号,T_2WI 高信号,周边可见低信号环绕,增强后有强化。不同部位转移瘤影像学表现不同。

1)脊柱:为转移瘤的最好发部位,以腰、胸椎多见,次为颈椎。常为多个椎体发病。溶骨型转移。早期呈现局限性骨质疏松或为斑点状、虫蚀样骨破坏,而后融合为大片骨缺损,常易并发病理性压缩骨折。MRI 表现为 T_1WI 呈低信号,T_2WI 为高信号,增强后呈中度或明显强化。椎旁多可见局限性对称性的软组织肿块。椎间隙多无改变。成骨型转移 CT 表现为椎体散在的斑点状或棉团状致密影,可为椎体的一部分亦可整个椎体完全均匀致密。椎间隙不受累。混合型表现为斑点状骨破坏和骨硬化同时存在。MRI 表现为 T_1WI 和 T_2WI 上均为低信号,增强后可为轻度或无强化。CT、MRI 对显示椎体内骨破坏的程度和范围,优于普通 X 线。发生于椎体的转移瘤,最常见于椎体的后部,此与椎体的血管供应有关。椎弓根和椎体附件的破坏,多由椎体病灶的扩展所致,极少见有单独破坏。

2)骨盆:溶骨型转移好发于髋臼上、髂骨翼、耻骨和坐骨。表现为虫蚀样、泡沫状,圆形或卵圆形骨破坏区。MRI 表现为骨皮质破坏和软组织肿块形成。T_1WI呈低信号,T_2WI 为高信号,增强后病灶及软组织肿块强化。多见于膀胱癌、子宫颈癌或消化道癌肿。成骨型转移多见于髋臼上和骶髂关节附近,CT 表现为边界不清的斑块状或棉球状致密区。MRI 表现为 T_1WI 呈低信号,T_2WI 为低信号,可合并有软组织肿块。发生于耻骨支者尚可见骨膜增生。多见于前列腺癌、乳癌或膀胱癌等的转移瘤。

3)颅骨:大多为溶骨型。破坏区呈圆形或卵圆形骨缺损,边缘清楚或模糊,无硬化边缘。MR 表现为 T_1WI 呈低信号,T_2WI 为高信号,增强后骨破坏区略强化,软组织肿块明显强化。颅底的转移灶多来自鼻咽癌,可沿颅底的神经、血管通道向颅内扩散,严重者可直接侵蚀斜坡、鞍底和岩骨尖等。颅穹隆骨的转移灶,往往来自肺癌。

4)肋骨、胸骨:发生于肋骨、胸骨的转移瘤,常为单纯溶骨性破坏,时有膨胀性改变,常伴骨外软组织肿块。MRI 表现为 T_1WI 呈低信号,T_2WI、STIR 为高信号,增强后有强化。前列腺癌和膀胱癌肋骨的转移常为成骨性,并可累及多条肋骨。乳癌的骨转移多呈混合型转移并可有层状骨膜增生和出现软组织肿块。

5)长管骨:最好发于近躯干的长骨,如股骨和肱骨的近端,膝、肘以下较少见转移。长管状骨的转移瘤多为溶骨型,严重者骨皮质大部破坏,仅余薄层骨壳,或部分消失,并可有局限性软组织肿块,但多无骨膜增生。合并病理骨折时可有骨膜反应。骨干囊状膨胀性骨转移瘤,MRI 表现为 T_1WI 呈等信号或不均匀信号,T_2WI高信号,周边可见低信号环绕,增强后软组织肿块有强化。发生于骨膜下或骨皮质的转移瘤,可表现为一侧皮质的弧形凹陷,周围可见软组织肿块,颇似骨外软组织肿瘤所致骨皮质的压迫侵蚀。

3.椎管内肿瘤　首选 MRI 检查,既可定位又可定性,尤其在定位诊断上,MRI 具有独特的优势。椎管内肿瘤的定位诊断:按肿瘤的发生部位,椎管内肿瘤分为髓内、髓外硬膜下及硬膜外肿瘤。脊髓增粗,伴有囊性变及病变部位上下端脊髓空洞形成,蛛网膜下腔变窄、消失,硬膜外间隙变形是髓内肿瘤的特征。"硬膜下征"表现为病侧蛛网膜下腔增宽,脊髓受压向健侧移位是髓外硬膜下肿瘤的共同特征。提示硬膜外病变的主要依据是"硬膜外征",即:①肿瘤与脊髓之间 T_1WI 可见低信号裂隙,此为硬脊膜影像及受压变窄的蛛网膜下腔;②肿瘤侧椎管内脂肪中断;③局部硬脊膜增厚;④可伴椎体及附件骨质破坏。据此,一般定位诊断不困难。

(1)髓外硬膜内肿瘤:神经源性肿瘤大多数位于髓外硬膜下,可见髓外硬膜下肿瘤的共同特征,即"硬膜下征"。神经鞘瘤呈圆形或椭圆形,也可骑跨在硬膜内外沿椎间孔生长呈哑铃形,同侧椎间孔扩大是其典型特征,肿瘤多数位于椎管的后外侧,有包膜,边界清楚,T_1WI 呈低信号,T_2WI 为高信号,瘤体较大时常发生囊变、坏死、粘液变性甚至出血,致使肿瘤信号不均,增强扫描实质部分明显强化,有囊变者呈环状强化,是神经鞘瘤的重要 MRI 征象,认识此特征对椎管髓外硬膜下肿瘤的诊断与鉴别诊断有价值。

(2)硬膜外病变:硬膜外肿瘤以转移瘤、淋巴瘤常见,具有硬膜外肿瘤的共同特征,即"硬膜外征"。转移瘤多伴有椎体及附件受累,肿瘤呈长梭形或包绕脊髓的 T_1WI 呈低信号,T_2WI 为高信号。增强后包括椎体内病灶均有明显强化。淋巴瘤多无椎体骨质转移,肿瘤多为 T_1WI 和 T_2WI 均为等信号,可中度或显著强化,肿瘤可局限于椎管内沿着硬膜外间隙纵向生长,呈梭形或侵袭生长包绕、挤压脊髓。当淋巴瘤破坏邻近椎体向椎旁生长形成巨大软组织肿块时,两者鉴别困难,需结合 X 线、CT 等影像学资料进行综合分析。

(三)MRI 在软组织肿瘤的应用

MRI 可清晰地显示人体全身各部组织器官横断面、矢状面、冠状面及斜面的组织结构,用于诊断软组织肿瘤可弥补 X 线和 CT 的不足。

MRJ 的软组织分辨率和对组织平面的显示能力及多平面直接成像的功能都优于 CT 和 X 线摄影,动态增强 MRI(应用 Gd-DTPA 对比剂)有助于肿瘤的定性诊断。

大多数软组织肿瘤的 T_1WI 呈低信号,T_2WI 为高信号。良性软组织肿瘤的信号均匀,恶性者多为混杂信号,特别在 T_2WI 上尤为明显。肿瘤组织的 T_1WI 呈低信号,T_2WI 为高信号是由于细胞内和细胞外自由水的增加。恶性肿瘤的组织成分较复杂,其产生的信号多不均匀,在 T_2WI 上更能反映这种结构上的异质性。虽然大多数肿瘤的信号差别对组织学诊断提供的信息有限,但由于 MRI 比常规 X 线和 CT 能更多地反映肿瘤的组织成分,有助于对不同肿瘤的鉴别。它把各种肿瘤的组织层次以及肿瘤对骨质或骨髓侵袭程度显示更为清晰,尤其在椎管内肿瘤诊断方面具有独特优势,可直观显示肿瘤的形态、位置,特别是增强扫描不仅可以直接观察脊髓、蛛网膜下腔及椎管内肿瘤本身的形态、内部特征、病变与脊髓的关系、同时可根据肿瘤的血供情况判断肿瘤的性质,是制定治疗计划的可靠依据。

四、PET 显像

（一）概述

正电子发射断层显像（PET）是核医学影像的尖端技术，既具有核医学功能显像的优点，又具有所用发射型正电子核素（^{11}C、^{13}N、^{15}O、^{18}F 等）为人体组成固有元素的特征，因此更能准确反映人体正常或病理状况下的生化过程。临床上所称 PET 既代表了与普通核医学一样，利用示踪原理显示人体生物活动的医学影像技术，也代表完成这一显像技术的设备。

在发达国家 PET 正上升为医学高科技之冠：它集中了核物理、高能物理、电子学、计算机技术、化学、生物、数学、基础医学、临床医学和工程技术的最新成果，不仅已成为检查和指导治疗心脑疾病和肿瘤的最优工具之一，也是研究医学基本理论和实际问题的有力助手，对骨科和其他学科多种疾病的诊断和治疗也给予了很大的帮助。

核医学的本质是"分子"的：它能从体外观察到正常状态和疾病情况下代谢物、药物等分子在体内和细胞内的去向和变化。由于核医学具有灵敏、特异、简便、安全、用途广泛以及能早期发现病变等特点，PET 为主导的核医学发展已成为医学现代化的一个重要标志。

如果说 20 世纪是信息时代，那么 21 世纪将是生物学时代。这是因为近 20 年来分子生物学发展迅速，影响深远。在生物修复、基因工程等前沿领域中，分子生物学新技术突破了传统生物学研究方法的局限性，使人类认识自然、改造自然（也许也改造人类本身）有了全新的手段，获得了大量前所未有、甚至梦想不到的成果。PET 水到渠成、顺理成章地将分子生物学新技术与核医学方法紧密结合，取长补短、相互促进、相得益彰的思路与途径，使"分子核医学"这一新学科成为前沿科技的丰富内容。正如我国科学家王世真先生所预期的：虽然分子核医学的外貌和内涵仍在不断变化之中，但她的前景是美好的，值得我们精心培育，让她健康成长，快速成才，今后能为追求真理、献身医学科学多做贡献。

（二）PET 原理和临床应用

PET 与其他解剖影像不同，属于分子影像诊断，可以反映疾病的生物学特性，它可以显示重要生命物质在不同生命状态下的空间分布、数量及时间的变化。

【显像剂和设备】

PET 显像剂是用正电子发射体 ^{11}C、^{13}N、^{15}O、^{18}F 等标记的代谢显像剂，如糖代谢显像剂、氨基酸显像剂、核酸代谢显像剂、多巴胺和胆碱显像剂;多种结合型显像剂,如多巴胺运转蛋白和多巴胺受体显像剂、5-羟色胺运转蛋白和5-羟色胺受体显像剂,单胺氧化酶活性显像剂等。这些代谢显像剂、神经递质运转蛋白和受体显像剂对于显示肿瘤和精神、神经系统疾病的代谢和生理改变具有重要作用,而这些改变正是临床医生所要获得用于疾病诊断和治疗的重要依据。在骨科则致力于骨代谢显像剂的研究与应用。

肿瘤代谢改变常早于形态和解剖的改变,PET显像从分子水平反映肿瘤早期生化和代谢状态的改变,能够在疾病萌芽的时候就及早地诊断出来,及早治疗,这样的"早期健康"理念降低了医疗成本,将有限的医疗资源用于关键环节,避免了浪费大量资源投放在疾病发生之后的多次强化治疗,减低了患者的负担和整个社会的医疗成本,因此美国保健财务管理局依据医学专家提供的大样本肿瘤病例报告逐步扩大了医疗保险支付PET检查种类的范围。

美国核医学杂志发布的一项调查报告显示,2005年全美共进行PET检查1129900次,93%的PET或PET/CT的临床研究是关于肿瘤,其中包括骨与软组织肿瘤,7%是心脏和神经系统,检查数比2003年增长60%,两年的平均年增长率为26.5%;所用设备包括PET、PET/CT、带符合线路的核医学显像设备,而其中PET/CT扫描仪是被推崇的PET显像技术;PET功能显像与CT解剖图像的结合可以使疾病得到快速、准确的诊断。医学专家们并不故步自封,而是针对PET应用实践中的问题不断思索,不断改进,不断创新。我们将潜心研究、不断探索,期待着我国医学的进步与发展,日新月异的分子生物科学将继续造福人类。

【^{18}F-FDG肿瘤代谢显像的机制】

在医学科学院的PET中心,除了PET扫描设备外,一般还需要安装回旋加速器和化学合成器,回旋加速器可以生产短半衰期的正电子核素^{11}C、^{13}N、^{15}O、^{18}F,其中前三种是人体内最广泛存在的元素;通过化学合成器能够快速制成各种显像剂。为医疗、科研和教学提供服务平台。而医院的临床工作主要是做PET患者检查,可以通过规模化的城市医学供应站提供合成好的优质显像剂^{18}F-FDG,目前国内、外PET检查所使用的显像剂90%以上都是^{18}F-FDG。

^{18}氟-氟代脱氧葡萄糖(^{18}F-FDG)是葡萄糖的类似物,主要反映葡萄糖的代谢状况。由于肿瘤生长迅速,较正常组织细胞需要更多的葡萄糖,所以在代谢旺盛的恶性肿瘤细胞中葡萄糖代谢高于正常细胞。^{18}F-FDG在体内的分布与葡萄糖类似,而^{18}F-带有微量的放射性,用PET显像仪可以从体外探测到^{18}F-FDG在体内的分布情况,从而显示肿瘤的部位、数量和代谢程度。

接受 PET 检查所注射的显像剂是医用放射性示踪药物,无毒、无副作用、无过敏,仅含微量的放射性(正电子核素),半衰期短,通常在几分钟到几小时内就能完全从体内清除,不会对人体构成伤害,因此 PET 检查对人体是安全、无创的。

【PET 显像在骨科的应用】

1.PET 显像在肿瘤的诊断和治疗中的应用

(1)在转移性骨肿瘤的应用:PET 显像主要应用于下列肿瘤:肺癌、淋巴瘤、恶性黑色素瘤、头颈部肿瘤、食管癌、结直肠癌、乳腺癌、宫颈癌、胰腺癌、卵巢癌、骨与软组织肿瘤。肿瘤的早期诊断和临床分期(有无转移病灶)对于选择和制订治疗方案至关重要,PET 一次显像可显示全身图像筛查,灵敏、全面,使患者得到准确的诊断和恰当的治疗。例如已纳入美国医疗保险支付范围的淋巴瘤的诊断,FDG-PET 的应用改变了44%的患者分期,从而制定出合理的治疗方案,避免了不必要的手术和无效的治疗,减低了患者的负担和整个社会的医疗成本。

(2)寻找原发肿瘤病灶:PET 对于病理证实的骨转移癌或肿瘤标志物升高的患者寻找原发肿瘤病灶是一种简便、灵敏的方法,可以醒目地显示代谢特别旺盛的肿瘤原发病灶,而这些原发病灶部位往往没有症状,常规方法不易探查。用 PET 全身扫描提示重点部位,有助于明确诊断和及时的治疗。

(3)化疗效果评估:在骨肉瘤(术前)化疗前后和治疗过程中,用 PET 观察肿瘤的代谢变化,进行定量测定,代谢率下降肿瘤增长减缓的患者表明治疗效果好,反之则说明肿瘤对化疗反应不敏感。PET 显像监测用于评价肿瘤的疗效和检查有无远处的转移出现,调整治疗方案,是 PET 显像的适应证之一。

2.在肿瘤手术治疗和随访中的应用　PET 探针是一种外科导向技术,可以用于肿瘤的手术中定位和确定手术边界。肿瘤复发的常见原因是病灶切除不完全,而 PET 探针能检测微克级的小肿瘤:术前将与肿瘤特异结合的示踪剂注入体内,使肿瘤能有更高的放射性分布,当探针接近肿瘤时,就会发出警报并在主机上显示峰值计数。高能 γ 探针用于 PET 显像发现的肿瘤术中定位,PET 探针还可用于确定手术边界。

肿瘤手术后组织结构发生变化,一般的形态学影像检查有时难以鉴别有否复发。而 PET 显像基于功能代谢的变化,可以显示代谢增高的肿瘤,发现小于 1cm 的复发和远处的转移病灶。

3.在骨折的应用　对区分病理性骨折良、恶性的探讨:^{18}F-FDG PET 显像在良、恶性病理性骨折中都可以表现为高摄取的阳性显像,用^{18}F-FDG 鉴别作用比较有限,但参照 PET 定量分析 SUV 值和观察 PET/CT 图像特征会有一定的临床帮助:良性病理性骨折主要为骨折周围骨皮质摄取[18]F-FDG,骨髓无摄取;而在恶性病理性骨折的局部骨髓[18]F-FDG高摄取,远处转移病灶也有阳性显像。

4.[18]F-NaF ^{18}F PET 显像　[18]F-FDG PET 显像的初步临床研究认为,[18]F-FDG PET 显像在乳腺癌等成骨性转移癌疾病的诊断中不能替代[99]Tc-MDP 常规骨显像而单独使用。在当前 PET 的应用中,[18]F-NaF 是骨科核医学最有希望的显像剂,因为在分子水平,氟化物直接与骨代谢相关。[18]F-NaF 的临床研究应该主要在以下方面:

(1)原发骨肿瘤的诊断和鉴别诊断。

(2)骨转移性肿瘤的诊断。

(3)骨骼的炎症与感染。

(4)脊柱压缩骨折的研究。

(5)创伤与运动医学。

(6)关节疾病的应用。

(7)缺血性骨坏死。

(8)骨移植的监测。

(9)骨病变的定量分析和研究。

(10)遗传(基因)与代谢性骨病的应用。

【PET 的应用前景和设备的进步与变革】

1.[18]F-NaF PET/CT 显像　PET 在骨科的研究,当前可行的、很有前途的是[18]F-NaF PET/CT 显像在临床的应用,是将先进的医用显像剂和设备的研究成果在临床的推广与应用,造福患者。[18]F-NaF 是骨科核医学中有应用前景的显像剂,因为在分子水平,[18]F-NaF 直接与骨代谢相关,而 PET/CT 将 PET 功能显像与 CT 解剖图像的融合使各种骨科疾病得到快速、准确的诊断。与单光子核素[99]Tc-MDP 做 ECT 全身骨扫描和 SPECT/CT 断层显像相比较,[18]F-NaF PET/CT 显像具有如下优点:

(1)PET/CT 显像的速度快,患者检查的过程所用时间短,全身平面显像 10 分钟,全身断层仅用 2～6 分钟(但医生阅片和诊断的时间长,对医生专业水准和临床能力的要求非常高)。

(2)[18]F-NaF PET/CT 图像清晰,系统分辨率比 SPECT 骨显像高。对于一些骨关节小的病灶 PET/CT 是目前唯一能够进行功能-解剖检查的影像设备。

(3)诊断基于分子水平,发现病变早,对病灶的检测能力强,检测灵敏度高,准确性明显高于目前常规骨显像。将[18]F-NaF PET/CT 检查与常规骨显像或其他方法相比较,前瞻性评价其临床应用价值将是很有前景的研究。

(4)^{18}F-NaF的半衰期短(仅110分钟),对患者的辐射量低,一次PET/CT仅相当于做一次X线检查的剂量。

(5)^{18}F-FDG主要反映组织细胞对葡萄糖运转的情况,对骨肿瘤的诊断和治疗很有意义;而^{18}F-NaF可反映骨代谢,是骨科PET/CT检查的最佳医用正电子示踪剂,必将对骨科疾病诊治水平的全面提高做出非凡的贡献。

2.领先的磁共振类PET高级科研平台　核磁类PET成像是采用特殊的序列、ECO梯度技术,实现全身的弥散成像,图像保真性好,对疾病诊断的准确性高,对全身性疾病和疾病的全身筛查会有较大的科研和临床价值,是值得重视的新技术和有发展前景的类PET高级科研平台。MRI类PET高级科研平台在骨科的应用可以与^{18}F-NaF PET/CT相对照和比较,取长补短,携手使现代医学成果转化为人民的健康和生活质量的全面提高。

五、超声波影像在骨科应用

(一)超声波检查简介

骨骼、关节与软组织疾患常用的影像学检查方法是X线平片、CT、MRI、DSA及核素扫描,它们各具优势。自20世纪80年代初期开始,国内外逐步将超声成像应用于骨与软组织疾患的诊断中,超声成像的原理是利用探头发射超声波,并接受人体组织的反射波,经计算机分析反射波信号特征并形成图像。人体的各种组织器官具有不同的密度和不同的超声波传播速度,即不同的声阻抗,所以反射的回波信号强弱不等,形成的声像图各异。致密坚硬的组织声阻抗最高,软组织次之,液体最低,越坚硬致密的组织超声波声束越不易穿入,反射回来的信号也越强。故骨组织、钙化等均显示为强回声,软组织多显示为低回声,液体显示为无回声。

超声显像对软组织的分辨力很高,并可穿透软骨、关节间隙及被溶解和破坏的骨组织,检查方法无创、快捷简便,还可动态观察肌肉、韧带、关节的活动变化,为临床提供重要影像诊断信息。彩色多普勒血流显像技术(CDFI)可提供病变区域血流供应及血流动力学信息,这种"无创性血管造影"能实时动态观察肢体血管走行,血流状态如何;肿瘤内的血管分布特点及血流频谱类型,还能观察肿瘤与周围血管的毗邻关系,为术前诊断及手术方案的制订提供帮助。

超声检查适用于颈部、躯干及四肢部位的各种良、恶性软组织病变;还可应用于多种良、恶性骨骼病变;近些年来,超高频探头、扩展成像、超声造影等越来越多的先进技术被不断引入超声诊断领域,很多微小的骨与软组织病变的结构得以清晰显示;当骨皮质膨胀变薄或破损时,声束可穿透病变的骨皮质,显示髓腔内病变的图像;但由于超声声束穿透力有限,当骨皮质厚度正常或增厚且骨皮质完整无缺损时,超声影像则不能显示因骨组织遮挡的关节深部病变及骨髓腔内的病变。

(二)超声波探查骨关节及周围组织

1.先天性髋脱位　超声显像可清晰显示软骨结构,在诊断小儿先天性髋脱位等先天畸形中有较高的诊断价值。

先天性髋脱位,指生后或生后不久股骨头脱出髋臼,并有一些骨性和软组织发育不良。在新生儿到 6 个月龄婴儿,股骨头、股骨大转子和"Y"状软骨均是软骨性的,超声束可以穿透,在声像图上显示为无回声;股骨、耻骨、坐骨和髂骨,声束难以穿透,在声像图上显示为强回声;通过超声探头在新生儿髋关节周围多切面扫查,可以观察髋臼、股骨头的形态及股骨头的位置,利用 Graf 法等方法,测量 α 及 β 角(新生儿髋关节于中立位,探头置于髋关节外侧,探头长轴与身体的轴线平行,获得髋关节标准冠状面声像图,此切面通过髋臼窝中央,能最大程度地显示骨性髋臼盖,"Y"状软骨及股骨头。在此切面上可画三条直线,第一条线为基线,是自关节囊在髂骨上的起点至骨性髋臼凸引一直线,为软骨性髋臼盖和骨性髋臼凸的分界线。第二条线为扩张线或软骨髋臼盖线或倾斜线,是骨性髋臼凸至纤维软骨盂缘的连线。第三条线为髋臼盖线,是髋臼窝内髂骨内下缘至骨性髋臼凸的连线。基线和髋臼盖线之间的夹角称 α 角、用来衡量骨性髋臼覆盖股骨头的程度,α 角小表明骨性髋臼浅;扩张线和基线之间的夹角称 β 角,代表软骨性髋臼盖覆盖股骨头的程度,β 角大表明股骨头侧向移位。髋关节冠状面声像图,还可测量股骨头骨性髋臼覆盖率和髋臼指数(自髋臼窝内侧"Y"状软骨引一水平线与皮肤垂直,相当于 X 线片上通过两侧"Y"状软骨的 Hilgenreiner 线,再沿骨性髋臼盖引一斜线,两线相交的夹角即为髋臼指数或髋臼角),可以判断是否存在髋脱位,并了解髋关节发育状况。据 CJraf 诊断标准,当发现以下征象:测量 α 角<43°,β 角>77°,或股骨头骨性髋臼覆盖率小于 33%,髋臼指数大于 35°,或股骨头与髋臼及耻骨间距离增大,股骨头向后外侧移位,失去"Y"状软骨平分股骨头的特征时,可诊断髋关节脱位。

2.骨与关节结核　骨与关节结核,是结核菌侵入骨或关节内,在其中发育繁殖并造成的病理改变。骨与关节结核多见于儿童,发病缓慢。超声检查可显示结核病灶骨质破坏的情况,早期仅表现为骨皮质粗糙不光滑,随病程进展显示骨膜抬高,骨膜与骨皮质之间有脓液形成的暗区,骨皮质破损中断,局部可见死骨形成的强回声斑块;病灶扩大时可在骨周形成较大的包裹性脓肿。关节滑膜结核超声检查可见滑膜增厚,回声增强,表面不光滑,关节腔积脓,有时病变可侵及关节周软组织形成局限性脓肿,甚至形成皮肤窦道。

腰椎结核,经腹超声检查可发现椎体前缘骨皮质破损,椎体压缩变形,继而在一侧或两侧椎旁显示大小不等,均匀或不均匀脓肿低回声区。腹膜后脓肿向下延伸扩散,常在腰大肌前、髂窝、腹股沟及股三角等处形成寒性脓疡。

3.骨关节感染　骨髓炎,骨髓炎按病情发展分为急性和慢性两种。血源性骨髓炎的急性期,骨质破坏,髓内脓肿形成,并可穿过干骺端皮质达骨膜下,形成骨膜下脓肿。继而穿破骨膜进入软组织,形成蜂窝织炎或软组织脓肿,并可穿破皮肤,流出体外,形成窦道,渐转入慢性骨髓炎阶段。慢性期骨质增生,脓腔和死骨形成同时存在,病灶周围骨膜增生,产生新骨"包壳",包于原骨干之外,并将死骨和感染性肉芽组织包围于其中,其上有瘘孔与皮肤窦道相通。急性骨髓炎,早期最易看到的超声征象是出现骨膜下积脓的带状无回声区,骨膜增厚并被掀起抬高,此征象最早可在症状出现后24小时内显现,当出现骨质破坏时,声像图显示骨皮质回声中断,骨的结构失常,骨质中出现不规则、边缘不清的低回声区,并夹杂有强回声斑块,病变区域可见丰富的血流信号。慢性骨髓炎,骨皮质呈不规则增厚的强回声,表面凹凸不平,骨瘘孔处骨皮质局限性回声中断或缺损,髓腔结构显示不清,死骨形成时,则呈现孤立性点状、带状或块状强回声,其周围为低回声区包绕,死骨后方常出现声影。

(三)超声显像在诊断软组织损伤中的应用

1.肩袖损伤　肩袖是覆盖于肩关节前、上、后方的肩胛下肌、冈上肌、冈下肌、小圆肌等肌腱组织的总称。其与关节囊紧密相连,附着于肱骨上端形成袖筒状组织。创伤、血供不足及肩部慢性撞击性损伤等原因可导致肩袖断裂,超声检查可发现肩袖厚度变薄;肩袖回声中断、缺如;肩袖内出现无回声区及关节积液等。

肱二头肌肌腱滑膜炎,病因主要为变性和外伤,临床多在外伤或劳损后发病,声像图显示肱二头肌腱腱鞘积液,表现为在二头肌腱周围出现无回声或低回声区,全部或部分包绕二头肌腱的肩关节囊外部分。

2.肌腱损伤　肱二头肌肌腱半脱位和脱位,退行性变为内因,损伤为外因。肱二头肌肌腱由肱骨横韧带维持在结节间沟中,横韧带的近端有旋转袖的纤维加强,横韧带纤维过度牵张或撕裂时,可造成肌腱的半脱位和脱位,结节间沟过浅者更易发生,病理改变多为结节间沟前方横韧带撕裂,肌腱滑脱于腱沟外,肱二头肌肌腱半脱位声像图,表现为肱二头肌肌腱部分脱出结节间沟;肱二头肌肌腱完全脱位,表现为结节间沟空虚,肱二头肌肌腱完全脱出,移位至小结节内侧。

软组织外伤性血肿,患者有明显的外伤史,肌肉撕裂,局部肿胀。超声显示在软组织内的液性包块,可在皮下,也可在浅肌层或深肌层内,形态呈椭圆形、梭形或不规则形,边界清晰,内可见凝血块形成的絮状回声。

肌肉断裂,当猛烈的牵拉力做用于肌肉,或锐器直接击打正在收缩的肌肉时,可引起肌肉部分或完全断裂。它可以发生在肌腹或肌肉与肌腱移行部。肌束断裂多表现为局部疼痛、肿胀及肢体屈伸活动障碍。当肌束不全断裂时,超声显像可见部分肌纤维连续性中断,受累肌肉局限性或弥漫性肿大,局部出现小的不规则液性暗区。如果肌束完全断裂,则可见肌肉断端回缩,增粗圆钝,肌肉纹理不清,周围可见出血形成的液性暗区。

肌腱断裂,肌肉收缩或直接暴力创伤可使肌腱断裂,如跟腱、髌腱、股四头肌腱、肱二头肌长头腱及手指屈肌腱等。肌腱发生不完全断裂时,可见肌腱束状强回声变薄,肌腱表面不光滑,部分纤维断裂不连续,其周围可见出血形成的液性暗区。肌腱完全断裂时可见其连续性中断,断端回缩增粗,在两断端之间可见出血形成的暗区。

3.体内异物探查　软组织异物存留,常发生在战时或平时盲管性外伤、缝针残留,注射针、木竹刺伤折断等时,准确的定位诊断是手术成功取出异物的前提,X线、CT及超声检查是重要的诊断方法。金属、玻璃、木竹及砂石等异物,超声显示为点状或团块状强回声;金属及玻璃等异物的后方常可出现明亮的"彗星尾征",亦可出现声影。

4.腕管综合征　腕管综合征,腕管是由腕骨和掌侧厚韧的腕横韧带所形成的骨纤维管道,其中有深浅指屈肌腱及正中神经通过。腕管综合征是因腕管内压力增高,导致正中神经受压而引发的一系列症状,如中环指桡侧麻木、疼痛及皮肤感觉异常等。由于病因不同声像图有不同所见;急性屈肌腱鞘滑膜炎,则出现屈肌腱鞘滑膜增厚,肌腱直径变粗;外伤出血及腱鞘囊肿,可见限局性无回声区;由肿瘤引起者可见实质性肿块回声,正中神经受压移位;由腕横韧带肥厚引起者,正中神经腕横纹处受压变细,腕横纹以上,显示正中神经增粗。

5.骨化性肌炎　骨化性肌炎;外伤性多见,好发于肘、肩、大腿、臀部肌肉,常发生在肌肉与骨连接处,亦可在筋膜、肌腱和骨膜上发生。外伤后3～4周,肌肉内未分化的间叶细胞增生,形成软组织肿块;声像图表现为不均匀低回声肿块,边缘较清楚;6～8周后肿块周围有逐渐形成的骨样组织和钙化。声像图上出现不规则点片状强回声,边界不清,表面凹凸不平,其后方可见声影,邻近骨皮质者,可有骨膜反应性增厚。

（四）超声显像在骨与软组织肿瘤诊断中的应用

超声显像不但在寻找骨转移癌原发灶中能给临床提供重要信息，而且在诊断成骨肉瘤、Ewing 瘤、骨巨细胞瘤、骨囊肿、动脉瘤样骨囊肿、骨转移癌等骨肿瘤方面能为临床提供很多重要诊断依据。高频超声因其对软组织很高的分辨力和实时的血流显像功能，能诊断直径仅几毫米的腱鞘囊肿、血管球瘤等微小肿瘤。

1.孤立性骨囊肿　孤立性骨囊肿，是常见的骨瘤样病变之一，为原因不明的骨内良性、膨胀性病变，多呈单房囊腔，囊内有淡黄色清亮液体。本病好发于儿童和青年，男性较多见。好发于肱骨及股骨近端。骨囊肿一般无明显症状，少数病例有轻微疼痛及压痛，多因发生病理骨折而就诊。超声检查可见病变部位骨皮质变薄、膨胀隆起，表面光滑，骨内呈无回声囊性暗区，彩超检查病变内无血流信号显示。

动脉瘤样骨囊肿，为病因不明的骨瘤样病变，多发生于 30 岁以下，好发于长骨干骺端和脊柱，超声显示病灶部位骨膨胀，骨皮质变薄，髓腔内呈不规则的多房多隔状结构，彩超可显示病变区域少许斑片状血流信号。

2.成骨肉瘤　成骨肉瘤是临床最常见的原发恶性骨肿瘤，多见于儿童和青少年；临床表现为肢体固定部位的疼痛，局部肿胀并出现肿块。成骨肉瘤属于骨组织来源肿瘤，是唯一明显有瘤内成骨特点的、由肉瘤性成骨细胞产生的肿瘤性骨及骨样组织为其主要结构的恶性骨肿瘤。成骨肉瘤好发于长骨干骺端，最多见于股骨下段、胫骨及腓骨的上段。超声显像早期可显示骨皮质微小破损，粗糙不光滑，继而可见骨膜线状增厚、抬高与骨皮质分离，形成三角形结构，与放射学描述的Codman 三角完全符合。随病程进展骨质破坏的深度和范围增大，肿瘤突破骨屏障侵犯软组织，局部可出现包绕骨皮质的软组织肿块，肿块回声可呈低回声、强回声及混合回声。肿块内可见大量垂直于骨皮质方向，放射状排列的针状瘤骨，与放射学描述的"日射征"完全符合。彩超可显示肿瘤内血供丰富，新生血管走形紊乱，并可探及瘤体内沿针状瘤骨分布的丰富血流信号。超声检查还可显示，化疗后肿瘤骨包壳的形成，内部液化坏死区域的出现及肿瘤内部血流信号明显减少。

3.骨巨细胞瘤　骨巨细胞瘤是由巨核间质细胞和多核巨细胞构成的肿瘤，是最常见的骨肿瘤之一。骨巨细胞瘤是具有潜在恶性的骨肿瘤，据统计骨巨细胞瘤有 30％是恶性的。根据间质细胞的多少和分化程度，以及巨细胞核数的多少，病理组织学结果可分为Ⅰ、Ⅱ、Ⅲ级。肿瘤发生于骨骺端松质骨内，最常见于股骨、桡骨的远端和胫骨、股骨的近端及骶骨。超声检查显示，骨皮质膨胀、菲薄，可有小破损，髓腔内显示实性不均质低回声，内可见相互交错的间隔样回声及囊腔样结构。偏良性骨巨细胞瘤边界清晰，内部及边缘可显示少许血流信号；偏恶性骨巨细胞瘤边界不清,肿瘤可侵犯周围软组织,瘤体内可显示丰富的血流信号。

4.骨转移癌　骨转移癌是指原发于某器官的恶性肿瘤,通过血液循环或淋巴系统等转移到骨骼所产生的继发肿瘤,任何器官的癌瘤都可发生骨转移,骨转移瘤可发生在任何骨,但最常见的部位是脊柱,其中腰椎最多,其次为胸椎、颈椎和骶骨,骨转移灶还多见于肋骨、股骨、胫骨及骨盆等部位。骨转移癌的X线平片表现为溶骨性、成骨性或混合性骨破坏,超声检查可寻找骨转移癌的原发灶,也可显示骨破坏及周围软组织肿物的形态大小、结构特点和有无包绕挤压周围大血管。

5.腱鞘囊肿　腱鞘囊肿,实际上不是一种肿瘤,囊肿中没有肿瘤细胞,是手部最常见的一种肿物,病因不清。目前多数认为是关节、韧带、腱鞘中的结缔组织,因局部营养不良,发生退行性变形成的囊肿。腱鞘囊肿与关节囊或腱鞘关系密切,但并不连通关节腔或腱鞘滑膜腔。超声检查可见关节旁或腱鞘周囊性肿物,壁薄光滑,呈圆形或椭圆形;病程长者囊壁厚,内可见线状分隔,囊液粘稠时内可见细小光点回声。

6.腘窝囊肿　腘窝囊肿,也称Baker囊肿或膝关节囊后疝,是腘窝深部滑囊肿大或膝关节滑膜向后膨出的统称。腘窝囊肿常因慢性损伤等引起,通常位于腓肠肌内侧及半腱肌与半膜肌之间。患者早期仅有腘窝不适或胀感,当囊肿较大时可出现肿块,屈膝不便,下蹲时尤为明显。超声显示腘窝软组织内可见椭圆形、分叶状囊性肿物,壁薄光滑,囊肿深处呈细椎形通向关节缝隙,病程较长者囊壁增厚,内壁不光滑,有时囊内可见细线状分隔及絮状低回声团块。

7.色素沉着性绒毛结节性滑膜炎　色素沉着性绒毛结节性滑膜炎,为一种关节滑膜的良性瘤样病变,好发于青壮年,发病部位以膝关节、踝关节及髋关节多见。主要临床表现为关节肿胀,疼痛多较轻微。此病变起源于关节囊组织的衬壁,病变滑膜增生形成绒毛,在绒毛表面覆以一层或数层的上皮细胞,可见血管增生、出血,含铁血黄素沉积,呈红棕色或黄棕色;绒毛肥厚融合可形成葡萄样结节。色素沉着性绒毛结节性滑膜炎大多数由关节内向外扩展,也可直接发生于关节外。病变可侵蚀骨组织和周围软组织,术后容易复发。超声检查可见关节周滑膜腔积液,滑膜增厚不光滑,增厚的滑膜呈结节样、"水草样"突入滑膜腔;结节内可见彩色血流信号。还有的病例则表现为关节周的实性低回声肿物,侵犯周围软组织及骨骼,边界不清晰,呈分叶状或不规则状,内回声不均匀,彩超显示其内部血流丰富。

8.腱鞘巨细胞瘤　腱鞘巨细胞瘤,又称黄色素瘤或良性滑膜瘤,是一种生长缓慢的软组织肿瘤。多发生在手指,中年及老年患者较多见。病因不清,有人认为是一种炎症性病变,也可能与外伤有关,在胆固醇代谢紊乱的基础上再受外伤,是可能的病因。腱鞘巨细胞瘤为一种良性肿瘤,有包膜,可围绕神经生长,并压迫侵蚀指骨,有时长入关节囊内,沿腱鞘形成多发肿块。患者主要症状为局部肿块,轻微疼痛及压痛。超声检查显示在手掌、手背、手指肌腱及关节周呈团块状或分叶状的实性低回声肿物,边界清晰,肿物与肌腱关系密切并可包绕肌腱,可侵犯相邻骨质。彩超显示肿瘤内的少许血流信号,呈斑点状或树枝样分布。

9.硬纤维瘤 侵袭性纤维瘤也称硬纤维瘤或韧带样纤维瘤,是一种由成纤维细胞与胶原纤维构成的少见的良性肿瘤,好发于儿童及青少年,肿瘤多发于肢体及臀部肌层内,多在深肌层内且靠近关节,可使关节活动受限,导致患儿跛行。肿瘤具有侵袭性,可广泛浸润周围肌肉、筋膜等软组织,手术切除后极易复发。肿瘤边界不清,弥漫固定,可将肢体重要的血管神经包埋于瘤体之中,呈局部恶性临床表现。其超声影像的主要特征为,软组织内长条状、分叶状或不规则形肿物,无包膜回声,边界清晰,内呈现以低回声为主的混合性回声,后方声衰减明显,瘤体内多可探及稀疏点状血流信号。

10.血管瘤与血管球瘤 血管球瘤,是发生于血管动静脉吻合处即血管球的肿瘤,多发于四肢末端,约有75%的血管球瘤发生于手部,其中尤以手指甲下最为常见。曾有人称之为血管神经瘤、血管平滑肌神经瘤等。患处间断性剧痛、对温度变化十分敏感。血管球是位于皮肤中的一种正常组织,在手掌侧、手指足趾上分布较多。血管球成为血管球瘤的原因尚不清,有些病例中,外伤可能为其诱因。超声显示肿瘤多为类圆形或椭圆形,瘤体边缘规整,包膜完整,与周围组织境界清晰。肿瘤内部多显示为较均匀低回声,多可探及丰富的血流信号,呈"火球状",并可取到低阻力指数的动脉频谱,这可能与血管球瘤内动脉小分支与静脉直接相连有关,导致动脉血流阻力较小。

血管瘤,为血管组织来源的良性肿瘤,分为毛细血管瘤和海绵状血管瘤。血管瘤多发于肢体软组织内,患者常有肢体固定疼痛,且行走、站立或运动后肢体疼痛加重。超声检查可见肢体软组织内团块状、分叶状或不规则形的杂乱回声肿块,与周围肌肉等组织分界不清,肿瘤内可见粗细不等、迂曲扩张的管状结构互相交通,局部管状结构扩张呈囊状,有的管状结构中可见大小不等的强回声斑块,为钙化的血栓;彩超检查有特征表现,挤压肿瘤周围肢体,在迂曲扩张的血窦内可显示缓慢充盈的彩色血流信号。

11.神经鞘膜肿瘤 神经鞘膜肿瘤,神经鞘膜肿瘤属于神经组织来源的肿瘤,包括神经鞘瘤及神经纤维瘤。过去认为,前者来源于神经鞘细胞,而后者来源于神经束膜细胞。近年经病理学免疫组化和电镜研究,发现它们均来源于神经鞘细胞,但临床表现和组织形态有一定差别。神经鞘瘤,是以 Schwann 细胞为主体的良性肿瘤,沿神经干生长。主要见于肢体,无明显症状,有时可有压痛或沿肢体放射样麻木感,病程进展缓慢。超声影像显示为圆形、椭圆形或梭形实性低回声肿物,边界清晰,有包膜,内部回声均匀,肿瘤内部及周边可见少许彩色血流信号。神经纤维瘤,沿神经干生长,以神经纤维细胞为主的良性肿瘤,可发生于全身各部位神经干,患者症状、体征与神经鞘瘤相似,多以肢体软组织肿块就诊。超声影像显示为圆形、椭圆形低回声肿物,边界清晰,有包膜。有时肿瘤为多发,呈串珠样排列,临床称为神经纤维瘤病。肿瘤内部回声均匀,内可见稀疏斑点样彩色血流信号

12.软组织恶性肿瘤　超声检查在软组织恶性肿瘤诊断中也发挥着重要作用,超声显像可清楚显示肿瘤位置、边界、血供情况及肿瘤与肢体大血管的毗邻关系,肿瘤周围有无增大的淋巴结等,为临床手术方案的制订提供重要信息。超声检查更是软组织恶性肿瘤术后复查的首选影像检查方法。脂肪肉瘤,是脂肪组织的恶性肿瘤,好发于臀部、大腿等处,超声显示为分叶状或团块状低回声肿物,内可见纤维样分隔,血供不多。纤维肉瘤,是成纤维细胞来源的恶性肿瘤。全身各部位均可发生,以大腿及膝部最常见。超声检查肿瘤显示为实性低回声肿物,呈结节状或分叶状,边界清晰。较大的肿瘤内回声不均,可见液化坏死。彩超可显示肿瘤内部丰富的血流信号。滑膜肉瘤,常发生于关节旁,与腱鞘、滑囊及关节囊的关系密切,并可侵犯骨组织,但很少发生在关节腔内。以膝、踝部最常见,肘、腕部亦多见,也可见于脊柱。超声检查可见,肿瘤位于关节附近,呈团块状或分叶状,边界清晰,显示为不均匀实性低回声,有时可见微小钙化点。彩超示肿瘤内血供丰富,可见血流信号呈斑片状及树枝样分布,可取到动脉血流频谱。

(五)超声波检查在骨科临床的其他应用

1.超声显像在骨科围手术期的应用　因彩超可清晰准确显示病变区域血管走形及血流状态,被称为无创性血管造影,能动态观察骨科患者术前及术后肢体血管状态;监测有无深静脉血栓形成及判断血栓状态、位置。围手术期患者因静脉血流缓慢、静脉壁损伤及血液呈高凝状态等原因,易并发深静脉血栓,患者多表现肢体肿胀、疼痛及肢体发绀,严重者可并发肺栓塞。超声可显示静脉内呈弱回声的急性血栓,并可发现有的血栓不稳定,在管腔内游离,随血流漂动。彩超显示受累深静脉内无血流信号填充、血流变细及血流绕行等征象。

2.超声显像在脊柱外科手术中的应用　脊柱是人体数目最多、结构最复杂的骨骼,椎管内容纳脊髓和神经根等重要组织,因为部位较深并且有椎体骨性结构的遮挡,经腹部超声探查椎管内结构较困难。随着 CT 和 MRI 等影像技术的发展,

超声在脊柱脊髓疾病的诊断中的应用逐渐减少,但是术中超声监测仍然是一项简便、有效和无创的实用方法。Rubin(1983),MaCahan、Montavo(1984)等较早报道超声在脊柱外科手术中的应用。脊柱后路手术切除椎板提供了良好的声窗,超声可清晰显示椎管内正常结构和病变组织,观察脊膜囊和神经组织的动态变化。可用于诊断低位脊髓症等脊髓的结构先天异常,还可用于椎管内肿瘤、异物、外伤性血肿的定位,判定脊髓和脊膜囊受压迫的程度和部位;诊断脊髓损伤并发症,判断椎管减压或肿瘤切除范围是否充分。

第四节　关节镜检查

一、关节镜的历史

最早将内镜作为检查工具出现在 19 世纪初,Botzini 使用"内镜"进行膀胱检查。1918 年,东京大学的 Kenji Takagi 教授成功地将关节镜用在膝关节。同期在西方,关节镜也开始得到应用。在关节镜的应用过程中,镜头、冷光源和关节镜器械不断得到改进,逐渐发展到现代的关节镜系统。

二、关节镜手术

使用关节镜可以使手术医生进行微创手术操作。随着技术和设备的不断改进,许多关节镜或内镜手术将取代传统的切开手术。例如,前交叉韧带(ACL)和后交叉韧带(PCL)重建手术就可以由膝关节镜手术完成。同样,骨软骨损伤的修复、半月板切除或修复、滑膜切除、骨赘切除、游离体取出、半月板移植等膝关节手术都可以使用关节镜进行微创手术。肩关节前向不稳定的 Bankart 修复,肩袖损伤的修复、盂唇部分切除或修复等手术也可以通过肩关节镜来完成。

对于小关节,一些手术也可以通过关节镜进行。例如腕关节镜下韧带修复和关节融合术、关节镜下的腕管松解术;踝关节镜下关节融合、游离体取出、距骨剥脱性软骨炎修复、撞击综合征等。这些手术充分体现了关节镜手术微创的特点,最大程度地减少皮肤、软组织、血管和神经的损伤,逐渐取代了传统的切开手术。

(一)关节镜设备和器械

1.关节镜　关节镜实质上是一套成像系统,它的物镜在关节内,通过摄像机将关节内的影像放大并传送到显示器上。关节镜的镜头有不同的种类,可以分为薄透镜系统、柱状透镜系统、光纤系统和针孔透镜系统。关节镜有不同的长度、直径和不同的倾斜角度。其直径从 2.7mm 到 7.5mm,适用于不同的关节空间。关节镜镜头的倾斜角度从 0°到 120°,在关节内通过旋转镜头可以扩大观察的范围。例如30°镜头在旋转 180°时可以使其观察的范围扩大到 60°。

2.关节镜刨削系统　关节镜手术中使用的刨刀和打磨钻头,可以在切削组织的同时将碎屑通过吸引器移除到关节外。刨削刀头和打磨钻头有不同的形状、长度和直径,有些刨削刀头可以折弯,以适应不同的手术空间需要。

3.其他关节镜器械　关节镜手术中使用篮钳进行手动切除、剪断、抓取等操作,篮钳有不同的角度、方向、直径和形态。

关节镜刀根据其刀刃的形态可以分为三种类型:侧方、向前和向后,适用于不同角度的入路和切割方向。

关节镜探钩也是关节镜手术中非常常用的工具,可以用来感觉关节软骨并评估软骨的硬度或半月板撕裂的程度,也可以用来探测软骨缺损的范围,交叉韧带或关节内其他异常结构。关节镜探钩更重要的作用是预演关节镜手术的操作。如果手术医师使用探钩能够到达需要切除或去除的部位,那么它使用手术工具也能够到达。如果探钩无法到达手术区域,那么使用手术工具也无法到达,需要更换手术入路。越是有经验的医生,使用探钩操作的时间相对就越长。

(二)膝关节镜手术基本技术:入路

在关节镜手术开展的初期,手术的最佳路径常常是人们争论的问题。但是现在,人们开始认识到手术的最佳人路是能够完全显露关节内结构,并且尽量减小不必要的损伤。

1.前外入路　关节镜前外入路的切口位置非常重要,应当尽可能靠近髌韧带的外缘,在外侧半月板前角上方,这一点位于 Gerdy 结节上方一横指的位置。保持屈膝 60°~90°,使用 11 号刀片,在切口位置刺入并切开髌前脂肪垫,方向指向内收肌结节稍前方。切口不要太大,防止在手术中过多漏水。

将钝头的穿刺锥插在关节镜鞘管内,沿切口穿刺入关节内,仍保持屈膝 60°,当髌骨被关节镜鞘管撬起时,将膝关节伸直。在此过程中,尽可能避免使用尖锐的穿刺锥,减少软骨损伤的可能。置入关节镜鞘管后,拔出穿刺锥,打开进水阀门,使用生理盐水进行关节内冲洗。如果关节内有血性积液,可以打开吸引器阀门将积液吸出。

当流出液变清时,将 30°关节镜插入关节镜鞘管,并连接进水管路。进水管路最好与关节镜鞘管连接,这样可以将关节内的碎屑冲走,使之远离镜头。

使用30°关节镜时,可以通过旋转镜头来增大关节镜的视野。但是一定要注意,在旋转镜头时,摄像头必须保持不动。摄像头的上方必须保持朝上,不能改变。

(1)髌上囊:关节内检查从髌上囊开始。首先要确认髌上囊的顶点,能够看到膝部肌肉与滑膜的交界处。这时将关节镜向后退并将视向转向内侧,可以看到髌内侧滑膜皱襞。滑膜皱襞的宽度多变,但是很少引起症状。

在使用关节镜检查髌上囊时,要注意滑膜的形态。是否有过多的血管增生?是否呈绒毛或息肉状?如果滑膜表现为肿胀的息肉样,血管增生并不明显,则考虑为慢性炎症,如风湿性关节炎,需要进一步取活检进行病理检查。

(2)髌股关:节检查完关节内侧后,将关节镜置于股骨髁间沟。此时将关节镜慢慢后退,直至髌骨显示在关节镜视野的上部。将髌骨向两侧轻推,并旋转关节镜视向,可以检查髌股关节面。注意髌股关节外侧室的紧张程度。如果5mm的关节镜通过时很困难,则提示髌骨外侧支持带紧张。这时可以将关节镜置于外侧间沟观察髌骨,多数情况下,髌骨外推时其活动度可以达到髌骨宽度的1/3~1/2;如果当髌骨外推时,其内侧边缘超过了股骨外髁,则说明髌骨过度松弛。当然,髌股关节也可以通过髌上内、外侧入路检查。

(3)内侧间室:将关节镜的尖端沿股骨内髁下滑,并适度屈膝,就可以进入内侧间室。为了观察内侧半月板中后1/3,需要将膝关节屈曲30°、外旋、外翻。这样,内侧半月板的体部和后角的游离缘就能被清楚地看到。移动关节镜到内侧间沟,观察内侧半月板与滑膜的结合部,然后将关节镜稍稍后退,并将视向转向下方,就可以观察内侧半月板前角。

内侧半月板检查后,将关节镜置于内侧半月板前角的位置,视向向后,检查胫骨内髁关节面。然后,屈伸膝关节并旋转关节镜视向,检查股骨内髁关节面有无缺损。

膝关节内侧间室检查的操作中,最难的是膝关节位置——膝关节屈曲30°、外旋、外翻应力牵引。可以使用专用的大腿夹来辅助操作。

(4)髁间窝:在髁间窝内有前交叉韧带、后交叉韧带和脂肪垫、粘膜韧带。

检查前交叉韧带时,首先将关节镜的镜头置于胫骨内侧髁,缓慢后退,这时,前交叉韧带就慢慢地出现在视野中,可以看到前交叉韧带的全长。同时,后交叉韧带的股骨附丽点也可以看到。此时,将关节镜视向转向下方,观察膝关节后内室的入口是否容易通过。

(5)外侧间室:检查膝关节外侧室,要将关节镜移动到外侧间室。关节镜的前端从髁间窝,沿前交叉韧带表面,滑到外侧间室,同时可以对膝关节施加内翻应力,这样可以使外侧间隙增宽,使镜头移动更方便。

如果外侧入路的切口位置准确,此时关节镜的前端应当在外侧半月板前角的上表面。将视向转向下、向后,可以看到外侧半月板的前角和后角的上表面;将视向转向外侧时,可以看到整个外侧半月板的游离缘和后半部分的下表面。然后检查胫骨外侧平台;屈伸膝关节并检查股骨外髁的关节面。

膝关节外侧间室比内侧要松弛得多,因此只需稍加内翻应力即可打开膝关节外侧间隙。也可以采用"4 字位",对于打开外侧间隙并进行关节镜检查很有帮助,同时,可以在"4 字位"膝关节内侧施加一定的压力,能够更好的显露外侧间室。

(6)外侧沟:将关节镜向外侧移动,同时施加内翻应力,这样就可以进入外侧沟。在这里能够看到腘肌腱进入外侧关节囊和外侧半月板之间的腘肌腱沟。

如果外侧入路位置合适,关节镜能够沿着腘肌腱前方进入腘肌腱沟,这时镜头前端可以到达外侧半月板下方,这里存在一个半月板滑膜接合处的缺损,这是正常的结构,不能作为半月板部分切除的指征。

通常情况下在外侧沟可以看到的一个滑膜皱襞,在腘肌腱股骨止点的上方,这个皱襞可能会隐藏游离体,而且从髌上入路观察时,这个皱襞会遮挡腘肌腱。

最后将镜头转至髌上囊,再次检查髌骨外侧关节面,并为下一步检查做准备。

2.前内入路　内侧入路更多地被用来作为手术操作入路,而不是被用来作为起始的检查入路。外侧病变应当通过前内侧入路检查,而内侧病变应当通过前外侧入路检查的想法是错误的。外侧病变可以从前内侧入路观察,如果效果不好,可以从前外入路观察。而内侧间室的病变从内侧入路观察的效果比外侧入路要好得多。

由于前内侧入路是第二个入路,它的准确位置可以由病变的位置决定。如果需要到达内侧间室的后部或外侧间室,切口应当位于内侧半月板上方 1cm 并且尽可能靠近髌腱内侧缘。如果病变在内侧沟,切口应当紧贴内侧半月板并且在髌腱内侧缘旁开 1cm 的地方。

如果需要,可以作前内侧的高入路,这样可以更容易地进入后内间室,或是通过外侧间室观察外侧半月板的下表面。

前内侧入路也可以用来观察外侧半月板前角。如果需要观察外侧半月板前角的下方,可以将关节镜置于前交叉韧带胫骨止点处,镜头方向朝前,并且可以换成 70°镜;使用探钩或穿刺针将外侧半月板挑起,对其止点进行检查。

3.后内入路　与前内入路相同,后内入路多用于手术操作入路。将关节镜通过髁间窝进入后内室,这样关节镜的灯光能够透过皮肤,在后内室的皮肤上显现出一块光斑,以此光斑作为标记,就很容易确定后内入路的位置。将膝关节屈曲90°,使用穿刺针从光斑位置向前向外穿刺,进入后内间室。

当关节镜看到穿刺针刺入后内室后,将穿刺针退出,沿穿刺针的方向,使用15号刀片向前向外刺入并作横切口,避免损伤隐神经髌下支。然后,将手术器械或穿刺锥和关节镜鞘管通过后内入路进入后内间室。通过后内入路可以使用关节镜对后内间室进行检查。如果需要,可以使用器械从前内或前外入路进入经髁间窝进入后内间室,在某些情况下是很有用的。

在膝关节屈曲时,关节内压力增高,这会使灌注的盐水进入到皮下组织,因此,当使用高灌注流量系统时,要尽可能缩短后内入路操作的时间。

4.后外入路　虽然后外间室比后内间室要小得多,但是进入后外间室的方法与后内入路相同。关节镜通过髁间窝入路进入后外间室,屈膝90°,根据皮肤光斑的位置,使用穿刺针(硬膜外针头)向前向内刺入后外间室。当关节灌注盐水从穿刺针中顺利流出时,可以经过髂胫束和关节囊作横切口。做后外入路的"窗口区"直径大约1cm,必须仔细选择入路的位置。后外入路对于游离体取出和难以切除的半月板碎片很有帮助,而且可以用来检查后外间室的后壁。

注意,后外间室不能直接通过后内入路进入,反之亦然,除非后间隔(位于后交叉韧带与后关节囊之间)有缺损或将后间隔切除。

5.中央(经髌腱)入路　这个入路的缺点是需要穿过髌腱和脂肪垫,可能会造成肌腱的瘢痕形成。因此,中央入路应当靠近髌腱近段,并且使用锋利的刀片沿髌腱纤维的走形方向切开,尽可能减少髌腱的损伤。中央入路的优点是关节镜经过此入路能够很容易地进入关节后室。虽然此入路也可以用于常规检查和大多数手术操作,但是一般很少使用,以避免髌腱损伤。某些情况下,适当的调整关节镜入路的位置会使手术操作更加方便,例如置入螺钉或骨软骨移植手术中接近特定的关节面位置,这时需要一个偏远端的经髌腱入路。在建立此入路之前一定要使用穿刺针定位。

6.髌上入路　髌上入路可以位于髌骨上方,偏内侧或外侧,通常外侧更常见,进入髌上囊。这个入路用于观察髌骨-股骨的关系,也可以用于观察髌前脂肪垫和膝关节前方的结构,还可以用作关节镜手术的进水入路。这个入路的缺点是入路周围的组织比较松弛,切口不会自动闭合,容易造成软组织内渗液。

7.后侧间室

(1)后内间室:如果患者可能有后内间室的病变(如游离体或内侧间室症状),

则需要进入后内间室。但后内间室的检查并不是必需的,如膝前痛或骨性关节炎。

后内间室可以通过前外入路进入,关节镜对准内侧半月板后角,通过股骨内髁的外侧壁与交叉韧带之间的间隙,屈膝 30°,有些患者需要屈膝 45°～60°,将关节镜向后慢慢推进并旋转,感到进入后内间室的突破感。在这里能够看到后交叉韧带进入滑膜间隙,这是后交叉韧带重建时重要的解剖标志。

进入后内室后,屈膝 90°,这样可以增加关节囊内压力,扩张后内室。将关节镜视向转向内侧,观察股骨内髁的后壁,然后转向下方,观察内侧半月板后表面,最后检查关节囊后壁。

如果需要,可以将 30°关节镜换为 70°或 120°镜,以检查特定的区域,但这一步骤并不是常规检查。后内间室检查完成后,将关节镜退回到髁间窝。

(2)后外间室:相比较后内间室,后外间室更容易进入。稍施加内翻应力,从前交叉韧带与股骨外髁内侧面之间进入后,屈膝 90°,能够看到外侧半月板后部、外侧髁和后关节囊。需要注意的是,通常情况下,腘肌腱是无法看到的,如果看到腘肌腱,意味着膝关节后外侧稳定结构异常,可能是由于韧带松弛所致。后外是检查完成后,将关节镜退回到髁间窝。

第二章　创伤骨科诊疗

第一节　锁骨骨折

　　锁骨为长管状骨,呈"S"形架于胸骨柄与肩胛骨之间,成为连接上肢与躯干之间唯一的骨性支架。因其较细及其所处解剖地位特殊,易受外力作用而引起骨折,属于门急诊常见的损伤之一,约占全身骨折的 5%;幼儿更为多见。通常将锁骨骨折分为远端(外侧端)、中段及内侧端骨折。因锁骨远端和内侧端骨折的治疗有其特殊性,以下将进行分述。

一、致伤机制

　　多见于平地跌倒手掌或肩肘部着地的间接传导暴力所致,直接撞击等暴力则较少见。骨折部位好发于锁骨的中外 1/3 处,斜形多见。直接暴力所致者,多属粉碎性骨折,其部位偏中段。幼儿骨折时,因暴力多较轻、小儿骨膜较厚,常以无移位或轻度成角畸形多见。产伤所致锁骨骨折也可遇到,多无明显移位。成人锁骨骨折的典型移位所示:内侧断端因受胸锁乳突肌作用向上后方移位,外侧端则因骨折断端本身的重力影响而向下移位。由于胸大肌的收缩,断端同时出现短缩重叠移位。个别病例骨折端可刺破皮肤形成开放性骨折,并有可能伴有血管神经损伤,主要是下方的臂丛神经及锁骨下动、静脉,应注意检查,以防引起严重后果。直接暴力所致者还应注意有无肋骨骨折及其他胸部损伤。

二、临床表现

　　1.疼痛　　多较明显,幼儿跌倒后啼哭不止,患肢拒动。切勿忘记脱衣检查肩部,否则易漏诊,年轻医师在冬夜值班时尤应注意。

2.肿胀与畸形　除不完全骨折外,畸形及肿胀多较明显。因其浅在,易于检查发现及判断。

3.压痛及传导叩痛　对小儿青枝骨折,可以通过对锁骨触诊压痛的部位来判断,并结合传导叩痛的部位加以对照。

4.功能受限　骨折后患侧上肢运动明显受限,特别是上举及外展时因骨折端的疼痛而中止。

5.其他　注意上肢神经功能及桡动脉搏动,异常者应与健侧对比观察,以判定有无神经血管损伤;对直接暴力所致者,应对胸部认真检查,以除外肋骨骨折及胸腔损伤。

三、诊断

1.外伤史　多较明确。

2.临床表现　如前所述,应注意明确有无伴发伤。

3.X线片　不仅可明确诊断,还有利于对骨折类型及移位程度的判断;有伴发伤者,可酌情行 CT 或 MR 检查。

四、治疗

根据骨折类型、移位程度酌情选择相应疗法。

(一)青枝骨折

无移位者以"8"字绷带固定即可,有成角畸形的,复位后仍以"8"字绷带维持对位。有再移位倾向较大的儿童,则以"8"字石膏为宜。

(二)成年人无移位骨折

以"8"字石膏绷带固定 6～8 周,并注意对石膏塑形以防止发生移位。

(三)有移位骨折

均应在局麻下先行手法复位,之后再施以"8"字石膏固定,操作要领如下:患者端坐、双手插腰挺胸、仰首及双肩后伸。术者立于患者后方,双手持住患者双肩前外侧处(或双肘外侧)朝上后方用力,使其仰伸挺胸;同时用膝前部抵于患者下胸段后方形成支点,这样可使骨折获得较理想的复位。在此基础上再行"8"字石膏绷带固定。为避免腋部血管及神经受压,在绕缠石膏绷带全过程中,助手应在蹲位状态下用双手中、食指呈交叉状置于患者双侧腋窝处。石膏绷带通过助手双手中、食指绕缠,并持续至石膏绷带成形为止。在一般情况下,锁骨骨折并不要求完全达到解剖对位,只要不是非常严重的移位,骨折愈合后均可获得良好的功能。

(四)开放复位及内固定

【手术适应证】

主要用于以下几种病例:

1.有神经血管受压症状,经一般处理无明显改善或加重。

2.手法复位失败的严重畸形。

3.因职业关系,如演员、模特儿及其他舞台表演者,需双肩外形对称美观者,可放宽手术标准。

4.其他,包括合并胸部损伤、骨折端不愈合或晚期畸形影响功能或职业者等。

【手术病例选择】

1.中段骨折钢板固定　目前应用最广泛,适用于中段各类型骨折,可选用锁骨重建钢板或锁定钢板内固定,钢板置于锁骨上方或前方。钢板置于锁骨上方时钻孔及拧入螺钉时应小心,防止过深伤及锁骨下静脉及胸腔内容物。

2.髓内固定　适用于中段横断骨折,多用带螺纹钢针或尾端带加压螺纹帽的钛弹性髓内钉经皮固定骨折,以防术后钢针滑移,半数患者可闭合复位内固定。现已较少用克氏针固定锁骨中段骨折,因为其易滑移,向外侧移位可致骨折端松动、皮下滑囊形成。文献曾有克氏针术后移位刺伤脊髓神经、滑入胸腔的报道。

3.MIPO技术　即经皮微创接骨术(MIPO),考虑肩颈部美观因素,通过小切口经皮下插入锁定钢板进行内固定。

【术后处理】

患肩以三角巾或外展架(用于固定时间长者)制动,并加强功能锻炼。

五、预后

除波及肩锁或胸锁关节及神经血管或胸腔受损外,绝大多数锁骨骨折患者预后均佳。一般畸形及新生的骨痂多可自行改造。

第二节　肱骨近端骨折

肱骨近端骨折是指包括肱骨外科颈在内及其以上部位的骨折。临床上较为多见。据国内资料统计约占全身骨折的2.15%,国外资料统计占全身骨折的4%～

5%。肱骨近端骨折的发生率与骨质疏松有明显关系。因此随着人类平均寿命的延长,流行病学调查显示该部位骨折的发生率有进一步增高的趋势。肱骨近端骨折中,年龄在 40 岁以上的患者占 76%。女性患者发病率为男性的 2 倍。统计资料表明,与髋部骨折相似,老年患者、骨质疏松是肱骨近端骨折发生率较高的主要原因。

肱骨近端骨折大多数病例可采用非手术方法治疗,并可望得到较为理想的结果。但少数损伤严重、移位较大的骨折,治疗上仍有很大困难。

一、解剖

1.骨关节结构 肱骨近端包括肱骨头、大结节,小结节及肱骨干骺端组成。大小结节之间形成结节间沟。肱二头肌腱长头在沟内通过,因此也称为肱二头肌腱沟。在发育过程中,肱骨上端有三个骨化中心。肱骨头骨化中心于出生后 4～6 个月开始骨化。大结节骨骺于 3 岁时开始骨化。小结节骨骺于 5 岁时开始骨化。6～7 岁时三个骨化中心融为一体。20～22 岁时肱骨上端骨骺与肱骨干融合。

在肱骨头与大、小结节之间有一很短的相对稍狭窄的部分称为肱骨解剖颈。在大、小结节之下的部分称为肱骨外科颈。肱骨外科颈是临床上常发生骨折的部位,由于骨折两端均有血液供应,因此骨折易于愈合。肱骨解剖颈骨折较为少见,近骨折块多因损伤失去血循环供应,因此预后较差,易发生肱骨头缺血坏死。

在冠状面上,肱骨头与肱骨干有 130°～135°角。有的报道颈干角为 143°。在横断面上肱骨头向后倾斜,与肘关节横轴相交 20°～30°。肱骨头与肩胛骨的肩盂成关节,是盂肱关节骨性组成部分。

肩峰是肩胛冈向外延续的终端,位于肩部的外侧,对盂肱关节上方有保护作用。三角肌部分纤维起于肩峰。而且肩峰为三角肌的功能提供有效的机械杠杆作用。

肩峰与喙肩韧带及喙突共同形成喙肩弓。喙肩弓为一坚强的骨韧带结构。肱骨上端、肩袖和肩峰下滑囊皆位于其下方。肩峰下滑囊在三角肌下面的部分又称为三角肌下滑囊。是由滑膜组织包绕的囊性结构。其顶部紧贴附于喙肩韧带、肩峰及三角肌深层。其底部与肩袖及大结节相连。滑囊也向肱骨上端前、后伸延,形成一有利于肱骨近端在喙突肩峰弓下滑动的装置。

肱骨近端或肩峰骨折时,可损伤此滑囊结构。造成滑囊壁纤维增厚和粘连。从而可影响盂肱关节的活动。

　　此外肱骨近端移位骨折,有可能损伤喙肩弓底面的光滑,产生骨性阻挡撞击症状。也可影响盂肱关节的功能。

　　盂肱关节的活动主要与肩袖、三角肌和胸大肌三组肌肉有关。

　　肩袖结构由肩胛下肌、冈上肌、冈下肌及小圆肌组成。二头肌长头也是协同肩袖功能的一个重要组成部分。肩胛下肌的作用是使肱骨头下降,在一定的位置时也可使肱骨头内旋。冈上肌可使肱骨头外展,冈下肌和小圆肌是外旋肌。

　　肩袖肌肉止于肱骨大、小结节。了解肩袖肌肉的起止点及其功能,对于了解肩部骨折后的创伤解剖以及骨折移位的规律都有指导作用。例如大结节骨折时,受冈上肌及小圆肌的牵拉,骨折块皆向后上方移位。而小结节骨折时,由于受肩胛下肌的牵拉,骨块向前、内移位。肱二头肌腱长头止于盂上粗隆。对肱骨头起下压稳定的作用。肱二头肌腱可作为手术时解剖入路的标志,以便区分大、小结节以及肩袖结构。

　　三角肌是盂肱关节活动的主要肌肉。起于锁骨的外 1/3、肩峰和肩胛冈。止于肱骨的三角肌粗隆。主要功能是外展上臂。前部纤维帮助屈曲和内收上臂,后部纤维帮助后伸和外旋上臂。

　　胸大肌是肩关节内收活动的主要肌肉。起于胸骨和锁骨、上方的肋骨和胸肋区域,止于肱二头肌腱沟外唇的下部分。肱骨外科颈骨折时,由于胸大肌的牵拉,远骨折端常发生向内移位。除内收功能外,当肩关节外展 90°以上时,胸大肌的锁骨部分位于肱骨头中心的上方,此时该部分肌肉纤维收缩则可产生外展肩的活动。

　　大圆肌及背阔肌也有辅助肩内收的功能。而且当肩关节处于外展、外旋位时,其内收作用表现更为明显。正常肩关节活动时,肩部肌肉的活动是相互协调,相互作用的。随肩关节的不同位置,肩部肌肉的活动可有相应的改变。肩关节的活动不是以某一肌肉为单位单独活动,而是整体协调发挥作用。三角肌外展肩关节的活动必须是在肩袖肌肉协调收缩作用下,也即通过肩袖肌肉的收缩,将肱骨头稳定在肩盂内,形成一个活动的支点时,三角肌才能更有效地发挥其外展肩的功能。因此临床上当冈上肌腱或肩袖损伤时,肩关节的外展功能有明显的受限。

　　2.肩关节的血液供应　　了解肱骨头的血循环供应对分析决定肱骨近端骨折的治疗和判断预后是很重要的。

　　肱骨头的供血动脉主要来自旋肱前动脉的分支。旋肱前动脉来自腋动脉。旋肱前动脉沿肩胛下肌下缘水平方向走行向外,于喙肱肌深层通过,到达二头肌腱沟处,并发出一分支,在大结节的水平进入到骨内。在骨内弯曲走行通向后内,供应头部的大部血运。在头内弯曲走行的血管称为弓形动脉。这是由 Laing(1956 年)

使用尸体标本灌注首先证实并命名的。

此外通过大、小结节肌腱的附着,干骺端的血管以及旋肱后动脉的分支——后内侧血管,肱骨头也能由此得到部分血液供应。

在肱骨近端四部分骨折后,旋肱前动脉的分支、大、小结节以及干骺端动脉的血管吻合都被损伤。此时如果肱骨头连同内侧颈部为一完整骨块时,则经由后内侧动脉的供血以及在头内与弓形动脉的吻合支,使肱骨头有免于坏死的可能。

肩袖血循环一般来自六个主要动脉的分支。分别为旋肱前、旋肱后,肩胛上、胸肩峰、肩胛下和肱骨上动脉。分别对肩袖的不同部位及肱二头肌腱长头提供血液供应。

3.肩关节的神经支配 与近端肱骨有密切关系的神经有腋神经、肩胛上神经、桡神经和肌皮神经。

腋神经由第5、6颈神经根组成,由后束发出,沿肩胛下肌前面下缘走行,经内侧盂肱关节囊下缘绕向肱骨上端后方通过四边孔。在四边孔露出后发出一分支到小圆肌。然后又通过外侧绕向肱骨前方,并发出前、后两支。后支支配三角肌后半部肌肉,而且发出外上皮神经支,支配肩外侧皮肤的感觉。前支支配三角肌的中部及前部纤维。由于腋神经在后束分出和进入三角肌处活动范围较小,位置较为固定,因此肩脱位或肱骨上端明显移位的骨折可造成对腋神经的牵拉损伤。腋神经在走行过程中与盂肱关节前下关节囊关系紧密,因此在前脱位或在骨折脱位切开复位时,也易遭受损伤。

肩胛上神经由第5、6神经根组成。起自臂丛上干。向外走行在肩胛舌骨肌深层和菱形肌前缘,在肩胛上切迹与肩胛横韧带之间通过进入冈上窝。在此发出运动分支至冈上肌和至肩关节的关节支。主支延续绕过肩胛冈外缘到冈下窝,并发出分支至冈下肌,同时发出分支至肩关节和肩胛骨。肩胛上神经在走行过程中有两处固定点。一是在其上干的起点处。另一点在肩胛横韧带下方与肩胛上切迹间通过处。在上述两部位易遭受牵拉损伤。

肌皮神经是臂丛外侧束的唯一的分支,由第5、6颈神经根组成,有时也包括第7颈神经根的纤维。在胸小肌水平斜向走行向远侧通过喙肱肌,在二头肌与喙肱肌之间下行,并发出分支支配这些肌肉。肌皮神经进入到喙肱肌的部位高低有一定变异。自喙突下距离为3.1~8.2cm。平均为5.6cm。因此一般认为喙突下5~8cm的距离为安全区是不可靠的。在肩关节前方手术入路需游离切断喙肱肌时应注意到此处的解剖变异特点,以免误伤肌皮神经。该神经的终支为前臂外侧皮神经。肌皮神经常因穿刺伤及肩脱位和肱骨颈骨折移位所损伤。

桡神经为臂丛神经后束的延续,由第 6、7、8 颈神经根和第一胸神经根组成。主要为运动神经,支配三头肌、前臂旋后肌、伸腕、伸指、伸踇肌。肱骨干骨折时易受累及。但肩关节脱位及肱骨颈骨折时也偶可损伤。

二、损伤机制

同样的外力作用于肱骨近端,由于年龄因素以及骨与关节囊韧带结构的强度不同,可发生不同类型的损伤。正常的肱骨上端由较致密的网状松质骨骨小梁构成。其强度大于关节囊及韧带的强度。因而在青壮年时期,肩部外伤更易发生肩关节脱位,较少发生肱骨上端骨折。除非遭受严重创伤,可造成严重的肱骨上端骨折脱位。儿童时期,肱骨上端骨骺板是解剖上最薄弱的部位,因此外伤易造成肱骨上端骨骺分离。较少发生关节脱位。在年老的患者,肱骨上端骨质变疏松,骨强度大大减弱,因此较为轻微的外力即可造成骨折。因此肱骨近端骨折常发生于老年人。

造成肱骨近端骨折最常见的外伤机制是上肢伸展位摔伤所致。造成骨折的外力多较轻微或为中等强度。而发生骨折的内在因素是骨质疏松、骨强度减弱。年轻患者遭受严重的外力,可造成严重的损伤,常表现为骨折伴盂肱关节脱位。有时可发生多发损伤,如初期有意识丧失时,因肩部骨折位置较深,常易漏诊。造成延误诊断,影响治疗效果,应提起临床医师警惕。

造成肱骨近端骨折的另一种外伤机理是上臂过度旋转,尤其在上臂外展位过度旋转时,肱骨上端与肩峰相顶触时易于发生。常见于骨质疏松的老年患者。

第三种外伤原因是肩部侧方遭受直接外力所致。可造成肱骨大结节骨折。

造成肱骨近端骨折的其他少见原因和外伤机制是癫痫发作或电休克治疗时,由于肌肉痉挛性的收缩可造成肱骨近端的骨折脱位。

此外肿瘤、转移性病变,可使骨质破坏,骨强度减弱,遭受轻微外力即可发生骨折。肱骨上端是病理骨折好发部位之一。

三、骨折分类

理想的骨折分类系统应当是在解剖及创伤解剖基础上,借助于 X 线片将骨折进行分类,并能指导治疗和判断预后。

肱骨近端骨折中,轻度移位骨折占 80%～85%,绝大多数均可采用非手术方法治疗。而其余的 15％～20％ 移位骨折,根据骨折的部位不同,有的需行手术治疗。因此好的分类方法,应能充分区别和体现出肱骨近端骨折的这些特点。

(一)历史上的分类

肱骨近端骨折提出的分类方法很多。有按骨折的解剖部位、损伤的机制、骨折块的数目以及接触面的大小,骨折块的血循环情况等分类系统。

Koeher(1896 年)首先提出按解剖部位分为解剖颈、结节部位、外科颈骨折等。但没考虑骨折移位程度的大小以及骨折数目的因素。因此造成诊断上的混乱和治疗上的困难。

Watson-Jones 根据外伤机制分为内收型及外展型骨折。因为肱骨近端骨折均有向前成角畸形,当肩内旋时表现为外展型损伤,而肩外旋时又表现为内收型损伤。因此分类标准不够严格准确,容易对治疗形成错误引导。Codman(1934 年)提出将肱骨上端分为四部分骨折块的概念。大致按骨骺的闭合线将肱骨上端分为解剖颈、大结节、小结节和肱骨干骺端四部分。所有不同类型的骨折是上述四部分骨块不同的组合结果。Codman 分为四部分骨折块的概念为目前国际通用的 Neer 分类系统奠定了基础。

当今国际上广泛采用的分类方法有 Neer 分类和 AO 分类。

(二)Neer 分类

Neer(1970 年)在 Codman 的四部分骨块分类基础上提出新的分类方法。此种分类方法包含有骨折的解剖部位、骨块移位的程度和不同组合等因素在内。可概括肱骨上端不同种类的骨折,并可提供肌肉附着对骨折移位的影响和对肱骨头血循环状况的估计。从而可更加准确地判断和评价肱骨近端骨折的预后,以便指导选择更合理的治疗方法。

Neer 分类方法考虑到骨折的部位和骨折的数目。但分类的主要依据是骨折移位的程度——即以移位＞1cm 或成角畸形＞45° 为标准进行分类。

肱骨上端骨折,只要未超过上述的明显移位的标准,说明骨折部位尚有一定的软组织附着连接,尚保持一定的稳定性。这种骨折为轻度移位骨折,属一部分骨折;二部分骨折是指某一主骨折块与其他三个部分有明显的移位;三部分骨折是指有两个主要骨折块彼此之间以及与另两部分之间均有明显的移位。四部分骨折是肱骨上端四个主要骨折块之间均有明显移位,形成四个分离的骨块。此时肱骨头成游离状态并失去血液供应。

Neer 对肱骨近端骨折脱位的诊断有明确、严格的定义。真正的骨折脱位是骨折伴有肱骨头脱出盂肱关节,而不能将肱骨近端骨折时伴有的肱骨头向下半脱位

（关节内）或肱骨头的旋转移位混为一谈。

根据脱位的方向可分为前脱位、后脱位。根据骨折移位的数目又可分为一部分骨折脱位、二部分骨折脱位、三部分骨折脱位和四部分骨折脱位。肱骨头的劈裂骨折和关节面嵌压骨折是特殊类型的肱骨近端骨折。根据肱骨头关节面嵌压的范围大小可分为＜20％、20％～45％和＞45％三种。肱骨头劈裂骨折可参照上述标准分类。

（三）AO 分类

在 Neer 分类的基础上，AO 分类是对 Neer 分类进行改良，分类时更加重视肱骨头的血循环供应状况，因为肱骨头的血循环状况与缺血坏死的发生和骨折治疗的预后有密切关系。根据损伤的程度，AO 分类系统将肱骨近端骨折分为 A、B、C 3 种类型。

1.A 型骨折　是关节外的一处骨折。肱骨头血循环正常，因此不会发生肱骨头缺血坏死。

（1）A1 型骨折：是肱骨结节骨折。再根据结节移位情况分为 3 个类型。

A1-1：结节骨折，无移位。

A1-2：结节骨折，伴有移位。

A1-3：结节骨折，伴有盂肱关节脱位。

（2）A2 型骨折：是干骺端的嵌插骨折（外科颈骨折）。根据有无成角及成角方向也分为三个类型。

A2-1：冠状面没有成角畸形。侧位前方或后方有嵌插。

A2-2：冠状面有内翻成角畸形。

A2-3：冠状面有外翻成角畸形。

（3）A3 型：是干骺端移位骨折，骨端间无嵌插。分为三个类型。

A3-1：简单骨折，伴有骨折块间的成角畸形。

A3-2：简单骨折，伴有远骨折块向内或向外侧的移位，或伴有盂肱关节脱位。

A3-3：多块骨折，可有楔形骨折块或伴有盂肱关节脱位。

2.B 型骨折　是更为严重的关节外骨折。骨折发生在两处，波及肱骨上端的三个部分。一部分骨折线可延长到关节内。肱骨头的血循环部分受到影响，有一定的肱骨头缺血坏死发生率。

（1）B1 型骨折：是干骺端有嵌插的关节外两处骨折。根据嵌插的方式和结节移位的程度可分为 3 个类型。

B1-1 型：干骺端骨折有嵌插，伴有大结节骨折。

B1-2 型：干骺端骨折嵌插，伴有轻度的内翻畸形和肱骨头向下移位。合并有小结节骨折。

B1-3：干骺端骨折有嵌插，侧位有向前成角畸形，同时伴有大结节骨折。

(2)B2 型骨折：是干骺端骨折无嵌插。骨折不稳定，难以复位。常需手术复位内固定。

B2-1：干骺端斜行骨折伴有移位及结节骨折移位。

B2-2：干骺端横断移位骨折，肱骨头有旋转移位。伴有结节移位骨折。

B2-3：干骺端粉碎移位骨折，伴结节移位骨折。

(3)B3 型骨折是关节外两处骨折伴有盂肱关节脱位。

B3-1：干骺端斜行骨折，伴盂肱关节脱位。虽然只有一骨折线，但通过结节及干骺端。

B3-2：与 B3-1 型相似，伴有结节骨折及盂肱关节脱位。

B3-3：于骺端骨折伴盂肱关节后脱位及小结节骨折。

3.C 型骨折 是关节内骨折，波及肱骨解剖颈。肱骨头的血循环常受损伤，易造成头缺血坏死。

(1)C1 型骨折：为轻度移位的骨折，骨端间有嵌插。

C1-1：肱骨头、结节骨折。颈部骨折处有嵌插，成外翻畸形。

C1-2：肱骨头、结节骨折，颈部骨折处有嵌插，成内翻畸形。

C1-3：肱骨解剖颈骨折，无移位或轻度移位。

(2)C2 型骨折：是肱骨头骨折块有明显移位，伴有头与干骺端嵌插。

C2-1：肱骨头、结节骨折，肱骨头与干骺端在外翻位嵌插，骨折移位较明显。

C2-2：肱骨头、结节骨折，肱骨头与干骺端在内翻位嵌插。

C2-3：通过肱骨头及结节的骨折，伴有内翻畸形。

(3)C3 型骨折：是关节内骨折伴有盂肱关节脱位。

C3-1：为解剖颈骨折伴有肱骨头脱位。

C3-2：解剖颈骨折伴有肱骨头脱位及结节骨折。

C3-3：肱骨头和结节粉碎骨折，伴有肱骨头脱位或肱骨头的部分骨折块脱位。

尽管 Neer 分类和 AO 分类系统是目前国际上广为应用的分类方法。但是由于肱骨近端骨折复杂、组合多变，X 线片上骨折块的影像重叠以及在 X 线片上准确测出 1cm 的移位或 45°成角畸形有一定困难。因此不同医师对同一 X 线片可能做出不同的分类结果。

四、临床表现及诊断

肱骨近端骨折的分型诊断必须依赖 X 线片。但是详细的病史和体检对分析判断损伤的性质、合并损伤的诊断是非常重要的。决不能只靠 X 线诊断而忽视病史和体检。否则易漏诊严重的合并损伤或造成延误诊断。例如癫痫发作或电休克治疗后，主诉肩部疼痛，活动受限时，应考虑有肩脱位或骨折脱位的可能。

一般肱骨近端骨折均有明显的外伤史。伤后患肩疼痛、肿胀、活动受限。外伤24h 以后肩部可出现皮下淤血斑，范围可延及胸背部。由于肩部肿胀，局部畸形可不明显。但主动、被动活动时均可引起疼痛加重。有时可感到骨擦音。

诊断骨折的同时必须排除有无神经、血管的损伤。肱骨近端骨折时，也应注意对肩胛骨、锁骨以及胸部的检查。此外也需注意肩袖损伤、病理性骨折的鉴别诊断。

肱骨近端骨折伴盂肱关节脱位应与近端骨折伴肱骨头在关节内向下半脱位或称假性脱位相鉴别。肱骨近端骨折后，由于关节内创伤出血或反应性积液，可使关节腔膨胀，使肱骨头与肩盂间隙加大。肢体重量使肱骨头向下移位，正位 X 线片有类似向下方脱位的表现。但在液体吸收后，半脱位现象可自行消除。不要将此种现象误诊为肱骨头脱位。

此外肩部骨折时，由于制动，三角肌可发生废用性萎缩，失去正常的张力。由于持续的重力作用，肱骨头可发生向下半脱位的现象。一般当肩部肌肉通过康复锻炼恢复张力后，半脱位现象即可消失。

标准的 X 线片拍照位置和高质量的 X 线片是肱骨近端骨折正确诊断、分型的必要条件，也是决定治疗方案和总结评价治疗效果的重要依据。

目前对肱骨近端骨折诊断通常采用创伤系列拍照方法。包括肩胛前后位、肩胛侧位及腋位。三个拍照平面相互垂直，可以从不同角度显示骨折线、骨折块的移位方向。因此可比较准确地评价骨折的分型。

肩胛骨平面与胸廓的冠状面之间有一夹角，通常肩胛骨向前倾斜 $35° \sim 40°$。因此盂肱关节平面既不在冠状面，也不在矢状面上。通常的肩关节正位片实际是盂肱关节有一定倾斜角度的投影。肱骨头和肩盂有一定的重叠，不利于对骨折线的观察。而肩胛正位片是盂肱关节的真正前后位的投影。避免了骨与骨的重叠，因此影像清晰。拍摄肩胛正位片时，需将患侧肩胛骨平面贴向胶片，对侧肩向前旋转 $40°$，X 线光束垂直于 X 线胶片。正位片上颈干角平均为 $143°$，是垂直于解剖颈的线与平行肱骨纵轴线的交角。此角随肱骨外旋而减小。随内旋而增大,可有 30°的变化范围。可用来测外科颈骨折时的成角畸形。

肩胛侧位片也称肩胛骨切线位或 Y 形位片。拍得照片影像类似英文大写字母 Y。其垂直一竖是肩胛体的侧位投影,上方两个分叉分别为喙突和肩峰的投影。三者相交处为肩盂所在。正常肩关节肱骨头的投影位于 Y 形三个臂的中央,也即在盂内。肱骨头脱位时,头可移向前方或后方。侧位片上颈干角数值平均为 25°。

拍摄肩胛侧位片时,将 X 线片匣放于患肩前外侧,对侧肩向前旋转 40°位,X 线线球管在背后平行于肩胛冈。垂直于底片拍摄即可获得肩胛侧位片。在可能时应力求拍摄腋位 X 线片能为盂肱关节的前、后脱位、肱骨近端骨折的前后移位及成角畸形提供最为清晰、明确的影像。

新鲜损伤后,由于患肩疼痛,外展活动受限,拍摄腋位片会有一定的困难。但仰卧位,患肩外展达 30°时,片匣放于肩上,球管自腋下方向上拍照即可拍得腋位片。

此外也可采用 Velpeau 腋位拍摄。患者可不去除颈腕吊带或三角巾,可站位或坐位身体向后倾斜 45°底片放在肩下方,X 线球管由肩上方向下垂直拍照。腋位 X 线片示肩后脱位。

穿胸位片对诊断盂肱关节骨折脱位也有一定价值。但由于与肋骨胸部重叠,影像多不清晰。

其他旋转体位拍片对某些特定骨块移位大小的判断有一定帮助。断层摄影、CT 检查时对判断头关节面骨折的范围以及骨折移位的程度有很大帮助。

五、治疗

肱骨近端骨折的治疗原则是争取理想的复位,尽可能保留肱骨头的血循环供应,保持骨折端的稳定,并能早期开始功能锻炼。但也要认识到肩关节是全身活动范围最大的关节,因此一定程度的畸形,由于活动范围的代偿,一般不会造成明显的功能障碍。因此在决定治疗方案时,除根据骨折的移位,成角的大小及骨折的解剖部位等因素外,尚需考虑患者年龄、全身状况、合并损伤、医疗技术条件等因素综合分析判断。

肱骨近端骨折中轻度移位骨折占 80%~85%,一般可采用非手术方法治疗。大多数二部分骨折也可应用非手术方法治疗。明显移位的结节骨折常需手术复位固定。而三部分骨折、四部分骨折及骨折脱位和肱骨头的劈裂骨折多需手术治疗。

（一）一部分骨折

由于骨折块间没有明显的移位和成角畸形，骨块间仍留有一定的软组织联系，因此骨折比较稳定。一般不需再复位。初期治疗是适当的制动，保持患者舒适与骨折的稳定。早期开始肩关节的功能锻炼，一般皆可取得满意的治疗结果。对有一定移位或成角的骨折，也可给予适当的整复，采用相应的方法制动。

一般可使用颈腕吊带、三角巾将患肢保护于胸侧，腋窝部垫一棉垫。也可采用绷带、棉垫将患肢包扎固定于胸侧。以达到制动、止痛舒适的效果。制动7～10d后，当肿胀开始消退、疼痛减轻，骨折端相对更为稳定后，即可开始肩关节功能锻炼。功能锻炼期间需间断拍摄X线片，复查骨折有无移位，以便指导功能锻炼的进程。

功能锻炼的活动范围和强度应由小到大、循序渐进。初期主要为被动活动，增加活动范围为主。随着软组织的修复及骨折的愈合进程，逐渐转变为主动的，增进肌肉力量的锻炼和抗阻力功能锻炼。一般每天可练习3～4次。每次持续20～30min。锻炼前局部可先行热敷20min，以使软组织松弛。初期锻炼时可配合应用止痛药物，有条件者可在理疗医师指导下制定康复锻炼计划和进行功能锻炼。

（二）二部分骨折

1.二部分解剖颈骨折 解剖颈骨折较为少见。由于肱骨头的血循环受到破坏，因此肱骨头易发生缺血坏死。对于年轻患者，早期仍建议采用切开复位内固定。术中操作应力求减少软组织的剥离，减少进一步损伤肱骨头的血循环。尤其肱骨头后内侧仍连有部分干骺端的骨折块时，肱骨头有可能经由后内侧动脉得到部分供血而免于坏死。此外有碎骨折块或解剖复位有困难时，可接受一定的骨折移位，不必强求解剖复位而增加更多的软组织剥离。内固定应力求简单有效，多采用克氏针螺钉或用钢丝张力带固定，以减少手术创伤。

如果肱骨头骨折块较小，难以行内固定，或老年患者，可行一期人工肱骨头置换术。

2.二部分外科颈骨折 移位的外科颈骨折原则上应首选闭合复位治疗。闭合复位应在满意的麻醉下进行。全麻效果较好，以保证肌肉松弛，易于手法操作及复位。复位操作应轻柔，根据创伤解剖及移位的方向按一定的手法程序进行。不要盲目、反复、粗暴地进行复位。否则不仅增加损伤，而且使骨折端磨圆滑，影响骨折端的稳定。有条件者可在C形臂监视下进行复位。

移位的外科颈骨折可分为骨端间成角嵌插、骨端间完全移位以及骨端间粉碎移位三种类型。

　　骨端间嵌插成角畸形＞45°者,应予手法矫正。外科颈骨折侧位片上多有向前成角畸形,正位常为内收畸形。整复时需先行轻柔牵引,以松动骨干与近骨折端间的嵌插,然后前屈和轻度外展骨干、矫正成角畸形。整复时牵引力不要过大,避免骨端间的嵌插完全解脱,否则会影响骨端间的稳定。复位后用颈腕吊带或绷带包扎固定。也可以采用石膏夹板固定。

　　骨端间移位的骨折,近骨折块因大、小结节完整,旋转肌力平衡,因此肱骨头有旋转移位。远骨折段因胸大肌的牵拉向前、内侧移位。整复时应先沿上臂向远侧牵引,当骨折断端达到同一水平时,轻度内收上臂以中和胸大肌牵拉的力量。同时逐渐屈曲上臂以使骨端复位。最好能使骨端复位后正位片上呈轻度外展位。整复时助手需在腋部行反牵引,并以手指固定近骨折块同时帮助推挤骨折远端配合术者进行复位。复位后如果稳定,则可以吊带及绷带包扎固定或以石膏固定。如果骨折复位后不稳定,可行经皮穿针固定。骨折复位后,自三角肌止点以上部位进针斜向内上至肱骨头。一般以两枚克氏针固定。然后再从大结节部位进针斜向内下以第三针固定。最好在C形臂监视下操作。核实复位固定后,将克氏针尾剪断并折弯留于皮下。必要时可在前方经远骨折端向头方向以第四枚针固定。术后以三角巾保护,早期进行肩关节功能锻炼。术后4～6周,可拔除固定针。

　　有时骨端间由于软组织嵌入,影响骨折的复位。肱二头肌长头肌腱夹于骨块之间是常见的原因。此时只能采用切开复位内固定治疗。手术操作应减少软组织的剥离。可以松质骨螺钉、克氏针、钢丝缝合固定或以钢板螺钉固定。

　　粉碎型的外科颈骨折,如果移位不明显,可以复位后以吊带、绷带或以石膏夹板固定。有时也可采用肩"人"字石膏固定或应用尺骨上端骨牵引维持复位。上臂置于屈曲,轻度外展位。待骨折处相对稳定或有少量骨痂时,可去除牵引以三角巾保护,并开始肩关节功能锻炼。

　　如粉碎骨折移位明显,不能行闭合复位或很不稳定时,则需行切开复位内固定。一般可用钢板、螺丝钉固定。如内固定后仍不能达到骨端稳定时,则需加用外固定保护。

　　近年来,采用闭合复位、肱骨近端髓内针治疗移位外科颈骨折取得良好效果,此法具微创、稳定的特点,利于术后尽早功能锻炼。

　　3.二部分大结节骨折　　移位＞1cm的大结节骨折,骨折块向后上方移位,肩外展时与肩峰撞击,影响盂肱关节的功能。因此应采用手术治疗,缝合固定。

　　盂肱关节前脱位合并大结节骨折发生率较高。一般应先行闭合复位肱骨头,复位后大结节骨块多也即复位,可采用非手术方法治疗。如骨块不能复位时,则需行手术复位固定。

4.二部分小结节骨折 单独小结节骨折极为少见,常合并于肩关节后脱位。骨块较小,不影响肩关节内旋时,可行保守治疗。如骨块较大且影响内旋活动时,则应行切开复位、缝合固定。

(三)三部分骨折

三部分骨折原则上应行手术治疗。手法复位难以成功。由于肱骨头的血循环受到部分损伤,因此肱骨头有缺血坏死的可能,有报道其发生率为 3％～25％。手术的关键是将移位的结节骨块与肱骨头及干骺端骨块复位固定,无需力求解剖复位而剥离更多的软组织,以免增加损伤肱骨头的血循环。内固定以克氏针、钢丝、不吸收缝线固定为主,不宜采用钢板、螺钉固定。有报道经钢板固定治疗者,肱骨头坏死率高达 34％。

年老、严重骨质疏松者,难以行内固定维持复位时,可行人工肱骨头置换术。

(四)四部分骨折

四部分骨折常发生于老年人、骨质疏松者。比三部分骨折有更高的肱骨头缺血坏死发生率。有的报道高达 13％～34％。一般应行人工肱骨头置换术。只在年轻患者,如果肱骨头骨折块没有脱位,并保留有一定的软组织附着条件下,可试行切开复位,以克氏针、钢丝等较小创伤的内固定物固定。人工肱骨头置换术首先由 Neer 在 1953 年报道。在此之前肱骨近端的严重粉碎骨折只能采用肱骨头切除术或肩关节融合术治疗。人工关节的应用改进了肩部骨折的治疗效果。1973 年 Neer 重新设计出新型人工肱骨头(Neer II 型)。经过几十年的应用和改进,目前人工肱骨头置换术治疗肱骨近端骨折已达 83％的优级结果。

(五)骨折脱位

二部分骨折脱位:盂肱关节脱位合并结节移位骨折时,应先复位肱骨头,关节脱位复位后,结节骨块也多可复位,复位后以吊带或绷带固定患肩。肩脱位复位后,如果结节骨块仍有明显移位时,则需手术复位固定结节骨折块。

肱骨头脱位合并解剖颈移位骨折时,多需行人工肱骨头置换术。

肱骨头脱位合并外科颈移位骨折时,可先试行闭合复位肱骨头,然后再复位外科颈骨折。如闭合复位不成功,则需行切开复位内固定。

三部分骨折脱位:一般均需切开复位肱骨头及移位的骨折。选择克氏针、螺钉、钢丝缝合固定。术中注意减少组织剥离。

四部分骨折脱位:由于肱骨头失去血循环,因此应行人工肱骨头置换术。

(六)肱骨头嵌压和劈裂骨折

肱骨头嵌压骨折一般是关节脱位的合并损伤。肱骨头压缩面积<20%的新鲜损伤,可行保守治疗。后脱位常发生肱骨头较大面积的压缩骨折,如果压缩面积达20%~45%时,由于肩关节不稳,可发生复发性后脱位。需行肩胛下肌及小结节移位至骨缺损处,以螺钉固定。压缩面积>45%时,需行人工肱骨头置换术。

肱骨头劈裂骨折或粉碎骨折多需行人工肱骨头置换术。年轻患者,如果肱骨头骨折块连有较长的颈骨片时,肱骨头骨折块可能仍保留有一定血循环供应,可行切开复位内固定。

六、并发症

1.血管损伤 肱骨近端骨折合并血管损伤者较为少见。一般以腋动脉损伤发生率最高。有报道在移位骨折者中损伤率为4.9%,多为高能量损伤骨折移位所致。老年患者由于血管硬化、血管壁弹性较差,较易发生血管损伤。动脉损伤后局部形成膨胀性血肿,疼痛明显。肢体苍白或发绀、皮肤感觉异常。有些病例由于侧支循环,肢端仍有血循环供应。动脉造影可确定血管损伤的部位及损伤的性质,证实诊断后,应尽早手术探查。固定骨折,同时修复损伤的血管,可行大隐静脉移植或人造血管移植。

2.臂丛神经损伤 肱骨近端骨折合并臂丛神经损伤发生率为6.1%。有的报道高达21%~36%。以腋神经最多受累,肩胛上神经、肌皮神经和桡神经损伤也偶有发生。腋神经损伤时,肩外侧皮肤感觉丧失,但测定三角肌纤维的收缩更为准确、可靠。腋神经损伤时,可采用肌电图观察神经损伤恢复的进程。绝大多数病例在4个月内可恢复功能,如伤后2~3个月仍无恢复迹象时,则可早期进行神经探查。

3.胸部损伤 高能量所致肱骨近端骨折时,常合并多发损伤,应注意除外肋骨骨折、血胸、气胸等。

4.肩关节僵直 主要由于关节囊韧带和肩部滑囊粘连以及肌肉挛缩所致。治疗方法主要应采用理疗及功能锻炼。骨折已经愈合后,如功能锻炼进展不大。可在麻醉下行手法松解,但操作必须轻柔,以免造成骨折。也可考虑行关节镜检查,清除松解关节内的粘连。

5.骨折畸形愈合 肱骨外科颈骨折常发生向前成角畸形愈合,可影响上举的功能。畸形严重,需行截骨矫正成角畸形。采用较牢固的内固定,达到能以早期活动的效果。

6.大结节移位骨折畸形愈合　可因与肩峰相撞击影响肩外展活动。可将大结节重新复位固定。必要时同时行肩峰成形及喙肩韧带切除。

7.肱骨头缺血坏死　肱骨头缺血坏死可使肩关节活动受限、疼痛。需行人工肱骨头置换术。如果肩盂关节面也已破坏,则需行全肩关节置换术。

8.骨折不愈合　较为少见。多因移位明显,骨块间夹有软组织以及治疗不当所致。外科颈骨折不愈合多需采用切开复位。钢板螺丝钉内固定,同时加植骨。因骨质多有疏松改变,而且近侧骨折块较小,内固定很难达到牢固固定的程度,因此术后多需肩人字石膏保护6～8周,或以外展支架保护。如果骨质疏松明显,螺钉难以固定时,可以钢丝穿过肌腱附着处固定。如骨块有吸收、头骨折块很小难以复位固定时,可行人工头置换术。高龄体弱患者也可采用保守治疗。

9.骨化性肌炎　可见于骨折脱位的病例。应以主动功能锻炼为主,禁忌被动关节活动。手术治疗困难,效果不肯定。

七、肩关节功能评价标准

目前国际上最常采用 Neer 标准用为评定肩关节功能结果。Neer 评定标准总分为 100 分。疼痛占 35 分,功能使用情况占 30 分,活动范围占 25 分,解剖位置占 10 分。总分>89 分为优;>80 分为满意;>70 分为不满意;70 分以下为失败。

第三节　肱骨干骨折

一、骨折的诊断

肱骨干骨折的诊断一般均无困难,主要依据:

(一)临床表现

1.疼痛　表现为局部疼痛、环状压痛及传导叩痛等,一般均较明显。

2.肿胀　完全骨折、尤以粉碎型者局部出血可多达 200ml 以上,并因创伤性反应,局部肿胀明显。

3.畸形　在创伤后,患者多先发现上臂出现成角及短缩畸形,除不完全骨折外,一般多较明显。

4.异常活动　在伤后立即出现,患者可听到骨摩擦音,就诊检查时无需重复检查,以免增加患者痛苦。

5.功能受限　较明显,且患者多采取用健手扶托患肢的被迫体位。

6.并发症　骨折线多波及桡神经沟,桡神经干紧贴骨面走行,甚易被挤压或刺伤;周围血管也有可能被损伤。因此在临床检查及诊断时务必对肢体远端的感觉、运动及桡动脉搏动等加以检查,并与对侧对比观察;凡有此合并症时,应在诊断时注明。

(二)影像学检查

正侧位 X 线片可明确显示骨折的确切部位及骨折特点。

二、骨折的治疗

根据骨折部位、类型及患者全身具体情况等不同,可酌情灵活掌握。

(一)青枝骨折及不完全骨折

仅用上肢石膏托、中医夹板＋三角巾或充气性夹板固定均可。

(二)一般移位的骨折

指小于 30°成角移位,不超过横断面 1/3 的侧向移位,以及斜形或螺旋形骨折、短缩移位在 2cm 以内者,可按以下程序处理。

1.复位　局麻或臂丛麻醉下,采取徒手操作即可,无需特殊设备或骨牵引。

2.固定　上肢悬垂石膏固定方便、易行。固定 5 天左右、当石膏松动时,可更换石膏,而后持续 4～6 周后酌情拆除。

3.功能锻炼　在石膏固定期间即开始做肩及手部的功能活动,拆除石膏后应加强肘部的功能锻炼,以防僵硬。

(三)明显移位的骨折

指骨折端移位程度超过前者,骨折大多发生在肱骨中上 1/3 者,可酌情选择以下疗法。

1.尺骨鹰嘴牵引＋外固定　对移位明显的年迈者,可通过尺骨鹰嘴克氏针,患肢 0°外展位持续骨牵引,使骨折端达到复位。持续 2～3 周,局部较为稳定后再更换上肢悬吊石膏固定,并开始肩、手部早期功能活动。

2.手技复位＋外展架固定　对青壮年,尤其是骨折线位于三角肌附着点以下的,可利用上肢螺旋牵引架及尺骨鹰嘴骨牵引施以手法复位,并以上肢石膏加压塑形,经 X 线片检查对位满意后行上肢外展架固定。4～5 周后酌情拆除上肢石膏,先在外展架上活动,1～2周后再拆除外展架。复位失败者,可行开放复位＋内固定术,术后也可在外展架上持续牵引。

3.骨外固定架复位及固定　多用于开放性骨折伴有明显移位者,可于清创术后采用 Hoffmann 架或其他形式的外固定架进行复位及固定。在穿针时应避开神经及血管,一般多在上臂的前外侧处进针,以免误伤。

4.开放复位＋内固定　对闭合复位失败的,原则上均应考虑开放复位及内固定术,尤其是年龄较小及伴有桡神经受压症状需做神经探查术者。复位后可根据骨折端的形态、部位及术者的习惯等来选用相应的内固定物。目前以交锁髓内钉最为常用,"V"形钉及 Ender 钉等髓内固定方式已较少使用(术式见后);也可用钢板固定,但有骨折愈合不良,术中有时需显露桡神经,二次手术取出内固定时易损伤桡神经。

(1)手术适应证

1)绝对适应证:包括开放性骨折、漂浮肩或漂浮肘、血管损伤、双侧肱骨骨折及继发性桡神经损伤。

2)相对适应证:包括节段骨折、保守治疗失败、横形骨折、肥胖、病理性骨折、骨折不愈合、神经系统功能障碍(帕金森病)、臂丛损伤及原发性桡神经损伤。

(2)内固定选择

1)髓内钉:肱骨干骨折一般首选髓内钉固定,包括交锁髓内钉和普通髓内钉。交锁髓内钉目前应用最为广泛,有助于避免术后继发骨折端旋转移位;普通髓内钉临床应用逐渐减少,如"V"形钉、Ender 钉和膨胀钉。

①术前准备:除常规准备外,主要是根据肱骨髓腔的粗细,选择及准备相应规格的髓内钉或其他内固定物。根据患者健侧肱骨正侧位摄片,选择相应直径和长度的髓内钉。

②麻醉:臂丛较为多见,也可选用全麻。

③体位:仰卧位,将患肢置于胸前即可。

④肩部切口:将上臂内收内旋、在肩峰下缘肱骨大结节部的皮肤上做一个纵形小切口,分开三角肌,显露大结节,并在大结节部凿1个小骨孔。

⑤复位:复位技术包括闭合复位和切开复位,闭合复位优势在于保护骨折端血运,应优先予以考虑。但当骨折复位不充分,尤其对于斜形或螺旋形骨折,髓内钉固定可能导致骨折端接触减少或骨缺损,增加骨不连风险。一般以骨折部位为中心做上臂前外侧切口,长度6～8cm。沿肱二头肌与肱三头肌间隙纵形分开即显露骨折断端,保护桡神经干,清除局部凝血块及嵌压坏死的软组织,将骨折复位(或试

复位)。

⑥顺行髓内钉内固定术:酌情选用相应的内固定物。

a.一般髓内钉:多选用"V"形钉或 Ender 钉,其操作步骤如下。ⓐ肩部切口,将上臂内收内旋、在肩峰下缘肱骨大结节部的皮肤上做一个纵形小切口,分开三角肌,显露大结节,并在大结节部凿一个小骨孔。ⓑ打入髓内钉,将选好的髓内钉沿肱骨干的纵轴方向,从骨孔打入近侧骨折端,使露出骨折端外的钉尖不超过 0.5cm,以利于复位。ⓒ将髓内钉穿过骨折端、固定,在前者基础上,用手法或用持骨器使骨折端准确对位,继续将髓内钉逐渐打入远侧骨折端内,直到仅有钉眼部分露在骨孔外为止。髓内钉固定后必须使骨折端紧密接触,以利于愈合。

b.交锁髓内钉:可按前法相似操作。但闭合操作要求在 C 形臂 X 线机透视下,直接从肩峰切口,通过大结节插入。目前所用为 RT 型肱骨髓内钉,其直径分为 7mm、8mm 和 9mm,近端直径为 9mm;其中 7mm 直径的为实心髓内钉,另两种为空心髓内钉。髓内钉的近端和远端均使用 4mm 全螺纹自攻型螺钉交锁;要求螺钉穿透对侧皮质,以防止髓内钉旋转。此外,RT 肱骨交锁髓内钉配有一独特的近端交锁螺钉导向器(近端瞄准器及引导器),使得近端交锁螺钉能够准确锁定髓内钉。由于具备以上设计特点,RT 肱骨髓内钉可适用于肱骨干横形或粉碎形骨折、骨不连及病理性骨折。操作步骤包括:ⓐ插入髓内钉,以大结节顶部内侧为髓内钉插入口,将曲柄锥准确插入至肱骨外科颈内,并经透视根据定位证实。ⓑ导针的插入,拔出曲柄锥,插入直径 2.0mm 球型髓腔锉导针,使导针通过骨折近、远端髓腔直至鹰嘴窝上 1~2cm,经透视证实导针位于肱骨髓腔内。ⓒ扩髓,沿导针插入球型髓腔锉,其直径为 6~11mm。首先采用直径 6.0mm 球型髓腔锉开始扩髓,每次递增直径 0.5mm,扩髓至理想直径,即大于所选髓内钉直径 0.5~1.0mm,切忌将大于髓腔锉直径的髓内钉插入髓腔内。ⓓ髓内钉插入,将近端瞄准器及引导器连接于髓内钉近端,在引导器近端套入髓内钉敲打器。沿导针缓慢插入直径 8mm 或 9mm 髓内钉(直径 7mm 髓内钉系实心髓内钉,需拔出导针后方可插入)。术中应注意保持髓内钉近端弧朝向外侧,髓内钉远端位于鹰嘴窝上方 1.5~2cm,髓内钉近端置于大结节皮质下 0.5mm。ⓔ近端交锁,髓内钉近端椭圆形槽孔呈内外方向,通常使用直径 4.0mm 自攻型交锁螺钉,2.7mm 钻头,8.0mm 钻头套筒,钻头经近端瞄准器及椭圆形槽孔穿至对侧皮质,可在 20°范围内调整钻头方向,沿钻孔攻入交锁螺钉。ⓕ远端交锁,髓内钉远端椭圆形槽孔呈前后方向,需在透视下寻找髓内钉远端椭圆形槽孔,使用 2.7mm 钻头经远端椭圆形槽孔穿透至对侧皮质,沿钻孔攻入交锁螺钉。

⑦逆行交锁髓内钉固定术:采用逆行交锁髓内钉固定时,患者取俯卧位,在肱骨远端背侧自鹰嘴尖起向上做1个长约8cm的切口,肱骨髁上区域的背侧皮质可以通过劈肱三头肌入路显露。进针点位于鹰嘴窝附近,并依次使用3.2cm与4.5cm的钻头进行开孔,然后用逐渐加粗的扩髓钻进行扩髓,避免发生髁上骨折。应轻柔插入髓内钉,并保证钉头少许插入肱骨头。

2)钛板:应用钢板对医师的技术及经验要求较高。使用钢板可以降低肩、肘关节僵硬的发病率。钢板仍是肱骨骨折畸形矫正及骨折不愈合治疗的理想方法。

①钢板种类:目前多应用各型AO钢板。限制接触型动力加压钢板多用于中段骨折。重建钢板可以塑形,应用于肱骨远侧1/3骨折。锁定加压钢板因有独特锁钉设计和良好的稳定性,适用于粉碎性骨折及骨质疏松骨折。

②手术入路:a.前外侧入路,可显露肱骨全长,显露中1/3骨折时劈开肱肌以保护桡神经,延伸到下段时必须于肱肌和肱桡肌间显露桡神经,钢板置于前方或外侧。b.后侧入路,多用于肱骨远端1/3骨折显露,切口起自鹰嘴,沿后正中线向近端延伸,在肱三头肌外侧头和长头分离显露骨折和桡神经,钢板置于肱骨背侧面。

③手术需注意问题:骨折两端必须各用3～4枚螺钉固定,确实加压固定骨折端,尽量不剥离骨膜;最重要的是保护桡神经,做到不损伤或被压于钢板下。

④微创经皮内固定技术(MIPO):锁定加压钛板经肱骨前侧入路MIPO技术,经皮肌肉隧道插入锁定加压钢板,通过间接复位并对骨折端进行桥接固定,适用于粉碎性、多段或骨质较差的骨折,可保护骨折端血运,骨折断端稳定性好,可提高骨折愈合率。但应注意肱骨中下段处桡神经卡压风险。

(四)并发症及其治疗

1.桡神经损伤　约占肱骨干骨折的8%,以肱骨中下1/3为多发,处理原则如下。

(1)仅有一般桡神经刺激症状:依据骨折移位情况按前述的原则进行处理,对桡神经症状进行观察,大多可自行恢复。

(2)有桡神经损伤症状:应及早行手术探查。术中显示断裂者,予以吻合,包括鞘内断裂的病例;有神经干挫伤的,可酌情切开外膜及束膜进行减压。

(3)疑有桡神经嵌于骨折端:在手技复位时必须小心,应尽量利用牵引使骨折复位,桡神经也随之回归原位;因骨折端十分锐利,易加重桡神经损伤,因此切忌粗暴手法。

(4)陈旧性桡神经损伤:对完全性损伤应行探查＋松解吻合术。失败者可行腕部肌肉转移术来改善手腕部功能,效果也多满意。不完全性损伤者,可行探查＋松解性手术;术中显示部分断裂者,也应行吻合术。

2.血管损伤 骨折合并血管损伤是创伤外科的一种紧急情况,必须进行急救,以便迅速恢复血液供应,在止血的同时应准备手术。对开放骨折应行内固定后对血管损伤予以修复。

血管造影对于判断肱骨骨折损伤血管的部位及程度是一种有价值的辅助诊断手段。动脉损伤修复的方法可根据损伤的部位和类型而异。动脉壁裂伤、洁净而裂口较小者可行侧壁缝合术,完全断裂者则需吻合或行血管移植。

3.延迟愈合或不愈合 肱骨干骨折的正常修复过程因各种因素受到影响时,骨折正常的愈合时间则被延长,甚至完全停止,从而引起骨折延迟愈合或不愈合。时间上二者难以绝对界定,一般认为超过 4 个月为延迟愈合,超过 8 个月为不愈合。导致骨不连的有以下因素。

(1)局部因素

1)骨折节段的血供:肱骨干骨折以中段最多,又以中下 1/3 骨折不愈合率为最高。主要是由于肱骨中下 1/3 交界处骨折时易导致骨营养动脉的损伤。该动脉大多数只有一支,直接由肱动脉分出,通常在肱骨中下 1/3 交界处或中点附近的前内侧进入骨内,并在骨皮质内下行,至髓腔内分出上行支和下行支;一旦损伤易导致延迟愈合或不愈合。

2)骨折类型:粉碎性骨折易于发生迟延愈合和不愈合,也因碎骨块缺乏血供所致。

3)开放骨折:除骨折断端由内刺出者外,开放骨折多为直接暴力致伤,软组织损伤严重,骨折类型也多为粉碎型,易发生感染而影响骨折的正常愈合。

4)骨缺损及感染:也是造成骨不连的重要原因。

(2)医源性因素

1)反复多次或粗暴的手法复位:不仅可以加重软组织损伤及血管损伤,还会加重骨折端血供障碍,影响骨折正常愈合。

2)外固定不确实:包括外固定时间不足、范围不够、不能维持骨折端稳定,过度牵引造成断端分离等。

3)手术治疗的干扰:骨折本身有损伤骨营养动脉的可能性,而手术切开复位又进一步增加了可能损伤的机会。术中骨膜剥离使本来已缺血的骨端又失去了由骨膜而来的血运。手术内固定使骨端达到良好的复位及稳定的作用,同时破坏了骨端的正常血液循环而影响愈合。未植骨修复内固定术中残留的骨缺损也是重要原因之一。

4)内固定不确实:包括内固定器材选用不当及固定技术不合理。内固定器材都必须确实稳定骨折断端,如内固定后骨折端不稳定,易发生骨不连。使用钢板螺丝钉内固定时,骨折两端各至少固定 3 枚螺钉,方能起到稳固固定。过细的髓内钉与髓腔接触面较少,内固定术后骨折端不稳定,易发生骨不连。

5)过度运动:过早恢复工作对于重体力劳动者,容易导致骨不连,可致内固定疲劳断裂,在残留骨缺损情况更易发生。

(3)肱骨骨不连:分为肥大性骨不连和萎缩性骨不连两大类。前者血供较好,为断端不稳定所致;后者血供差,往往有骨缺损。对骨不连及延迟愈合的病例,如非手术疗法无效,则应从病因角度酌情选择相应的术式治疗的。

1)手术基本原则:①稳定的内固定;②保证骨折端良好的血运;③清除骨不连处硬化骨及瘢痕组织;④有效植骨。

2)具体术式:①交锁髓内钉;②加压钛板＋植骨;③锁定加压钢板＋植骨。该钢板稳定性好,并可保护骨折端血运,应优先选择的。对于内固定术后的骨不连,需考虑更换内固定种类,使骨折端达到确实稳定,促进骨折愈合。

4.晚期并发症　主要包括肩、肘关节僵硬,活动受限,老年患者发病率更高。合并肘部损伤情况下可发生骨化肌炎。应在医师指导下进行早期的功能锻炼,改善肩、肘关节功能。

第四节　肱骨远端骨折

肱骨远端前后扁平,其末端为滑车和肱骨小头关节面。滑车关节面的上方有两个凹陷,前侧为冠状突窝,屈肘时容纳尺骨的冠状突;后侧为鹰嘴窝,伸肘时容纳尺骨鹰嘴突。有时两者可以相通。窝的两侧骨质坚实形成叉状支柱,终止于肱骨内外上髁,支撑着肱骨小头-滑车联合体。侧面观,肱骨远端向前凸出,肱骨小头,滑车联合体处于肱骨轴线的前侧,与肱骨干成45°角。

肱骨远端是骨折的好发部位,发生率占所有骨折的 15%,儿童及少年时期尤然。

一、肱骨内上髁骨折

肱骨内上髁骨折多见于儿童,内上髁骨骺尚未闭合前,骺线处为薄弱部位,易于受到损伤。

1.创伤机制 多为伸肘位跌倒,手撑地致伤。由于携带角的存在,使轴向传导应力转换为外翻应力,前臂屈肌的强烈收缩而致内上髁撕脱。极少数情况是因掰手腕用力过猛或运动中前臂屈肌的强烈收缩所致。

2.创伤病理 肘内侧皮下存在血肿,内上髁骨折块被前臂屈肌总腱及内侧韧带向前下方牵拉移位。如外翻应力甚大,可以撕裂内侧关节囊使骨折块嵌入关节,形成关节的半脱位。更强大的应力可造成肘关节的后外方完全性脱位,此时关节囊及其内外侧的加强韧带即被广泛损伤,尺神经可能有牵拉伤,但断裂者鲜见。

按损伤程度,Watson-Jones 将肱骨内上髁骨折分为四度。

Ⅰ度:无显著移位。

Ⅱ度:内上髁折块向前下方移位,达关节水平。Ⅲ度:内上髁折块嵌入关节,关节半脱位。Ⅳ度:关节完全脱位。

3.临床表现 伤后肘内侧肿胀、疼痛,肘关节伸屈或用力握拳时疼痛加重。内上髁部位有明显压痛,可以于皮下触及移位的内上髁折块。应检查尺神经的感觉、运动功能有无异常。伴有脱位时则出现肘后突畸形、肘后三点关系异常(内、外上髁和鹰嘴突三点伸肘时呈一直线而屈肘时成等腰三角形),弹性固定于半屈曲位,肘后方可触及脱位的鹰嘴突和桡骨头。

X 线片影像可确定损伤情况。应仔细阅读儿童片,以免判断错误。

4.治疗 Ⅰ度骨折、Ⅱ度骨折均可屈肘 90°,前臂旋前位(放松屈肌腱)长臂石膏后托固定 3 周。去除固定后练习肘关节活动,预后良好。

Ⅲ度骨折可伸肘、前臂旋后、背伸腕部、加大肘外翻,利用屈肌腱的牵拉拉出嵌夹的折块,然后按Ⅱ度骨折处理。

Ⅳ度骨折时随着肘关节脱位的整复,内上髁骨折即成Ⅱ度。整复中应保持前臂屈肌紧张,以免复位过程中内上髁折块嵌夹于关节内。整复完成后按Ⅱ度骨折处理。

有些人强调了肱骨内上髁复位的必要性,认为不复位则尺神经沟不平滑,会造成迟发性尺神经炎;不复位则尺侧副韧带松弛,会造成肘关节不稳定。因而提出Ⅱ度及Ⅱ度以上骨折应手术切开复位并以丝线、克氏针等内固定。但多年及大量的临床观察结果,很难支持上述观点。嵌入关节而不能复位的Ⅲ度骨折,或患者强烈要求复位的移位骨折可行切开复位内固定术,术后长臂石膏托制动四周。

二、肱骨外上髁骨折

此种骨折较为少见,多发生于成人。

外上髁是前臂伸肌总腱的附丽处,当该肌强烈收缩时可造成外上髁的撕脱骨折。骨折块小呈月牙形,可向前下方移位。但临床最多见者为合并于肘关节脱位,乃外侧副韧带牵拉所造成的撕脱骨折。

骨折后肘外侧方肿胀、疼痛,做握拳、伸腕、旋前等收缩伸肌的动作会加重疼痛,局部有压痛。X线片可明确诊断。

移位不显著者可行颈腕带或三角巾悬吊。有移位者可以石膏托功能位制动3周,有分离的折块多不会愈合,但无显著功能影响,因而亦无手术必要。

三、肱骨髁上骨折

肱骨髁上骨折好发于儿童,占儿童肘部骨折的首位。

1.创伤机制　伸肘位跌倒手部撑地致伤,传导应力作用于髁上部位形成剪切,造成骨折,此种损伤占95%,最为常见;另一损伤机制为跌倒时肘关节屈曲着地,也可造成髁上骨折,此种损伤仅占5%。

2.创伤病理　骨折局部有血肿,伸肘致伤者骨折近段向前侧移位,前侧骨膜破裂而后侧骨膜虽有剥离但多保持连续(伸直型),骨折移位过程中的嵌压碰撞可造成近折端内外侧骨皮质压缩,导致整复后折端不稳定,内侧骨皮质的压缩更易造成肘内翻;屈肘致伤者,骨折远段向前侧移位,后侧骨膜断裂而前侧骨膜完好(屈曲型)。严重移位的骨折端,特别是伸直型骨折可以伤及肱动脉、桡神经和正中神经。肱肌、桡神经、正中神经、肱动脉亦可嵌夹于移位的骨折端间。屈曲型骨折移位严重者有时可损伤尺神经。严重移位的骨折,软组织损伤重,前后方骨膜均已断裂,骨折失去稳定性。

3.临床表现　伤后肘部迅速肿胀、疼痛。肘后突畸形,局部有压痛及异常活动。移位严重者可于肘前发现骨折近端穿入皮下形成的皮肤皱褶,并可触及骨折端。肘后三点关系正常。关节主、被动活动均因疼痛而受限。此种损伤应注意检查桡动脉的搏动及手部血运,并应检查正中神经、桡神经的损伤体征。

摄肘关节的正侧位X线片可以明确诊断并了解骨折细节,借以制订治疗方案。

错位型骨折应尽早进行闭合复位,复位应在血肿内麻醉后透视下进行,首先伸肘位牵引,纠正侧方移位和折端间的旋转,然后保持牵引下纠正前后移位并同时屈肘,利用后侧完好的软组织"合页"使整复的位置得以维持。确认位置良好后以长臂石膏后托固定3周。固定时前臂宜旋前位,经 Abraham(1982)动物实验证实可减少错位型髁上骨折的肘内翻发生率。

屈曲型骨折整复方法相似,但固定于伸肘位。

大部分病例不需手术治疗,但闭合复位时应力求纠正内翻及内旋畸形,以免造成肘内翻的后遗症。复位固定后也应密切观察肿胀情况、疼痛情况、皮肤颜色、手指的感觉和活动以及桡动脉搏动,及时给予处理,以免造成前臂缺血挛缩的严重并发症。

4.手术适应证

(1)开放骨折,清创后内固定。

(2)合并神经、血管损伤者,探查处理的同时内固定。

(3)折端明显分离,或肘前皮肤出现皱褶并于皮下触及骨折端,疑有软组织嵌夹,应切开探查并内固定。

(4)整复失败,或整复后折端不稳定难于维持者(如Ⅱb或Ⅲ型骨折)。应行经皮交叉克氏针固定。

发生于成年人的通髁骨折,其发生机制与髁上骨折相似,但骨折线稍低,且远折端向前侧移位者多见,干骺端处可以发生粉碎骨块。此种骨折多能闭合复位,整复后长臂石膏后托制动3~4周。去石膏后进行功能练习。

四、肱骨外髁骨折

肱骨外髁骨折在肘部骨折中居第二位,约占肘部骨折的6%~7%,仅次于肱骨髁上骨折。好发于儿童,以4~8岁最为多见。实际上儿童的外髁骨折为Ⅳ型骨骺损伤。

1.创伤机制 多为伸肘位跌倒手撑地致伤,传导应力经桡骨头作用于肱骨小头,并经尺骨半月嵴作用于中央沟,加之肘携带角的存在,更增加了外翻力而造成肱骨外髁骨折。

2.创伤病理 为关节内骨折,关节积血,骨折块可以很大,包括外上髁、肱骨小头、小头滑车沟和滑车的桡侧唇。骨折块可以分离、偏斜或旋转。分离较大者常有肌肉嵌夹其间,伸肌筋膜、骨膜断裂,关节囊破裂。若外翻应力甚大时,内侧关节囊及副韧带可被牵拉伤,甚至断裂而致关节脱位。有时桡神经可被移位骨折块挫伤。

3.骨折分型　按损伤程度和移位情况可分为以下四型。

(1)无移位：骨折无移位，筋膜骨膜完好。

(2)侧方移位：折端分离，视分离程度筋膜和骨膜有不同程度损伤甚至断裂。

(3)旋转移位：折端分离，折块有矢状轴或冠状轴上的旋转，筋膜骨膜断裂。

(4)骨折合并脱位：折端分离，折块旋转，关节脱位，内侧关节囊及韧带断裂。

4.临床表现　伤后肘部迅速肿胀、疼痛，肘的主被动活动因疼痛而受限。移位严重者可出现肘外翻畸形。外髁部位压痛明显，可触及移位的骨折块。伸肌的收缩如伸腕、前臂旋前等动作可引起疼痛。肘后三点关系异常。

应仔细阅读关节正侧位 X 线片，其所显示的仅是儿童的肱骨小头骨化中心和干骺端的折片，而大部分软骨并未显影，实际上骨折块甚大，可占肱骨远端关节面的一半。

5.治疗　此处骨折为骨骺骨折也是关节内骨折，原则上要求解剖复位，以免造成发育障碍和关节功能障碍。

对无移位的Ⅰ型骨折可以长臂石膏后托中立位固定 3 周，去除石膏后进行功能练习。对Ⅱ型骨折可试行闭合复位，如能成功则按Ⅰ型骨折处理；如复位失败应手术切开复位并以两枚克氏针内固定（克氏针较细对骨骺损伤小），针尾可以外置。术后长臂石膏后托固定四周，去除石膏后练习肘关节活动，克氏针的拔除不应少于 6 周。Ⅲ型、Ⅳ型骨折应手术切开复位克氏针内固定。对年龄较大者或成人的外髁骨折可使用细螺钉或可吸收钉（PGA、PLLA 钉）内固定，如固定牢固，术后可不使用外固定，便于早期活动关节。

儿童时期的肱骨外髁骨折即使良好复位，其骨折线所经滑车处骨骺常会早期闭合，以致中央沟加深使肱骨远端关节面呈鱼尾状畸形，但其功能多不受影响。

儿童期失治的肱骨外髁骨折，会导致不愈合，进而影响外髁的发育并逐渐形成肘外翻畸形，造成迟发性尺神经炎。

五、肱骨内髁骨折

肱骨内髁骨折的发生率远低于外髁骨折，约占肘部骨折的 1%～2%。可发生于任何年龄，而儿童相对多见，此时为Ⅳ型骨折。

1.创伤机制　多为伸肘位跌倒手撑地致伤，应力经尺骨鹰嘴关节面的半月嵴作用于肱骨的滑车沟而致肱骨内髁骨折。这样说理由有二：一是骨折线常与半月嵴相对；二是手术中常可见到鹰嘴半月嵴软骨面有碰撞痕迹。有时内髁骨折线可起于小头滑车沟,此类骨折致伤机制显然与桡骨头的撞击有关,毕竟伸肘致伤中尺骨所传导的应力远小于桡骨,仅为桡骨传导应力的 16%。比较内髁与外髁骨折,两者的发生机制相似,若内翻应力较大可能造成内髁骨折,而外翻应力较大则造成外髁骨折,由于携带角的存在,使外髁骨折明显多于内髁骨折。

肘屈曲位跌倒,肘后着地致伤亦可造成肱骨内髁骨折,此时鹰嘴半月嵴有如利斧劈向滑车中央沟而致内髁骨折。此种受伤机制中并无桡骨的应力作用。

2.创伤病理　此种骨折为关节内骨折,关节积血,骨折有不同程度的分离、偏斜或旋转,可以有肌肉嵌夹。随着移位程度的增加,内侧关节囊、骨膜、屈肌筋膜的损伤逐渐加重,直至完全断裂。若内翻应力较大,可以损伤外侧关节囊和外侧韧带结构,而致关节脱位。有时尺神经可以有顿挫伤。

3.骨折分型　按损伤及移位程度可分为三型:

(1)骨折无移位,筋膜及骨膜完好。

(2)骨折分离并向尺侧偏移,屈肌筋膜、骨膜有部分损伤。

(3)骨折分离明显并伴有旋转(矢状轴和(或)冠状轴),筋膜和骨膜断裂,关节可向尺侧脱位。

4.临床表现　伤后肘部迅速肿胀,疼痛。可以出现肘内翻畸形,肘部主被动活动均因疼痛而受限。内髁部压痛明显,肘后三点关系异常。注意检查尺神经有否损伤。

肘关节正侧位 X 线片可以明确诊断,X 线片上,内髁骨折块甚大,由内上髁通达滑车中央沟,甚至可通达小头滑车沟。若系儿童,其滑车骨化中心可以不止一个,不要误读。

5.治疗　对Ⅰ型无移位骨折可于中立位以长臂石膏后托固定 3~4 周,去固定后练习关节活动,预后良好。Ⅱ型骨折可试行闭合复位,如能成功按Ⅰ型骨折处理,如复位失败或固定中再度错位,应采取切开复位内固定(儿童使用克氏针,成人使用螺钉或可吸收钉);;如内固定牢固,可不使用外固定而早期活动关节。Ⅲ型骨折软组织损伤重,极不稳定,应手术复位内固定。

与肱骨外髁骨折相同,儿童期的内髁骨折可留有鱼尾状畸形。

六、肱骨小头骨折

此种骨折较为罕见,在肘部骨折中只占 0.5%~1%,亦称肱骨半小头骨折。Coopeer(1841)首次报道,其后 Hahn(1853)、Steinthal、Kocher、Lorenz(1956)等均有论述。

1.创伤机制　伸肘位跌倒,间接的传导应力经桡骨传导,桡骨头撞击肱骨小头而致肱骨小头前半部分骨折。

2.创伤病理　为关节内骨折,关节积血,肱骨小头折块可以是较小的骨软骨骨折,折块向肱骨近侧移位;折块也可以是完整前半个肱骨小头,甚至还包括滑车桡侧唇的前部或整个滑车关节面的前半部分。滑车折块内侧常有软组织相连,因此折块向肱骨近侧移位时桡侧多而尺侧少,呈倾斜状。骨折块可以是完整的一块,也可以破碎。内侧副韧带常有撕伤。如果伤力较大可同时发生肘关节脱位。

3.骨折分型　Grantham(1981)将此种骨折分为三型:

Ⅰ型:肱骨半小头骨折或带有滑车前部的骨折,折块大,也称完全骨折或Hahn-Steinthal 骨折。

Ⅱ型:小块的肱骨小头骨软骨骨折,也称为部分骨折或 Kocher-Lorenz 骨折。

Ⅲ型:同Ⅰ型,但折块破碎。

4.临床表现　伤后肘关节肿胀、疼痛,肘关节的主、被动活动均因疼痛而受限。肘后三点关系正常。肘前区压痛明显,因肿胀显著很难触及骨折块。

正位 X 线片因折块与肱骨远端相重叠,如观察不细、经验不足,不易作出正确判断。侧位 X 线片显示较清楚,对确诊极为重要,如系Ⅲ型骨折,其破碎骨片可以上下分布,也可以水平排列。判断有困难时,CT 检查极有帮助。

5.治疗　虽然 Watson-Jones、Kleiger 等倡导手法复位,但事实上闭合复位的成功率极低。闭合复位的方法是伸肘内翻位牵引,以手指在肘前由近侧向远侧推挤折块,如能复位则屈肘 90°位长臂石膏托固定四周。

Ⅱ型骨折骨块小,极难闭合复位且难于愈合,应手术切除该骨软骨块,或经关节镜摘除骨块,尽早活动关节会获得良好功能结果。Ⅱ型和Ⅲ型骨折究竟是手术内固定还是切除骨块有过争论,1975 年 Alvarez 收集了 170 例各种治疗方法的结果,经比较骨块切除者优良率为 77.6％;闭合复位者优良率为 61.3％;手术内固定者优良率仅为 51.2％;未经治疗者结果最差。

我们认为,手术内固定结果不理想的原因可能是内固定不牢固,术后尚需外固定维持骨折位置而不能早期活动关节所致。因此对Ⅰ型和Ⅲ型骨折应视能否牢固的内固定,如能牢固固定则可早期活动关节或使用持续被动运动器(CPM);如不能则应切除骨块,早期活动关节以取得较好结果。

常使用的内固定物有螺钉及可吸收钉,克氏针不可取,因其不能达到牢固的目的。

七、肱骨髁间骨折

肱骨髁间骨折好发于中老年,为肘部较严重的创伤,如肱骨远端关节面损伤严重,则预后较差,常遗留关节功能障碍。

1.创伤机制 为强大暴力所致。多见于伸肘位或屈肘位跌倒致伤,传导应力作用于肱骨远端,造成该部位的 T 形或 Y 形骨折。骨折后应力的继续作用及骨折块间的相互作用,形成多样性的骨折形态。

2.创伤病理 肘部血肿显著,关节内外沟通,骨折部位基本为肱骨干骺端、内髁和外髁三个部分,各部又可继续发生裂纹骨折或分离成数块。内外髁骨折块可向背侧移位(伸肘受伤时),也可向前侧移位(屈肘受伤时),两者也可发生冠状轴和(或)矢状轴上的旋转。关节囊多有不规则的破裂,移位严重者骨膜多已破裂。干骺端两侧骨皮质,外侧常较内侧保持完好。尺神经可被牵拉或嵌夹。

3.骨折分型 按损伤及移位程度,Riseborough & Radin(1969)分之为四型。

Ⅰ型:骨折无移位。

Ⅱ型:骨折轻度移位。

Ⅲ型:骨折移位、分离、旋转。

Ⅳ型:骨折分离、旋转,关节面粉碎。

4.临床表现 伤后肘部迅速肿胀、疼痛。常见肘内翻畸形。主、被动活动均疼痛而受限,肘后三点关系异常,两髁及髁上有明显触压痛,有时可触及异常活动和骨擦音。注意检查尺神经有否损伤,其损伤率可达 15%。

X 线片可确定诊断,要详细了解各骨块的情况可做 CT 三维成像,便于确定治疗方案。

5.治疗 肱骨髁间骨折由于关节面损伤而预后欠佳。手术或非手术治疗一直存在争论。其所以如此,是因为两者治疗结果不相上下,且都不十分理想。

以往使用的非手术疗法有闭合复位石膏固定、牵引以及功能疗法等,虽然骨折愈合位置多不良,但功能结果并非都差;手术切开复位内固定多能获得较好的位置,但也不一定得到良好的功能结果。

治疗方法的选择应根据骨折移位程度、关节面损伤情况、医师的个人经验、医院的设备条件综合考虑后再做决定。获得良好肘关节功能的关键是:关节面的良好复位和关节的早期活动,二者缺一不可。

笔者意见是:Ⅰ度骨折,石膏制动 3~4 周,然后进行积极的功能康复。Ⅱ度、

Ⅲ度骨折应切开复位内固定.术后不使用外固定,早期活动关节。为达此目的,必须恢复或重建肱骨远端的叉状结构,以支撑肱骨小头—滑车联合体。临床上外侧骨皮质常较完整,其后侧亦平坦,可使用小钢板或重建钢板螺钉固定;而内侧骨皮质常有楔形块,钢板较难应用,可使用长螺钉或螺纹钉斜行固定于对侧骨皮质,如此即可恢复叉状结构的稳固性。肱骨小头,滑车联合体关节面骨折应精确复位(小片游离碎片宜去除),以螺钉或克氏针横贯固定。手术切口应避免切断肱三头肌的后入路,使用经尺骨鹰嘴截骨的入路或双侧侧方入路,术后可早期活动关节,有利于关节功能的恢复。Ⅳ度骨折关节面粉严重者,内固定难于牢固,术后应短期使用外固定。

第五节　尺桡骨创伤

一、尺桡骨干双骨折

尺桡骨干双骨折为日常生活及劳动中常见的损伤。青壮年居多。

【受伤机制】

前臂受到不同性质的暴力,会造成不同特点的骨折。可分为以下几类。

1.直接暴力　打击、碰撞等直接暴力作用在前臂上,能引起尺桡骨双骨折,其骨折线常在同一水平,骨折多为横行、蝶形或粉碎性。

2.间接暴力　暴力间接作用在前臂上,多系跌倒,手着地,暴力传导至桡骨,并经骨间膜传导至尺骨,造成尺桡骨骨折。骨折线常为斜形、短斜形。短缩重叠移位严重,骨间膜损伤较重。骨折水平常为桡骨高于尺骨。

3.绞压扭转　多为工作中不慎将前臂卷入旋转的机器中致伤,此种损伤常造成尺桡骨的多段骨折,并易于合并肘关节及肱骨的损伤。软组织损伤常很严重,常有皮肤挫裂、撕脱,因此开放骨折多见。肌肉、肌腱常有断裂,也易于合并神经血管损伤。

【症状和体征】

外伤后前臂肿胀,疼痛,活动受限,可出现成角畸形。前臂局部有压痛,骨折有移位时,可触及骨折端,并可感知骨擦音和骨折处的异常活动。骨擦音和异常活动并无必要特意检查,因其有可能造成附加损伤。

尺桡骨骨折的诊断多可依靠以上的临床体征而确定。但骨折的详细特点必须依靠 X 线片来了解。所拍 X 线片必须包括腕关节及肘关节，并须拍摄正侧两个位置的 X 线片。X 线片包括腕及肘关节，既可避免遗漏上下尺桡关节的合并损伤，又可判断桡骨骨折近段的旋转位置，以利整复。

临床检查中容易遗漏对上下尺桡关节的检查和对手部血运、神经功能的检查。

【分型】

按有无与外界交通的伤口分为闭合性和开放性骨折；按骨折的部位分为近段、中段和远段骨折等，通常混合使用。

骨折的分型与治疗的选择及其预后有关，例如开放骨折预后较闭合骨折要差；粉碎型及多段骨折治疗要复杂；尺桡骨近段骨折，闭合复位成功机会较少。

【治疗】

前臂主司旋转功能，其对手部功能的发挥至关重要。因为对前臂骨折的治疗，不应作为一般骨干骨折来处理，而应像对待关节内骨折一样来加以处理，这样才能最大限度地恢复前臂的功能。

1.前臂简单损伤　移位＜50％，成角＜15°的单纯尺骨骨折采取非手术治疗。石膏夹板由肘关节至掌指关节。第 4 周去除夹板并用弹力绷带适度包扎。不必再更换短臂管型石膏。第 1、2、3、6 周拍 X 线片，检查力线及骨折愈合情况。无移位的单纯桡骨骨折采用长臂管型石膏固定。因骨折易移位，应密切随访。一旦发现移位或成角，就应立即切开复位内固定，以防畸形进一步发展。有移位、成角或有骨间神经血管受压表现的单纯尺桡骨双骨折应切开复位内固定。

桡骨近端骨折采取背侧入路或掌侧入路。尺骨骨折的入路沿尺骨的皮下缘。骨折复位后用动力加压接骨板（DCP）固定。骨折端皮质缺损超过一半，应行自体松质骨植骨。

髓内钉用于多段骨折或桡骨近端骨折，后者在显露过程中易损伤骨间后神经。桡骨髓内钉的入点在 Lister 结节尺侧，尺骨骨折时入点在尺骨鹰嘴。髓内钉可以弯曲，利于恢复尺桡骨的正常曲度，重建骨间隙。髓内钉对骨折的固定与接骨板有所不同，因而恢复相对较慢。髓内钉的优点是在特殊情况下（如严重粉碎骨折）具有原位维持骨折力线的能力，这是接骨板无能为力的。

术后鼓励前臂、腕、肘关节活动范围锻炼。接骨板固定时，骨折愈合的标志是 X 线片上可见骨小梁跨过骨折端。这一过程达 6 月。移位或成角提示复位丢失。出现骨痂提示内固定不牢，或见于粉碎骨折或已行植骨等情况。髓内钉固定时，骨折的愈合情况便于评估，由于髓内钉不是坚强固定，患者对症状的耐受程度与愈合程度相关。

2.前臂复杂损伤　复杂骨折的治疗要点是要充分治疗各个受损结构。

Monteggia 骨折应手术治疗。尺骨骨折必须解剖复位并用 3.5mm 接骨板固定（张力带和半管型接骨板固定不充分）。由于尺骨近端常有短缩及骨质疏松，使用接骨板时应放置在皮下缘，近端沿尺骨鹰嘴充分塑形。

冠状突骨折和桡骨头粉碎骨折常合并 Bado Ⅱ 型骨折，需要解剖复位并坚强固定冠状突骨折，同时尽量保留桡骨头并复位固定。切除桡骨头而未行假体置换会产生许多问题。移位显著或严重粉碎时，在切除桡骨头后行假体置换。

术中透视确认复位情况，冠状突和桡骨头均应解剖复位。术后用长臂夹板将患肢固定于屈肘 90°，前臂旋转中立位。肘关节和前臂的早期活动受到软组织损伤的限制，这一点对于降低接骨治疗的风险非常重要。

少见的 Bado Ⅰ 型骨折多为高能量损伤，伴有神经血管损伤、筋膜综合征及同侧肱骨骨折。尺骨解剖复位并用 3.5mm 接骨板固定后，桡骨头脱位即可复位。合并的肱骨骨折应切开复位内固定。Galeazzi 骨折以及伴有远端尺桡关节损伤的尺骨远端骨折采用接骨板坚强固定。显露时桡骨采用掌侧入路，尺骨采用平行于皮下缘的入路。尺骨茎突骨折常带有三角纤维软骨，复位后用克氏针张力带固定。桡骨长度恢复并用接骨板固定后，远端尺桡关节即可复位。如远端尺桡关节不稳定，先将前臂置于旋后位，此时仍不稳定，则用克氏针在乙状切迹近端贯穿固定尺桡骨。远端尺桡关节不能复位提示三角纤维软骨嵌顿。除非远端尺桡关节需要额外固定于旋后位，否则术后用短臂夹板制动即可。

桡尺分离（Essex-Lopresti 损伤）是指远端尺桡关节及同侧肱桡关节损伤，伴骨间膜撕裂。合并远端尺桡关节损伤是切除近端严重粉碎的桡骨头的禁忌证，原因是存在桡骨向近端移位的风险。建议紧急修复肱桡关节，切开复位固定前臂远端骨折，用长臂管型石膏制动远端桡尺关节于旋后位。远端尺桡关节不稳定，可切开复位，用克氏针贯穿桡尺骨并修复桡尺远端韧带。

3.尺桡骨开放骨折　前臂开放骨折分为 3 型。Ⅰ 型创面清洁，裂伤不超过 1cm。Ⅱ 型裂伤超过 1cm，但不伴广泛软组织损伤。Ⅰ 型及 Ⅱ 型损伤的常见原因是某一骨折端自内向外穿透软组织。Ⅲ 型开放骨折伴有广泛软组织损伤或多为节段骨折，可进一步分为 ⅢA 型，如枪击伤时软组织覆盖充分，ⅢB 型为污染环境（牧场、池塘）下的损伤，伴有广泛软组织损伤和骨膜剥离，同时沾染严重。伤口内可能藏有异物或环境自身存在的大量致病原。ⅢC 型开放骨折合并需要重建的血管损伤。

处理此类伤口的重点是避免软组织及骨的感染。为此，需要立即彻底探查并清创。必须进行破伤风免疫接种。在急诊室内清理伤口的同时开始使用静脉抗生素。随后将患者送入手术室,全麻或充分区域麻醉后使用止血带。患肢消毒后,扩大清创,充分显露骨与软组织的损伤。去除失活的皮肤、筋膜、肌肉及碎骨块。向远近端充分切开筋膜,以免遗漏失活组织或残留异物。显露伤口内的神经血管结构,检查其完整性。用含抗生素的溶液彻底冲洗创面。

Ⅰ型、Ⅱ型及ⅢA型开放骨折可按照闭合骨折处理,即一期复位并用接骨板螺钉固定,但伤口应保持开放,3~5d后延期关闭。健康患者在清洁环境下自内向外穿透的Ⅰ型、Ⅱ型开放骨折,经充分清创探查后可以一期闭合伤口。除非伤口发生感染,静脉抗生素一般使用4~5d。

ⅢB型及ⅢC型开放骨折一般不适合内固定。可考虑使用半针外固定器或克氏针石膏来维持骨折的复位。待软组织愈合且无感染发生后,再考虑延期行松质骨植骨,或切开复位接骨板螺钉内固定并松质骨植骨。

【预后】

成人尺桡骨干双骨折的预后与许多因素有关;如骨折是否开放性,损伤程度如何,骨折移位多少,是否为粉碎性,治疗是否及时、适当及有无发生并发症。

成人有移位的尺桡骨干双骨折以闭合复位方法治疗,通常结果并不理想,功能不满意率甚高;而以切开复位,治疗效果肯定。

开放骨折,合并严重软组织伤,情况更复杂,如果发生感染则预后不好。有时严重感染可导致截肢后果。

二、桡骨近端骨折

桡骨近端骨折包括桡骨头、颈骨折和儿童桡骨近端骨骺损伤。成人以桡骨头骨折多见,儿童因桡骨头表面有厚层弹力软骨披复,头骺骨折十分少见,主要发生颈部骨折与 Salter-Harris Ⅰ、Ⅱ型骺板损伤。

【损伤机制】

常见为肘伸直外翻位跌倒致伤,肘关节同时接受轴向与外翻应力,身体重量通过肱骨向下传递并集中于肘外侧。在成人多发生桡骨头骨折,儿童则容易发生桡骨颈骨折或骨骺分离,桡骨头向外下倾斜移位,移位方向以桡骨本身定位则视受伤时前臂旋转位置而定,完全旋后位受伤则桡骨头向外侧移位,旋转中立位受伤则向后倾斜移位。严重病例常合并尺骨鹰嘴骨折,肘内侧韧带断裂或内上髁骨折。偶见并发尺桡骨干或腕舟骨骨折。

【骨折分类】

1950 年,Jeffery 根据两种主要损伤机理把儿童桡骨颈骨折分为外翻型与合并肘关节脱位型,并被广泛引用。其后,Wilkins 以 Jeffery 分类为基础,加以综合和补充,根据骨折平面所在位置把外翻型骨折又分为 3 个亚型;骨折合并脱位者又分脱位型与复位型损伤此外,为了指导治疗和估计预后,O'Brien 又根据桡骨头骺向外下倾斜角度大小分为 3 级:倾斜<30°为轻度移位,30°～60°为中度移位,倾斜>60°为重度移位。

Mason 把单纯桡骨头骨折分为 3 型:Ⅰ型骨折无移位;Ⅱ型骨折移位骨块累及桡骨头 30%以上;Ⅲ型为粉碎性骨折。

【临床表现与诊断】

临床表现视伤情轻重而定,裂纹骨折或青枝骨折症状较轻,仅感前臂旋转疼痛或不适。患者常在伤后数天才到医院检查。骨折移位大者,肘外侧肿痛显著,前臂旋转明显受限。合并肘脱位型骨折软组织肿胀明显,肘关节屈伸也明显受限。

移位骨折一般通过肘正侧位片便可作出诊断。为了解桡骨头真实倾斜角度、方向和侧方移位大小,最好照前臂不同旋转位置正侧位片参考,以便能够正确选择治疗方案,指导手法复位。

若临床检查可疑桡骨头骨折,而 X 线片未见骨折线者,可照桡骨头、肱骨小头位片,投照方法如下:肩外展位,肘关节屈曲 90°平放于照相平台片夹上,前臂旋后 90°,拇指朝天,球管射线从前臂近端背侧上方,与片夹成 45°角,并与前臂纵轴垂直射向尺桡骨近端,照出影像桡骨近端完全离开尺骨,能较清楚显示桡骨头近端和肱骨小头前半部影像。

成人桡骨头骨折囊内血肿明显,脂肪垫征阳性率高达 80%以上。幼儿桡骨头化骨中心显现前诊断比较困难,干骺端边线影像模糊或不整齐,是诊断骺分离的重要线索。关节造影或超声检查有助了解骺软骨移位情况。

【治疗】

(一)儿童桡骨颈骨折的治疗

无移位或移位很小的骨折,只需长臂石膏托固定 2～3 周。年龄 10 岁以下,桡骨头 20°以内倾斜可不必复位,随年龄增长可自动矫正。

桡骨头倾斜 30°～60°者,应在麻醉条件下手法复位,最好有 C 形臂 X 线机配合,透视下将桡骨头倾斜面转向外侧,助手协助牵引下,术者用一或两个拇指扶托着桡骨头外下缘,用力向近侧推压骨块,松动外侧骨嵌压,力量和方向要控制好,防止桡骨头旋转或脱出。当倾斜角度接近矫正或肱桡关节间隙接近正常,再在牵引下用力向内侧推桡骨头,矫正残余成角与侧方移位。若肱桡关节已复位,桡骨远断端偏向内侧,可一手压住桡骨头,另手屈曲肘关节并内收前臂,使远断端外移复位。

若伸肘位整复对位不满意,可屈肘 90°,使前关节囊和肱三头肌在松弛状态再试将桡骨头复位。

若软组织肿胀严重,手触桡骨头定位困难,或经徒手整复不满意,可在严密消毒无菌操作下用 1~2 枚克氏针经皮刺入骺板近侧化骨中心,挑拨桡骨头复位。此方法较徒手复位成功率高。如骨块不稳定,可经皮从干骺端斜向钻入克氏针贯穿骨骺固定,针尖勿穿出关节面,针尾弯曲剪短,留在皮下或皮外。长臂前后石膏托功能位固定 3~4 周。

10 岁以下儿童桡骨头残留 30°以内倾斜角可以接受,侧向移位不宜超过 3mm,否则在骨塑形完成前,前臂旋转受限明显,也容易导致尺桡骨近端融合。

桡骨头倾侧 60°以上的移位骨折,手法复位困难,也不稳定,操作过程容易损伤维系桡骨头的软组织,损害骨骺血运,许多学者主张切开复位。

手术方法:后外侧入路,以关节间隙为中心,做 2~3cm 长切口,在肘后肌与尺侧伸腕肌之间解剖显露关节囊,注意勿损伤附近的骨间背神经,莫把桡骨头取出然后清创复位,操作要轻柔,注意保护维系于桡骨近端软组织,若复位后桡骨头稳定可不用内固定。合并肘脱位的完全移位骨折,桡骨头大多不稳定,可从干骺端斜向钻入一枚克氏针固定,术毕检查前臂旋转范围,观察上尺桡关节是否相适应,拍片确认对位满意然后闭合伤口。应用长臂前后托固定 3~4 周,尽早活动关节。

治疗效果与患者年龄、损伤程度和手术时机有密切关系,Newman 报道 48 例儿童桡骨颈移位骨折,伤后 5d 以上治疗的 12 例只有 3 例获得较好结果。

(二)桡骨头骨折的治疗

1.根据 Mason 分型选择适当的治疗方法

(1)Ⅰ型骨折:可用长臂后托固定 1~2 周,疼痛减轻便可开始活动,早期以主动活动为主,活动量不宜太大,以免引起骨折不愈合。

(2)Ⅱ型骨折:有两种不同治疗观点,McAusland 等建议在局麻下检查前臂旋转范围,若旋前、旋后均有 70°活动范围主张保守治疗。外固定短期便应开始活动:而 David 等认为应从 X 线片仔细分析病情,如果有手术适应证,不要放弃。对孤立性大块移位骨折,没有小碎片,可切开复位,使用 AO 小型螺丝钉固定。非孤立性边缘骨折,除儿童外,主张切除桡骨头,全切除比部分切除效果好,早切除比二期切除效果好。

(3)Ⅲ型骨折:如无外翻不稳定,切除桡骨头效果好,若合并内侧副韧带断裂或内上髁骨折,肘外翻不稳定者可用桡骨头假体置换,据文献报道硅酮假体质较软、容易松动,合金假体并发症少些。

2.桡骨头切除术　入路同切开复位术,有时须自尺骨松解部分旋后肌起点,切开关节囊后,先将游离骨块取出,然后在桡骨头关节面下缘环形切开骨膜,小心向远侧剥离至桡骨结节水平,并向远侧翻转,在结节近侧横断桡骨颈,取出近段骨块与碎屑,将远断端锐缘修平整,反复冲洗术野,彻底清除创内骨屑,松止血带,压迫止血,骨端渗血用骨蜡填塞,利用骨膜和附近软组织覆盖骨断端,细丝线缝合数针固定。拍片检查创内无遗留碎骨片后按层缝合伤口。

术后长臂后托固定 7～10d 后改用颈腕带悬吊患肢,开始功能锻炼。

【并发症】

1.尺桡骨融合　多发生于桡骨颈骨折切开复位治疗和侧向移位未矫正患者,亦偶见于桡骨头切除术后。Newman 报道 48 例桡骨颈骨折 5 例出现此并发症,其中 4 例为手术治疗患者,另一为延误治疗患者。O'Brien 报道 125 例骨折中 6 例出现此并发症,认为此与环状韧带和骨膜损伤严重有关,尺桡骨间纤维粘连和骨化是导致两骨融合原因。

2.骨骺早闭　Jeffrey Ⅱ、Ⅲ型骨折约有半数以上骺早闭,桡骨短缩一般不超过5mm,肘外翻增加 5°～10°,对功能无影响,无须手术矫正。

3.桡骨头、颈膨大增粗或变形　多见于骨折复位不良病例,对功能影响不大,远期随诊病例这种改变有所减少。

4.桡骨头缺血坏死　多发生于严重移位的头骺分离患者,桡骨头为囊内骨骺,与股骨头相似,颈段移位骨折容易损伤进入骨骺的营养血管。

5.骨折不愈合　偶发生于成人桡骨头Ⅰ、Ⅱ型骨折保守治疗病例,可能与早期活动量大有关。

6.下尺桡关节半脱位。

三、孟氏骨折

Monteggia 骨折(孟氏骨折)是指尺骨骨折合并尺桡近侧关节脱位,伴或不伴桡骨骨折。Monteggia 于 1814 年首先对此种骨折脱位加以描述,后即以其名字称呼此种骨折脱位。

【分型】

1967 年 Bado 将其归纳为四型。

1.Ⅰ型　约占 60%，为尺骨任何水平的骨折，向前侧成角，并合并桡骨头前脱位。多见于儿童。

2.Ⅱ型　约占 15%，为尺骨干骨折，向后侧（背侧）成角，并合并桡骨头后脱位。此型成人多见。

3.Ⅲ型　约占 20%，为尺骨近侧干骺端骨折，合并桡骨头的外侧或前侧脱位，此型多见于幼儿或年龄较小的儿童。该型容易被忽略误诊。

4.Ⅳ型　约占 5%，为桡骨头前脱位，桡骨近 1/3 骨折，尺骨任何水平的骨折。成人和儿童均可发生。通常认为此型骨折时肘关节伸直位时引起尺桡骨双骨折，同时造成桡骨小头前脱位。

【受伤机制】

有关 Monteggia 骨折的受伤机制，文献中有大量讨论。大多数学者认为Ⅰ型骨折为旋前暴力或尺骨背侧的直接打击伤所造成的。跌倒时手和前臂通常是完全旋前的，当手固定于地面时，体质量迫使上肢外旋，即造成了前臂的极度旋前而发生 Monteggia 骨折。另一方面，临床上可见到一定数量的Ⅰ型骨折并无跌伤史，而系玩棒球或叠球时，直接打击尺骨背侧所致。所以，第Ⅰ型 Monteggia 骨折既可因跌倒，前臂极度旋前所造成，亦可因尺骨背侧的直接打击所造成。

Ⅱ型骨折的创伤机制，相似于肘关节后脱位，但此种类型者其尺骨上端附着的韧带较尺骨骨质更为坚固，这样，向后传导的暴力（跌倒、屈肘、手撑地）造成桡骨头后脱位，尺肱关节保持完好，而尺骨发生了骨折。

Ⅲ型的受伤机制是肘内侧面的直接打击伤所造成的。此种损伤仅见于儿童而成人鲜见。

Ⅳ型骨折的受伤机制与Ⅰ型骨折相同，但又合并了桡骨骨折，可能在桡骨头脱位后，桡骨又受到第二次创伤所致。

【症状和体征】

症状和体征与类型有关，第Ⅰ型可于肘前窝触到桡骨头，前臂短缩，尺骨向前成角。第Ⅱ型可于肘后触及桡骨头，尺骨向后成角。第Ⅲ型可于肘外侧触及桡骨头和尺骨近端向外侧成角。第Ⅳ型桡骨头处于肘前，尺桡骨骨折处有畸形及异常活动。

所有四型骨折，肘关节及前臂均有明显肿胀、疼痛、压痛。患者不能活动肘关节和旋转前臂。

桡神经深支损伤为最常见的并发症，应检查相应的神经功能。

【X 线检查】

桡骨头脱位和尺骨骨折在 X 线片上极易判断,但 Monteggia 骨折的漏诊率却出乎意外的高。其原因首先是 X 线片未包括肘关节;其二是 X 线机球管未以肘关节为中心,以致桡骨头脱位变得不明显;其三是体检时忽略了桡骨头脱位的存在,以致读片时亦未注意此种情况;其四是患者伤后曾做过牵拉制动,使脱位的桡骨头已复位,以致来院检查时未发现脱位,但固定中可复发脱位。

【治疗方法】

儿童 Monteggia 骨折,闭合复位治疗是满意的,但如何治疗成人 Monteggia 骨折,存在着争论。

1.手法复位　应用手法复位治疗新鲜闭合 Monteggia 骨折,尤其是小儿 Monteggia 骨折,是一种有效的方法。

(1)桡骨小头脱位合并无移位的尺骨骨折:持续牵引下,术者以拇指沿桡骨小头脱位相反的方向按压并使前臂作旋转活动,桡骨头即可复位。然后轻轻伸屈肘关节,如不再脱位,表示复位稳定,长臂石膏固定于前臂中立或轻度旋后位。

(2)骨折有移位的 Monteggia 骨折:麻醉后取仰卧位,肩关节外展 90°,肘关节在前侧型时屈 90°、后侧型时伸 120°～130°,持续牵引,先复位桡骨头,然后复位尺骨骨折,对Ⅳ型骨折。牵引后复位注意力仍是在桡骨小头,然后按尺桡骨双骨折处理。复位后上长臂石膏管型,石膏凝固前注意塑形,凝固后常规剖开,1 周后肿胀消退更换石膏,继续固定 3～5 周。

桡骨小头复位不稳定,可能是撕裂的环状韧带嵌顿或无损伤的环状韧带嵌入关节腔或软骨碎片的阻碍作用。有时重复手法操作并将肘关节屈曲 90°以内,可获稳定。尺骨骨折复位后不稳定,可将前臂固定在中立或轻度旋前位以减少肌张力,在石膏塑形时加以矫正,不宜反复粗暴施行手法。

2.手术治疗　该损伤的治疗,尤其对桡骨小头脱位的治疗有较多分歧。治疗原则如下:

(1)对急性损伤,如果桡骨小头可以闭合复位,则不应手术复位,而尺骨需要坚强内固定。尺骨近 1/3 骨折可用加压钢板或三棱髓内针固定。尺骨内固定后,在术中应用 X 线仔细观察肱桡关节,如桡骨小头有半脱位则需开放复位。首先牵引复位桡骨小头,然后屈肘于 120°。X 线复查如果复位满意,则开放复位、坚强内固定尺骨。石膏夹板固定于前臂旋后、屈肘 120°位,X 线复查确定桡骨小头是否保持复位。2 周后拆线、更换石膏管型,4 周去除石膏、改吊带,做轻柔的旋前、旋后活动,肘关节伸直不应超过 90°,6 周后去除吊带,前 6 周应将肘关节维持在屈曲

110°～120°位置。

（2）对桡骨小头因环状韧带或关节囊阻挡不能闭合复位的急性损伤,则应手术复位桡骨小头并修复或重建环状韧带以稳定桡骨头,尺骨行坚强内固定。如果环状韧带不能修复,就需要重建环状韧带。可采用如下方法:将尺骨背侧桡侧缘的深筋膜和骨膜连在一起切成 1.3cm×5.0cm 的一个长条,远端游离,近端附于尺骨近侧段,在固定尺骨前从背侧在桡骨的尺侧切迹和桡骨粗隆之间绕过桡骨颈,在尺骨的桡侧切迹下方固定。重建的韧带松紧适当,使桡骨小头能自由旋转而又不至于滑出。

（3）对超过 6 周的陈旧性损伤,如果桡骨小头不能复位,或尺骨内固定不够坚强以至尺骨成角以及桡骨小头再脱位,则切除桡骨小头,尺骨行坚强内固定并植松质骨。如果桡骨小头可以复位,则须要重建环状韧带。

四、盖氏骨折

桡骨干骨折合并下尺桡关节脱位,称为盖氏骨折。早在 1929 年法国人即称之为反 Monteggia 骨折。1934 年 Galeazzi 详细描述了此种损伤,并建议强力牵引拇指整复之。此后即称此种损伤为盖氏骨折,还曾被称为 Piedmont 骨折。Compbell 称之为"必须骨折"因其确信此种损伤必须手术治疗。此种损伤较 Monteggia 骨折更为多见。

【受伤机制】

Galeazzi 骨折可因直接打击桡骨远 1/3 段的桡背侧而造成;亦可因跌倒,手撑地的传达应力而造成;还可因机器绞轧而造成。受伤机制不同,其骨折也有不同特点。

【骨折分型】

1.桡骨远端青枝骨折　合并尺骨小头骨骺分离,均为儿童。此型损伤轻,易于整复。

2.桡骨远 1/3 骨折　骨折可为横形、短斜形、斜形。短缩移位明显,下尺桡关节脱位明显。多为跌倒手撑地致伤。前臂旋前位致伤时桡骨远折段向背侧移位;前臂旋后位致伤时桡骨远折段向掌侧移位。临床上以掌侧移位者多见。此型损伤较重,下尺桡关节掌背侧韧带,三角纤维软骨盘多已断裂(三角纤维软骨盘无断裂时多有尺骨茎突骨折)。骨间膜亦有一定的损伤。

3.桡骨远 1/3 骨折　下尺桡关节脱位,并合并尺骨干骨折或尺骨干之外伤性弯曲。多为机器绞轧伤所致。损伤重,可能造成开放伤口。此时除下尺桡关节掌、背侧韧带,三角纤维软骨盘破裂外,骨间膜多有严重损伤。

【症状和体征】

症状和体征与创伤严重程度有关。移位不显著的骨折仅有疼痛、肿胀和压痛。如移位明显桡骨将出现短缩和成角,下尺桡关节压痛,尺骨头膨出。多为闭合性骨折,开放骨折时多为桡骨近折端穿破皮肤所致,伤口小。神经血管损伤罕见。

【X 线表现】

通常骨折部位在桡骨中下 1/3 交界处,为横形或短斜形,多无严重粉碎。如桡骨骨折移位显著,下尺桡关节将完全脱位。于前后位 X 线片上,桡骨表现为短缩,远侧尺桡骨间距减少,桡骨向尺骨靠拢。侧位 X 线片上,桡骨通常向掌侧成角,尺骨头向背侧突出。

【治疗方法】

Galeazzi 骨折牵引下复位并不十分困难,但维持闭合复位的位置却颇为困难,正如 Hughston 所指出的有几种力量造成复位位置难于维持。

1.旋前方肌的收缩,使桡骨远折段向尺骨靠拢,并牵拉其向近侧及掌侧移位。

2.肱桡肌牵拉桡骨远折段使之向近侧短缩移位。

3.外展拇肌及伸拇肌使桡骨远折段向尺骨靠拢,向近侧移位短缩。即使手腕尺偏位固定于石膏中,以上几种造成移位的力量依然存在。因此闭合复位的成功率不高,其治疗结果极不理想。为了获得良好的前臂旋转功能,避免下尺桡关节紊乱,桡骨骨折必须解剖复位。因此,切开复位内固定术几乎是必选的方法。适应证为手法复位失败、桡骨骨折畸形愈合或不愈合等。采用桡骨背侧切口,复位或纠正畸形后,用加压钢板或三棱髓内针固定,必要时植骨。如果旋转功能仍不佳者,可行尺骨头切除术。

髓内针于此处宽大的髓腔内难于提供坚固的固定作用,小的钢板也难于对抗肌肉牵拉产生的再移位力量。在这种移位力量的作用下,钢板可能弯曲,螺钉可能松动而造成畸形愈合和不愈合。所以钢板必须有足够的长度和强度,习惯使用加压钢板,而手术切口采用 Henry 切口,钢板置于桡骨掌面。术后短臂石膏前后托,前臂旋转中立位制动 4～6 周,以使下尺桡关节周围被损伤的组织获得愈合。去除石膏后,积极进行功能锻炼。

【预后】

闭合复位或内固定不当而失效者,预后不良。如内固定坚固,下尺桡关节及桡骨骨折解剖复位者预后良好。

五、Colles 骨折

Pouteau 1783 年即论及此种骨折。1814 年时 Abraham Colles 加以详细描述，此后约定俗成即称此种骨折为 Colles 骨折，而沿用至今。Colles 骨折是指发生于桡骨远端的松质骨骨折，且向背侧移位。Colles 骨折为人体最常发生的骨折之一，多发生于中年及老年，女性多于男性。

【受伤机制】

Colles 骨折多为间接暴力所引起，常见于跌倒，肘部伸展，前臂旋前，腕关节背伸，手掌着地致伤。应力作用于桡骨远端，使得这一脆弱部分发生骨折。

由骨折的 X 线片特点看，可能是桡骨远端掌面的骨皮质在张力的作用下发生骨折，而背侧系受压应力的作用，发生松质骨的嵌插和粉碎。

Colles 骨折由直接暴力造成者较少见。早年，当汽车尚需摇柄发动时，摇柄反弹，击于桡骨远端的背侧，造成此种骨折者时有见之。

【症状和体征】

伤后腕部疼痛并迅速肿胀，常波及手背及前臂之下 1/3，骨折移位严重者，可出现餐叉状畸形。腕关节，前臂旋转运动，手指的活动均因疼痛而受限。于桡骨远端有压痛，可触及向桡背侧移位的远折端，如系粉碎骨折，可触及骨擦音。仔细检查可发现尺桡骨茎突关系异常，如桡骨茎突与尺骨茎突处于同一水平或尺骨茎突较桡骨茎突更向远侧突出。

X 线片上，典型的错位表现为：①桡骨远端骨折块向背侧移位；②桡骨远端骨折块向桡侧移位；③骨折处向掌侧成角；④桡骨短缩，骨折处背侧骨质嵌入或粉碎骨折；⑤桡骨远端骨折块旋后。

以上的错位，组成一典型餐叉状畸形，使得掌倾角及尺偏角减小或呈负角。

X 线片上常见合并有尺骨茎突骨折，骨折的尺骨茎突不同程度的分离，严重者向桡侧移位。如无尺骨茎突骨折，而桡骨远折端向桡侧移位明显时，说明有三角纤维软骨盘的撕裂。

【骨折的分类】

骨折的分类多种多样，被大家广泛采用的有以下几种。

1.Tayler 和 Persons 按是否存在下尺桡关节及纤维软骨盘损伤分为两大组。有纤维软骨盘损伤按是否粉碎骨折进一步细分。

2.Nissen-Lie 根据骨折是否涉及关节面、关节损伤的程度、移位的方向和程度分为五组：裂纹骨折，无移位；关节外骨折，骨折向背侧桡侧移位；粉碎骨折，一或数个骨折线通达关节；骨折有错位，桡骨茎突骨折；骨折向掌侧移位。

3.以后的 Cartland 和 Werley 根据关节面损伤情况将其分为三类。Lidstrfm 根据移位的方向、程度，关节受累情况和粉碎程度也将其分为三类。

4.鉴于关节面的损伤、下尺桡关节的损伤，尺骨远端有否骨折与预后紧密相关。所以值得推荐细致合理的 Frykman 的分类。按照此种分类，桡骨远端骨折可分为八类。

(1)关节外骨折，无尺骨远端骨折。

(2)关节外骨折，合并尺骨远端骨折。

(3)关节内骨折波及桡腕关节但无尺骨远端骨折。

(4)关节内骨折波及桡腕关节，合并尺骨远端骨折。

(5)关节内骨折波及下尺桡关节但无尺骨远端骨折。

(6)关节内骨折波及下尺桡关节，合并尺骨远端骨折。

(7)关节内骨折波及桡腕关节及下尺桡关节，但无尺骨远端骨折。

(8)关节内骨折，波及桡腕关节及下尺桡关节，合并尺骨远端骨折。

【治疗方法】

无移位的 Colles 骨折，一个功能位的石膏托，制动 4 周；有移位的 Colles 骨折多采用闭合复位，外固定的方法治疗。

1.复位技术　　患者取卧位或坐位，术者沿前臂长轴方向牵拉患者手掌及拇指，使腕部尺偏，并使前臂旋前。然后使腕关节掌曲并同时在桡骨之远骨折段上向掌侧及尺侧推压。保持腕部在旋前及轻度掌屈尺偏位，应用外固定。

2.整复时间　　除开放骨折和背侧移位严重者均延迟整复（伤后 24h 之后），以免加重骨折处的血肿。但多数学者主张尽早复位，显而易见，延迟整复不仅增加患者的痛苦，也会增加整复时的困难。反之，早期整复才是减轻创伤后肿胀的关键。因此主张尽早整复。

3.麻醉方法　　局部血肿内麻醉仍是最多采用的方法，简便易行，但一旦感染则可波及骨折端，后果严重。因此操作时应严格注意无菌技术。臂丛阻滞麻醉，肌肉放松，效果更好，对青年患者适用。

4.外固定方法　　裂纹无移位的骨折，可采用简单的短臂石膏托固定。有移位的骨折，整复后采用短臂前后石膏托固定，或采用石膏夹固定。石膏夹简便易行，牢固可靠。其要点是：石膏剪开处恰在桡骨茎突顶部，石膏长度自掌横纹至肘下，以便肘关节和手指的充分活动。当然，小夹板固定也是常用的方法。

5.固定期限和位置　复位成功后关节固定于掌屈尺偏位 2 周。严重骨质疏松骨折端不稳定者可延长至 3 周,极度的掌屈尺偏位时,有压迫正中神经的危险,出现有如腕管综合征的表现,所以固定后需严密观察及时调整。待 2～3 周后,骨折端间发生了纤维粘连,再更换中立位石膏 2 周。

【并发症】

Colles 骨折虽是一简单而常见的损伤,但可发生多种并发症。较为常见的是:

1.腕部神经损伤　由于骨折畸形而引起的腕管压迫,出现正中神经受压症状。当尺管受压时亦可出现尺神经症状,此种神经损伤多为感觉障碍,当畸形纠正后,往往能逐渐恢复。

2.伸拇长肌腱断裂　此肌腱的断裂通常发生在伤后 4 周,有时出现更晚。造成伸拇长肌腱断裂的原因可能有两种:二为原始损伤,伤及肌腱血运,造成肌腱缺血坏死而断裂;一为骨折波及 Lister 结节,该肌腱在不平滑的骨沟上经常摩擦而受损断裂。

3.Sudeck 骨萎缩　或称反射性交感性骨萎缩、创伤后骨萎缩。其特点是疼痛,腕及手指肿胀僵硬,皮肤红而变薄,骨的普遍脱钙,疏松。本病的发生有时是突然的,但常常是骨折后未能积极主动活动所致。

4.肩手综合征　与上述情况相似,但波及范围甚广,以致肩关节亦僵硬。此症发生后,治疗极为困难,理疗加功能锻炼可使其逐渐恢复功能。

5.骨折畸形愈合　各种原因造成的整复固定失败,均可导致骨折畸形愈合,发生率较高。

一般而言,畸形较轻,腕部功能障碍不甚显著,患者多能安于此种状态而不求进一步治疗。如畸形较重,下尺桡关节脱位时即会引起前臂旋转障碍和腕部的活动痛,此种情况可通过尺骨小头切除而获得改善。

第六节　腕骨骨折

一、舟骨骨折

腕舟骨骨折是腕部最常见的骨折,发生率仅低于桡骨远端骨折。诊断常常被延误,可导致不愈合或畸形愈合,并会遗留关节运动功能障碍。

【病因】

舟骨骨折可发生在 10～70 岁的任何人群中,但最常发生于年轻人。损伤机制为跌倒时手掌张开着地,导致腕关节过度伸展并轻度桡偏。在此情况下,腕舟骨极度背伸,近极为桡骨远端及桡舟头韧带钳制不能移动,远极为大、小多角骨及头状骨推挤向背侧移位,由此使舟骨掌侧承受张力,背侧承受压力。当负荷超出骨质强度时,舟骨会发生张力性骨折——掌侧最先断裂和分离,以后随外力的继续作用再向背侧扩展,直至舟骨完全断裂,17%的患者合并有其他腕骨和前臂的骨折,包括经舟骨月骨周围脱位、大多角骨骨折、Bennett 骨折、月骨脱位和桡骨远端骨折。

【分类】

舟骨骨折,根据损伤时限,稳定程度,骨折线走行方向及部位,有如下 5 种分类:

1.新鲜与陈旧骨折　损伤时间不足 4 周的为新鲜骨折;超过 4 周但又短于 6 个月的陈旧骨折。

2.稳定与不稳定骨折　无移位或侧方移位幅度小于 1mm 的骨折为稳定骨折;侧方移动超过 1mm 的骨折,有背向成角移位的骨折、腕骨脱位的骨折为不稳定骨折。后者通常并发有严重的软组织损伤,诊治如有延误,容易出现不愈合和骨坏死,发生率高达 50%。

3.水平斜骨折、横形骨折、竖直斜形骨折、撕脱骨折和粉碎骨折　前 3 种骨折多发生于腰部,后 2 种骨折多见于结节部。水平斜形骨折时,骨折断面与关节纵轴垂直与舟骨纵轴交叉,承受的剪力小,因而较稳定,容易愈合。横形骨折的断面与关节纵轴交叉与舟骨纵轴垂直,存在剪力,愈合时间较长。竖直斜形骨折较少见,断面与关节纵轴近于平行,剪力甚大,稳定性差,易于出现移位、延迟愈合和不愈合。

4.舟骨结节骨折、远侧 1/3 骨折、腰部骨折和近侧 1/3 骨折　结节骨折为关节外骨折。较少见,少有血供障碍而且也相对稳定,用石膏外固定多可获得满意的愈合。远侧 1/3 骨折多为横形骨折,通常可如期愈合。腰部骨折最多见,占舟骨骨折的 40%～80%,有骨折不愈合、延迟愈合、近侧骨折段坏死、骨折畸形愈合等并发症。近侧 1/3 骨折,由于近侧断段缺少血液供应,不愈合和骨坏死率高于前几种骨折。

5.完全与不完全骨折　后者较少见,预后良好。

【临床表现】

患者通常为青壮年男性,多为腕关节强力伸的外伤。关节桡侧肿痛,解剖鼻烟窝变浅,运动幅度减小或正常,舟骨结节或解剖鼻烟窝有局限性压痛。纵向挤压拇指有时可诱发骨折部位疼痛。

【X线所见】

舟骨骨折最后诊断需靠X线影像学检查。其中,舟骨位、标准正、侧位和后前斜位X线平片摄影为常规检查。标准正、侧位片骨影重叠,单独用于诊断舟骨骨折有困难,但因体位较恒定,投影重复性好,对诊断舟骨结节骨折、桡尺骨远端骨折等合并损伤来说,是必不可少的。

临床症状明显,而X线片未见骨折者,可行CT、MRI等检查,或先按骨折处理,予以石膏固定,伤后第2、第4周复查平片、CT或MRI,由于断端骨质吸收,骨折线往往清晰可见。骨折一旦确诊,即将石膏换成管形,直到骨折愈合。第2周复查无异常,需继续制动,直至第4周复查无异常发现,方可拆除石膏行功能锻炼。

【治疗】

1.无移位的稳定性舟骨骨折 对于不伴有其他骨和韧带损伤的急性无移位的稳定性舟骨骨折或者是小儿舟骨骨折,非手术治疗通常能够成功。如能获得早期诊断,这种骨折预后较好。使用前臂管形石膏,从近侧的肘下至远侧的拇指指甲根部和手掌近侧横纹拇指"人"字形石膏固定;腕关节保持桡偏和中立屈曲位;拇指保持功能位,手指在掌指关节以远,允许自由活动。应用非手术的石膏管形技术,10~12周内骨折愈合率可达90%~95%。预期舟骨腰部及远侧骨折比近极骨折愈合快。在此期间,通过X线片观察骨折愈合情况。如果骨折段发生塌陷或成角,通常需要手术治疗。如果无移位的舟骨骨折的诊断被延误数周,治疗应以石膏管形固定开始。30周左右仍没有新的愈合征象或愈合不明显,应考虑手术治疗。

2.移位的不稳定性舟骨骨折 对于移位的不稳定性舟骨骨折,如果在前后位或斜位X线片上骨折块错位超过1mm,或者月头角超过15°,或在侧位上舟月角超过45°(范围为30°~60°),则需要选择另外的治疗方案。判断移位的其他标准包括侧位舟骨内角大于45°,前后位舟骨内角小于35°和高长比≥0.65。由于月头角和舟月角的角度范围可有变异,因此对侧腕关节的对照X线片会有帮助。开始可以尝试纵向牵引和轻微向桡侧压迫腕骨进行复位,如果复位成功,经皮空心螺钉或穿针固定用长臂拇指"人"字形石膏固定即可,否则,需要切开复位和内固定。

对于新鲜的舟骨移位或不稳定性骨折,最佳固定方法的选择取决于医生的经验和可以利用的设备。一些骨折使用克氏针即可获得满意的内固定。应用AO空心螺钉和Herbert空心螺钉各具优点。Herbert螺钉的优点包括:①缩短外固定时间;②提供相对有力的内固定;③在骨折处加压。另外,由于无头的螺钉要位于骨表面下,通常不用取出螺钉,这些螺钉可以和植骨块一同应用以矫形舟骨成角畸形。需要特殊的导向固定器和较高的手术技术。禁忌证包括:①舟骨近极出现缺血性碎裂;②广泛性创伤或骨关节炎波涉及邻近腕骨及桡骨关节面;③显著的腕骨塌陷。

急性有移位的舟骨骨折的切开复位内固定:通常采用 Russe 掌侧入路。在腕横纹近侧 3～4cm 处沿桡侧腕屈肌腱向远侧做纵行切口,至腕横纹时转向关节桡侧;保护好位于皮下的桡神经浅支,打开腱鞘将肌腱牵向尺侧、桡动脉牵向桡侧;背伸和尺偏腕关节,沿舟骨纵轴切开桡腕关节掌侧关节囊,显露骨折及远、近断端,检查骨折情况,决定是否需要植骨。如果骨折粉碎严重,尤其是位于掌侧者,且舟骨骨折处有成角,则取髂骨块植骨。复位骨折并用克氏针或螺钉(如空心螺钉)固定,注意避免旋转和成角畸形。如果使用空心器械,要确保导致位于近极和远极的中心。此时使用 C 型臂机透视有所帮助。获得稳定的复位和固定后,通过透示图像或拍摄 X 线片检查了解对位和对线情况以及内固定的位置,放松气囊止血带并彻底止血。根据需要设置引流,用不吸收缝线或长时间吸收的缝线闭合腕关节囊。关闭皮肤切口,长臂管型石膏固定。术后处理:2 周后拆线,更换管型石膏。用长臂拇指"人"字石膏继续固定,共计 6～8 周。如果使用克氏针,6～8 周取出。由螺钉固定可永久保留在位,除非出现压痛或螺钉松动。6～8 周后换用短臂拇指"人"字石膏管形固定,此管形固定每月更换,直至 6～8 个月。X 线检查如发现愈合进展,改用短臂拇指"人"字支具固定,直到骨折确切愈合。如果难以确定骨折是否愈合,可进行 CT 检查。在整个康复期间,应鼓励患者运动手指、拇指和肩部,除去石膏管形后,逐渐增加腕和肘部的活动,继之进行力量训练。

3.舟骨骨折不愈合　舟骨骨折不愈合的影响因素包括诊断被延误,移动明显,合并其他腕骨损伤和血供受损。临床表现有:关节桡侧疼痛、运动受限、握力下降等症状。X 线检查可见骨折间隙加宽,断端边缘萎缩和硬化、附近骨质内有囊性变,骨折背向成角移位。

治疗舟骨骨折不愈合手术方法有:①桡骨茎突切除术;②近侧骨折块、远侧骨折块和罕见的整个舟骨切除术;③近侧列腕骨切除术;④传统的植骨术;⑤带血管的骨移植;⑥部分或全部腕关节融合术。

(1)植骨术:业已证明,松质骨植骨治疗舟骨骨折不愈合是一种可靠的方法,骨折愈合率 80%～97%。最适用没有短缩或成角的舟骨不愈合。手术方法:患者仰卧位,臂丛麻醉,准备伤肢和一侧髂骨以备需要时取骨。上止血带,在腕关节掌侧做长 3～4cm 的纵切口,切口靠近桡侧腕屈肌腱的桡侧缘,保护正中神经的掌侧皮支和桡神经浅支的终末支,将桡侧腕屈肌腱牵向尺侧。切开关节囊,将桡腕韧带翻向内侧和外侧,以待修复,找到舟骨,显露不愈合处,将腕关节尺偏和背侧可以使显露更清楚。用小圆骨刀凿除硬化骨端,显露出新鲜骨面,并在相邻两端骨块上形成骨腔,制造骨腔时可用高速磨钻,但是可能产生对骨的热损伤。从髂骨切取一块骨松质,修成与骨腔适合的菱形骨栓,骨栓固定两骨折端。术中 X 线片确定骨腔已完全被填满。虽然皮质骨松质移植可用于稳定骨折块,但由远而近地穿过骨折处插入克氏针能够加强固定。克氏针可留在皮下,也可以掌侧皮肤穿出。去除止血带,缝合关节囊,关闭皮肤切口。用拇指"人"字石膏管形固定。术后 8~10 天拆线,更换新的管型固定。如果使用 3 枚克氏针,则在 4~6 周后拔除。在总共 12~16 周的时间内,每 1~2 个月复查 1 次,必要时更换管形石膏。

(2)桡骨茎突切除术:单纯的桡骨茎突切除术对于治疗舟骨不愈合没有丝毫意义。但是,若关节炎改变仅涉及桡腕关节的舟骨窝时,则有桡骨茎突切除术结合舟骨植骨术或舟骨尺侧块切除术指征。为避免腕骨向尺侧移位,行桡骨茎突切除术时保留掌侧桡腕韧带。

(3)近侧骨折块切除术:将骨折舟骨远近段全部切除作为唯一的治疗措施是不明智的;术后即刻的效果可能很好,但最终可能发生腕关节紊乱。在有适应证时切除舟骨近侧骨折块通常结果满意,丧失 1/4 或更少的舟骨通常引起极其轻微的腕部关节运动障碍。由于制动时间短,功能通常很快恢复。腕部力量常有一定轻度的减弱。适应证:①骨折块等于或小于舟骨 1/4,不管骨折块是否存活,因其太小,植骨常常会失败;②骨折块等于或小于舟骨 1/4 并且有硬化、粉碎或严重的移位,粉碎的部分通常应早期切除以预防关节炎的改变,切除后应用卷起或叠起的一段肌腱填充或者不填充缺损;③骨折块等于或小于舟骨 1/4 并且植骨失败,当近侧段的死骨超过舟骨 1/4 时,一般选择其他的治疗方法而不是单纯的骨折段切除;④桡骨茎突部位存在关节炎改变,行近侧骨折段切除的同时行桡骨茎突切除术。

(4)近侧列腕骨切除术:可缓解疼痛症状,保留关节部分运动,适应于关节炎范围较广泛以及不能耐受长期固定的患者。但是当桡远端腕关节面尺侧凹及头状骨关节软骨有缺损时,禁用此方法。

(5)带血管蒂的骨移植:应用带旋前方肌蒂的骨折移植方法。这种方法可能对较难的骨不愈合有效。

(6)部分或全腕关节融合:治疗伴有桡腕关节创伤性关节炎的舟骨陈旧性不愈合和畸形愈合时,关节融合术应被看作是挽救措施。

二、月骨骨折

较舟骨骨折少见。即可以是源于单次的暴力，也可以是轻微外力长期和反复作用的结果。后者系疲劳性骨折，症状轻微，进展缓慢，平片影像不清晰，很难在早期被发现，常误诊为关节扭伤，直至发生月骨缺血坏死和关节运动功能障碍。月骨坏死常常并发关节塌陷和腕关节骨关节炎，预后较差。

【损伤机制】

急性骨折多为腕过度背伸暴力所致，月骨背侧角与桡骨远端关节面背侧缘相撞导致骨折。月骨掌、背侧角也可出现撕脱骨折，为关节过度伸屈，韧带紧张和牵拉所致。慢性骨折为疲劳性骨折，是轻微外力长期和反复作用的结果，月骨为腕关节负荷传导的主要通道，关节活动中头状骨与桡骨与之不断撞击，可引发月骨骨内血管网及骨小梁损伤。

【临床表现及 X 线片所见】

急性骨折，患者常有腕过度背伸史，月骨背侧肿痛和局部压痛，关节运动受限。疲劳性骨折多无明确外伤史，而且症状轻微。常规体位 X 线检查可诊断背侧骨折，体部骨折由于骨影遮掩多显示不清，还需做 CT 或 MRI 检查方能确诊。月骨密度增高，碎裂、塌陷或变形，提示已有坏死发生。

【治疗】

掌、背侧骨折可用石膏管形将腕关节分别固定在稍掌屈或背伸位。4～6 周后去石膏活动。无移位的月骨体骨折也可照此处理，有移位的骨折需做切开复位克氏针固定。无论骨折何种类型均在固定期间应定期 MRI 检查，以了解有无缺血坏死发生，及时更改治疗方案。月骨背侧骨折时可有不愈合发生，如有临床症状，可做骨折块切除。月骨 Ⅰ°～Ⅲ°坏死者，可行尺骨延长或桡骨短缩或与大小多角、舟骨间关节融合。Ⅲ°坏死，行月骨摘除和肌腱填塞术。

三、其他腕骨损伤

腕部损伤中以舟骨及月骨最常见发生骨折或脱位，其他腕骨损伤的机会总共约占腕部损伤的 1/10。

1.三角骨骨折　多发生于腕关节过度背伸和旋转暴力之后，为月骨周围进行性不稳的Ⅲ期表现。此外，由背侧韧带牵拉也可发生背侧撕脱骨折。横形骨折可为正位平片所显示。背侧骨折,除了侧位平片之外,还需拍腕关节和旋前的后前斜位片,后者可减少三角骨和月骨的影像重叠,能清楚地显示三角骨背侧部,对诊断有很好的帮助。无明显移位的横形骨折,以短拇"人"字管形石膏固定即可。4～6周后去除固定,开始功能锻炼。撕脱骨折虽常有不愈合发生,但少有不适症状,更无缺血坏死发生,一般不需处理,有不适症状者,可做撕脱骨片切除术。并发移位或脱位的骨折,可予以闭合复位用管形石膏外固定。闭合复位失败者行切开复位内固定。

2.豌豆骨骨折、脱位　跌倒时腕关节背伴小鱼际部最先着地,作用在豌豆骨上的地面反作用力可导致豌豆骨脱位,骨软骨压缩骨折或尺侧腕屈肌腱附着处的撕脱骨折。腕关节旋后 20°～45°的前后斜位或腕管位平片,可清楚地显示豌豆骨。有下列情况诊断为豌豆骨半脱位:①豌豆骨关节间隙大于 4mm;②豌豆骨、三角骨关节面不平行,成角大于 20°;③豌豆骨远侧部或近侧部,与三角骨重叠区超过关节面的 15%,摄片腕关中立位。治疗:用石膏托将腕关节固定于稍屈曲位,以减少尺侧腕屈肌对骨折的牵拉,直至骨折愈合。极少数可发生不愈,遗留局部疼痛和压痛,尤其是在强力握物时,对此,可做豌豆骨切除。

3.大多角骨骨折　暴力沿第 1 掌骨纵向近侧传导,可致大多角骨关节面骨折。作用在腕骨上的直接外力,可发生腕掌横韧带在大多角骨止点处的撕脱骨折。治疗:体部骨折,如有移位,可行切开复位和内固定,恢复关节面的光滑和平整;如无移位,可用短拇"人"字管形石膏固定 4～6 周。无明显移位的结节骨折可用石膏固定;移位明显者应作骨折块切除,以免诱发腕管综合征;结节骨折不愈合常并发不适应症状,可行骨折块切除术。

4.小多角骨骨折、脱位　小多角骨骨折、脱位多由沿第 2 掌骨传导的纵向暴力所致。小多角骨骨折、脱位极少见,骨折较脱位更少见。

5.头状骨骨折　头状骨位于诸腕骨中央,很少单独发生骨折脱位,多与掌骨或其他腕骨合并损伤,如舟头骨综合征——舟骨与头状骨同时骨折,经舟骨、头状骨、月骨周围骨折、脱位等。当腕关节受到过度背伸暴力作用时,头状骨可与桡骨远端关节面背侧缘相撞击,发生头状骨颈部骨折,近侧骨折段可旋转 90°或 180°。腕过度掌屈也可导致头状骨骨折。临床高度怀疑骨折而平片无异常发现者,可进行 CT或者 MRI 检查,以减少漏诊。治疗:单纯无移位骨折,可用石膏托固定,6 周后开始功能锻炼。有移位骨折需行切开复位,克氏内固定。陈旧骨折则在切开复位的同时做桡骨取骨植骨,骨折近侧段如发生坏死或有创伤性关节炎,可将头部切除,然后做腕中关节融合。

6.钩骨骨折 跌倒时小鱼际着地所遇到的地面的反作用力,或经第 5 掌骨纵向传导的间接外力,都可致成钩骨体或钩的骨折,有时可导致脱位。无移位的钩骨骨折通常很稳定,即使不愈合也较少引发症状,因此,用石膏托固定 4～6 周即可。体部骨折如有移位或并发腕部关节脱位,早期行切开复位克氏针内固定术。晚期则在复位之后做腕掌关节融合,以消除持续存在的疼痛症状。

第七节 骨盆骨折

骨盆骨折较常见,占全身骨折的 1%～3%,多由强大的直接暴力所致,如压砸、辗轧、撞挤或高处坠落等。骨盆骨折常合并有腹腔内脏损伤或大量内出血,因此休克发生率很高。在因交通事故死亡的患者中,骨盆骨折是第三位死亡原因,造成骨盆骨折死亡的主要原因是伴发的严重损伤和失血性休克。

一、骨盆骨折的损伤机制

骨盆骨折多因直接暴力所致。依照损伤暴力的方向及作用部位,损伤机制分为四种。①骨盆前后挤压暴力:不论伤员处于俯卧或仰卧位,首先发生骨盆前环骨折,包括耻骨联合分离、耻骨体骨折、单侧或双侧耻骨上下支骨折,断端分离。如前后挤压暴力继续,因两侧髂骨翼开口成前宽后窄的状态。此时,髂骨受挤压向外旋转变位,继而骨盆后环损伤。②骨盆侧方挤压暴力:首先发生骨盆前环闭孔区的骨折,损伤可局限在一侧耻骨单支或上下支,或双侧耻骨上下支骨折,断端重叠嵌插。侧方挤压暴力如再进一步,可造成髋臼处骨盆横断骨折,或髋臼前壁和前柱同时骨折,或髋臼后壁和后柱同时骨折,或臼底穿裂骨折伴股骨头中央性脱位。③骨盆受侧前方暴力:是一种特殊的损伤。当汽车相撞,伤员为司机时,均为坐姿,下肢屈膝屈髋外展位,侧前方暴力通过股骨向后内侧冲击,先发生前环骨折,继而髋臼骨盆横断、双柱伴髋臼前、后壁骨折,同时发生股骨头后脱位。④骨盆受垂直剪切暴力(如伤员从高处坠落,单肢着地):发生臼顶骨折伴股骨头脱位。严重者,先发生前环骨折,继而髋臼骨盆穿裂横断、双柱劈裂骨折,臼顶及其上方髂骨纵裂骨折,股骨头中心脱位。

由间接暴力造成骨盆骨折较少见,多为肌肉附着点撕脱骨折,常见于青少年,由于奔跑、跳跃等猛烈的肌肉收缩,发生髂嵴、髂前上棘或坐骨结节的骨骺撕脱,或局部肌肉附着点的骨块撕脱。

二、骨盆骨折分类

骨盆骨折分类方法有很多种。Tne(1995)根据骨折的 AO 通用命名原则,将骨盆骨折分成 A(稳定)、B(旋转不稳定,垂直稳定)和 C(旋转及垂直不稳定)三大类型及相关亚型。该分类原则得到 AO 组织推荐并进一步细分,目前被国际上广泛使用。除此之外,某些情况下,历史上沿用的一些分类方法并具有一定的实用价值,在此一并列出。

1.Tile 分类(1988 年)

A 型——稳定型,轻度移位。

A1 型:无损于骨盆环完整的骨折,如坐骨结节、髂前上嵴和髂骨翼骨折等。

A2 型:稳定移位较小的骨折,如耻骨支或坐骨支单侧或双侧骨折等。

A3 型:骶尾骨的横断骨折,不波及骨盆环。

B 型——旋转不稳定,垂直稳定性骨折。

B1 型:开书型骨折,前后方向挤压暴力或外旋暴力作用在骨盆上,造成耻骨联合分离,使得骨盆像开着的书本;

B2 型:骨盆侧方挤压损伤或髂骨旋转损伤;

B3 型:双侧 B 型损伤。

C 型——旋转及垂直不稳定(垂直剪力)。

C1 型:单侧损伤,后部损伤可能为髂骨骨折,骶髂关节无损伤;也可能是骶髂关节单纯脱位或合并骨折;或骶骨骨折,侧骨盆移向上方。

C2 型:对侧损伤,受力侧髂骨后部和耻骨支骨折髂后韧带、骶棘和骶结节韧带损伤,髂骨外旋,骶髂关节脱位;

C3 型:合并髋臼骨折。

2.按骨盆骨折稳定程度分类

(1)撕脱性骨折:因肌肉强烈收缩造成的髂前上、下棘或坐骨结节撕脱骨折。

(2)稳定型骨盆骨折:为不涉及骨盆主弓的骨折,即骨盆环一处骨折,如一侧耻骨上支或下支、髂骨翼骨折、耻骨联合分离、骶骨下方骨折或尾骨骨折;另外一侧耻骨上、下支骨折同时有对侧耻骨上支或下支骨折亦属此类。此类骨折不需复位,不需牵引,不需手术,通过卧床休息可得到治愈。

(3)不稳定型骨盆骨折:涉及骨盆主弓的骨折,即骨盆环有两处骨折,如一侧耻骨上下支骨折合并同侧骶髂关节脱位或合并骶髂关节附近的髂骨或骶骨骨折;一侧骶髂关节脱位合并耻骨联合分离或合并双侧耻骨上下支骨折。由于骨盆环具有两处以上的骨折,盆环解体,并发症多,治疗困难。

(4)髋臼骨折:包括髋臼缘或臼底骨折造成股骨头中心性脱位,股骨头突入盆内。

3.根据骨盆环受损程度分类

(1)骨盆环仍保持完整的孤立性骨折:骨折发生在骨盆的边缘,未破坏骨盆环的完整与稳定。常见有以下四种类型。

1)骨盆边缘撕脱骨折:多因在体育运动时突然而来未加控制的用力,肌肉猛烈收缩而将其起点处骨折撕脱,如缝匠肌撕脱髂前上棘,股直肌撕脱髂前下棘,腘绳肌撕脱坐骨结节。

2)髂骨翼骨折:多为直接暴力所致。骨折可为线型或粉碎,大多无明显移位。

3)单一的耻(坐)骨支骨折:侧方挤压,可造成一侧或两侧单一的耻(坐)骨支骨折。骨盆环的稳定性未受影响,骨折端无明显移位。

4)孤立性骶骨横断骨折:多为后仰坐倒撞击所致。骨折在两骶髂关节下缘连线平面以下,或有向前轻度移位。

(2)骨盆环单处骨折:骨盆环仅在一处断裂骨折,仍较稳定,骨折多无明显移位,并发症少。常见的有以下4种类型。

1)单侧耻骨上下支骨折:骨盆受侧方对冲外力挤压,单侧耻骨上下支骨折。骨盆后壁仍保持完整,骨盆环的稳定型无明显影响,骨折多无明显移位。

2)髂骨体骨折:多为直接暴力所致。骨折虽侵犯承重弓,但髂骨后上部仍与骶骨牢稳组成骶髂关节,骨折无明显移位。

3)耻骨联合轻度分离:孤立性耻骨联合轻度分离少见,分离间隙较大者常同时合并骶髂关节损伤。

4)骶髂关节半脱位:这是唯一具有重要意义的骨盆环孤立性损伤。骶髂关节半脱位使关节失稳,引起持久性疼痛。

(3)骨盆环的联合骨折:骨盆环两处或两处以上断裂,骨盆环完全破裂而失去稳定性,骨折端多有重叠错位或分离,骨盆亦常变形。常伴有大出血和盆腔脏器等多种合并伤,病死率较高。骨盆环的联合骨折可分为以下两种类型。

1)骨盆环前部联合骨折:两处骨折都发生在耻骨段上,可以是双侧耻骨上下支骨折,或为单侧耻骨上下支骨折与耻骨联合分离。常合并尿道损伤。由于骨盆后壁仍保持完整,骨折移位不大。

2)骨盆环前后部联合骨折:骨盆环前后部同时断裂,骨盆分为两半而完全失去稳定性。伤侧半个骨盆可发生旋转和向上移位,使骨盆变形与下肢短缩,是骨盆骨折最严重的一类。常见的是耻骨联合分离和一侧骶髂关节脱位或髂骨、骶骨骨折,或者为单侧耻骨上下支骨折合并骶髂关节脱位或骶骨、髂骨骨折。骨盆前后向外力挤压时,伤侧半个骨盆将外翻外旋呈现张弓变形(分离型)。如受侧方挤压,则骨盆向中线移位和内翻内旋变形(压缩型)。高处坠落产生身体纵轴暴力可造成半侧骨盆骨折脱位(垂直剪力型),伤侧坐骨棘与第 5 腰椎横突骨折,半侧骨盆常向上移位。

(4)髋臼骨折:髋臼为骨盆的侧壁,分前柱、后柱与穹顶三个部分。前柱包括髂前下棘以下的全部耻骨及臼的前下 1/3(前壁)。后柱包括整个坐骨及臼的后下 1/3(后壁)。髋臼的上 1/3 为穹顶,臼底称为内壁。髋臼骨折是骨盆骨折中较少见的一类,骨折可发生在上述每个部位。髋臼骨折分两大类:

1)无移位型:即髋臼骨折无移位或轻微移位,髋臼与股骨头解剖关系正常。

2)移位型:指髋臼骨折移位,合并或不合并股骨头脱位。常见有以下三种类型:单纯髋臼壁骨折:后壁骨折伴股骨头后脱位(常见),前壁骨折(少见)。单纯髋臼柱骨折:髋臼后柱骨折伴股骨头后脱位以及髋臼前柱骨折伴股骨头前脱位。第 3 种是髋臼横断骨折合并股骨头中心脱位。以上三种类型可单独发生,也可联合存在。

4.为便于临床治疗分类 将骨盆骨折分为盆环变形与不变形骨折两大类,便于治疗和引起临床医师的重视。

(1)盆环不变形骨折:不论盆环几处骨折,而盆环基本保持原形,不影响骨盆的稳定,除对移位较大的骨折块需手术复位固定外,一般不需要手术治疗。

1)髂骨翼骨折。

2)耻骨或坐骨单支骨折。

3)骶骨横断骨折:指 S_2 以下的骶骨横断骨折,不影响盆环形态。

4)尾骨折脱位。

5)髂前上、下棘、坐骨结节撕脱骨折或骨骺分离。

(2)盆环变形骨折:骨盆前、后环联合损伤是较严重的一种,骨折端发生分离或重叠变位。前、后环联合损伤的最终表现是发生各种组合的半盆脱位。

重叠型:骨盆受侧方挤压暴力,断端重叠,塌陷变位。分为:①单侧或双侧耻骨上下支骨折,耻骨联合分离伴一侧耻骨上下支骨折:单侧耻骨上下支及另一侧耻骨体骨折,断端重叠变位。②单侧或双侧耻骨上下支骨折及耻骨联合分离重叠伴单侧或双侧骶髂关节后韧带撕裂,但未脱位。③重叠型伴盆脱位:指骨盆前后联合损伤,前环骨折包括一侧或双侧耻骨上下支骨折或耻骨体骨折,或耻骨联合分离;后环骨折包括骶髂关节撕脱,或其附近的髂骨骨折或骶骨骨折等。最后发生前后环骨折的各种组合的半盆脱位。断端重叠,塌陷变位,髂骨内旋、内收变位,伤侧半盆因腰肌、腹肌的牵拉向上后移位。

分离型:骨盆遭受前后挤压暴力,折端分离移位。两侧髂骨翼前宽后窄,受前后挤压暴力后,前环骨折,两侧髂骨如翻书本样向两侧外旋、外翻,称为翻书型损伤,进而发生后环骨折,造成严重的前后环联合损伤,表现为各种组合的半盆脱位。分为:①耻骨联合分离,耻骨体骨折,单侧或双侧耻骨上下支骨折,断端分离,无后环损伤。②上述四种前环骨折中任何一种伴单侧或双侧骶髂关节前韧带撕裂,但未脱位,呈翻书形,断端分离。③分离型半盆脱位,即骨盆前、后环联合损伤。前环损伤包括耻骨联合分离,耻骨体骨折,单侧或双侧耻骨上下支骨折;后环损伤包括骶髂关节脱位,关节附近的髂骨或骶骨骨折。前、后环联合损伤造成各种组合的半盆脱位,表现为断端分离,髋骨外旋、外翻。

垂直型:即中间型,多由高处坠落,单足着地,骨盆遭受垂直剪力损伤,伤侧半盆向上后移位,此种表现与分离型及重叠型半盆脱位相同,所不同之处是髋骨无旋转变位,也无塌陷、重叠等表现。分为:①单侧耻骨上下支骨折伴同侧骶骨骨折所致的半盆脱位,髂骨无旋转移位,称为 Malgaine 垂直型半盆脱位。②单侧耻骨上下支骨折伴对侧髂骨骨折所致的半盆脱位,髂骨无旋转变位,称为 Malgaine 垂直交叉型半盆脱位。

三、骨盆骨折的临床表现及诊断

(一)临床表现

不论何种类型的骨盆骨折,均应从三方面来观察与检测,即骨盆骨折本身、骨盆骨折的并发伤与同时发生的腹腔脏器伤。骨折的并发伤与腹腔脏器伤的后果常较骨折本身更为严重,要高度重视。

1.骨盆骨折本身

(1)稳定型骨折:主要是局部疼痛。单纯耻骨支骨折(单侧或双侧)疼痛在腹股沟及阴部,可伴有内收肌痛。髂前部撕脱骨折常有皮下出血及伸屈髋关节时疼痛。骶骨、髂骨的局部骨折表现为局部肿痛。

(2)不稳定型骨折:耻骨联合分离,可触到耻骨联合处的间隙加大及压痛,骶髂关节及其邻近的纵形损伤,多伴有前环损伤,骨盆失去稳定,疼痛剧烈,伤者不敢翻身或挪动,甚至在短期内发生臀部或骶部压疮。后环损伤侧的下肢在床上移动困难,翻身疼痛的原因除骨折外,几乎都有后腹膜血肿,血肿容量 1000～4000ml。由于血肿的刺激,使腰大肌痉挛肿胀,压迫从腰大肌侧面穿出的髂腹下神经引起下腹部胀痛、隐痛或牵涉痛;压迫从腰大肌侧方穿出的髂腹股沟神经和从腰大肌前面穿出的生殖股神经,引起会阴、腹股沟部坠胀甚至睾丸部疼痛;压迫股外侧皮神经科发生大腿外侧麻刺痛。这些细小的神经,抗压能力低,在肌肉内走行较长,容易受到压挤,可发生神经支配区的放射性疼痛,严重者达难以忍受的程度。由于骨折时坐骨大切迹及骶髂关节部的移位,坐骨神经受到卡压,可发生下肢远端刺激性疼痛;前环骨折挤压闭孔神经及股神经,可发生腿前内侧的疼痛。严重者有麻木及相应节段的肌瘫,疼痛反而消失。在分离型损伤中,由于髂翼外翻,使髋臼处于外旋位,该下肢呈外旋畸形。

2.合并损伤及并发症　　不稳定性骨折:特别是骨盆环前后联合损伤常存在并发伤。伤势多较严重而复杂,要全面而仔细的检查。注意下列并发伤。

(1)休克:骨盆骨折为松质骨骨折,本身出血较多,加之盆壁静脉丛多且无静脉瓣阻挡回流,以及中小动脉损伤,严重的常有大出血(1000～4000ml),表现轻度至重度的休克。

大量的内出血,由疏松的结缔组织迅速充填腹膜后间隙,并向侧腹壁渗透,严重的渗透到肾周,表现为下腹部饱满,腹股沟及会阴部肿胀,出现腹胀、腹痛、腰背痛及腹膜刺激症状,髂骨部、阴囊、阴唇可出现瘀斑。常误认为髂腰部软组织挫伤,甚至腹腔内出血。

(2)直肠肛管损伤:骶骨或坐骨骨折可损伤直肠或肛管。如直肠损伤撕破腹膜,可引起腹内感染,否则仅引起盆腔感染。肛门指诊有血是重要体征。进一步检查可发现破裂口及刺破直肠的骨折断裂。早期检查出这些合并伤,是及时清创、修补裂孔、预防感染的关键。延误发现及处理,则感染后果严重。因此骨盆骨折,须肛门指检。

(3)尿道及膀胱损伤:为骨盆骨折常见的合并伤。尿道损伤后排尿困难,尿道口有血流出。膀胱在充盈状态下破裂,尿液流入腹腔,出现腹膜刺激症状。膀胱空虚状态下破裂,尿液渗出到会阴部,因此应检查会阴及尿道。

(4)神经损伤:骶骨管骨折脱位可损伤支配括约肌及会阴部的马尾神经。骶骨孔部骨折,可损伤坐骨神经根。骶1侧翼骨折可损伤腰5神经。坐骨大切迹部或坐骨骨折,有时可伤及坐骨神经。耻骨支骨折偶可损伤闭孔神经或股神经。髂前上棘撕脱骨折可伤及股外侧皮神经。了解上述各神经所支配的皮肤感觉区域支配的肌肉,进行相应的感觉及运动检查,可以做出诊断。

(5)大血管损伤:骨盆骨折偶尔可损伤髂外动脉或股动脉。局部血肿及远端足背动脉搏动减弱或消失,是重要体征。因此,骨盆骨折病例应检查股动脉与足背动脉,及时发现大血管损伤。

(6)女性生殖道损伤:损伤的原因除骨折端刺伤生殖道外,还可由于受伤时两大腿分开成骑跨式撕裂会阴,以阴道伤多见,其他还有子宫破裂、外阴撕裂伤等。

3.腹部脏器损伤　暴力损伤骨盆同时,亦可伤及腹部脏器。除上述骨盆骨折的并发伤,可有实质脏器或空腔脏器损伤。前者表现为腹内出血,有移动性浊音体征;后者主要出现腹膜刺激症状及肠鸣音消失或肝浊音界消失。腹腔穿刺检查有助于诊断。

(二)诊断

依据外伤史、症状和下述体征,辅以影像学检查,骨盆骨折的诊断是不困难的,重要的是要确定骨折的类型与是否存在合并伤。

1.体征

(1)骨盆畸形:有时不一定明显。半盆脱位时,两侧不对称。前环损伤如耻骨联合分离,断端突于皮下,耻骨上、下支骨折破裂块有时在腹股沟部隆起;后环损伤如髂骨骨折移位,骶髂关节撕脱,向上移位后突。

(2)脐棘距与髂后上棘的高度:这两个体征有助于鉴别压缩型或分离型骨折:①脐孔至髂前上棘距离(简称脐棘距):正常两侧相等,压缩型骨盆后环损伤,伤侧髂翼内翻(内旋或向对侧扭转),其脐棘距短于对侧。分离型,伤侧髂骨外翻(外旋或向同侧扭转),其脐棘距增大,长于对侧。②髂后上棘高度:患者平卧,检查者双手扦入患者臀后触摸对比两侧髂后上棘的突出程度及压痛,髂翼后部直线骨折对髂后上棘无影响,压缩型由于髂骨内翻,伤侧髂后上棘更为突出且压痛。分离型髂翼外翻,伤侧髂后上棘较对侧为低平,亦有压痛。如有明显向上移位,亦可感到骶后上棘位置高于对侧。

(3)骨盆挤压及分离试验:对骨盆骨折可疑的伤员,可做此两项检查。骨盆骨折已明确,不必再做上述检查,以免增加伤员的痛苦,甚至增加骨折端的出血。

(4)腹膜后血肿及瘀斑:腹膜后血肿的特点,是腹痛范围仅限于下腹部血肿的部位,压痛、反跳痛及肌紧张较轻,无移动性浊音;如果腹腔内脏器破裂、穿孔,由于血、胃肠液体的刺激,腹痛范围广,压痛、反跳痛及腹肌紧张均较明显。最有效检查为腹腔穿刺。因下腹壁有血肿渗透,为避免假阳性出现,应在脐上偏外穿刺。早期腹内液较少,先令伤者侧卧45°约5min,再做腹腔穿刺,阳性率较高。

2.影像学检查

(1)X线检查:X线平片可明确骨折部位、类型及其移位情况,并能提示可能发生的并发症。全骨盆正位片显示骨盆全貌,应列为常规检查。为确定骨盆环联合骨折变位情况,待病情稳定,合并伤处理完毕后,需再拍骨盆入口位与出口位片(骨盆入口位片:患者仰位,X线射线从尾侧投向颅侧,与片盒成60°倾斜摄片。可显示耻骨段骨折移位,骨盆向内向外旋转和向内移位程度;半骨盆向后移位及骶髂关节间隙小碎骨片,骶骨骨折是否侵犯椎管。骨盆出口位片:患者仰卧,X线射线从尾侧投向颅侧,与片盒亦呈60°倾斜。可显示耻骨体骨折,骶髂关节间隙分离的半脱位,骶骨或髂骨骨折移位情况)。

几种类型的骨盆环骨折的X线表现如下。

1)骨盆后环损伤:骶髂关节脱位及髂翼后部直线骨折易于辨认,脱位及骨折移位程度容易测量。骶孔直线骨折,由于骶髂关节并无脱位,骶孔外缘骨折线又很不清楚,易被忽略。如仔细比较两侧髂翼高度及骶骨侧块高度,则可见第4骶骨侧块有骨折线。以第5腰椎横突为标准,骨折侧的髂翼上移,骶骨侧块更接近腰5横突。如腰5横突骨折并向上移位,则说明是此种骨折。此类骨折易于误诊,应特别注意。

2)骨盆扭转变形:压缩型,后环损伤侧的髂翼向内旋,在正位X线片,其髂翼宽度比对侧窄(测量髋臼上方髋骨或骶髂关节至髂前上棘之距离)。由于髂骨扭转,其闭孔由斜变正,显得大于对侧,耻骨联合被挤离中线,向对侧移位。伤侧髂骨向上脱位或移位多者可造成耻骨联合上下分离。分离型,后环伤侧髂翼向外旋,由斜变正,显像宽于对侧,并牵拉耻骨联合离开中线向伤侧移位或分离,外旋髂骨的闭孔更斜,故显像比对侧小。垂直型,可有骨折脱位,但无髂骨扭转,耻骨联合仍居中。

3)前环损伤:耻骨上下支及坐骨下支的骨折与单纯前环损伤的骨折相比并无特殊,但移位不同。压缩型,如无耻骨联合向对侧移位,则耻坐骨支骨折处发生重叠。分离型,耻坐骨支骨折,发生在后环损伤的同侧者,如无耻骨联合向侧移位或分离时,则耻坐骨支骨折分离。垂直型则无耻坐骨支骨折的重叠或分离。

4)髋关节的X线检查:为明确骨折部位移位情况,髋臼骨折除拍髋关节正位片观察前柱、后柱及内壁外,常需加拍:①闭孔斜位片:了解前柱、髋臼后唇、闭孔及臼顶骨折情况。拍片时患者仰卧,骨盆向健侧旋转45°投照。②髂骨斜位片:了解后柱及髋臼前唇骨折情况。拍片时骨盆向伤侧旋转45°投照。

(2)CT检查:CT检查可多层次扫描,观察骨盆骨折移位情况,特别可清晰显示骶髂关节周围骨折或髋臼骨折的移位情况,术后 CT 检查,可了解骨折复位与骨盆环修复的程度。

(3)其他检查:对大血管或中等血管损伤,可行股动脉插管造影检查出血的部位,对中等血管出血也可做栓塞止血治疗。彩色多普勒超声检查也可显示血管损伤的部位,此检查无创伤是其优点。

四、骨盆骨折的治疗

(一)治疗原则

对有骨盆骨折的多发伤者其治疗原则仍然是:首先治疗威胁生命的颅脑、胸、腹损伤,其次是设法保留损伤的肢体,而后及时有效的治疗包括骨盆骨折在内的骨与关节的损伤。1980 年 McMu 着眼于严重骨盆骨折及其伴发和合并损伤的救治,曾提出 ABCDEF 方案,具体内容是:A(air way 气道)通畅呼吸道,注意胸部伴发伤、气管插管、胸腔闭式引流。B(bleeding 出血)扩充血容量,危重者可急输 O 型血。输注 5L 液体和血后给予 2～3 个单位新鲜冻干血浆和 7～8 个单位血小板、抗休克裤、监测凝血指标。C(CNS 中枢神经系统)过度通气,保持二氧化碳分压(PaCO$_2$)在 30～35mmHg、肾上腺皮质激素。D(digestive 消化)腹内脏器损伤、脐上诊断性腹腔灌洗。E(excretion 排泄)尿道、膀胱损伤。F(fracture 骨折)其他部位骨与关节损伤。根据近年来的进展,应在 B 项中增加 7.5% 高渗盐溶液 200ml 静脉推注和用外固定器固定不稳定骨盆骨折;C 项中肾上腺皮质激素应改为大剂量方案;D 项中将腹部 B 型超声列为筛查腹部内脏损伤的首选方法。

80 年代以来对骨关节损伤早期手术固定的主张和成功的实践促使将需要手术固定的不稳定骨盆环骨折也列入早期适应证,以求减少脂肪栓塞综合征(FES)、弥散性血管内凝血(DIC)、急性呼吸窘迫综合征(ARDS)等严重并发症。在伤后 8h 内早期固定不稳定骨盆骨折较晚期手术者并发症少,存活率高,康复快。此外,在伴发腹内脏器和(或)合并泌尿生殖系统损伤的骨盆不稳定骨折者,应在手术治疗脏器损伤的同时,整复、内固定移位的耻骨联合或耻骨联合附近的耻骨支骨折,或应用外固定装置。仅固定前环虽不能达到完全整复固定后环移位的骨折和脱位,但可减少不稳定骨盆骨折的异常活动,对控制出血和预防严重并发症仍有益处。

(二)治疗方法的选择及适应证

骨盆骨折本身的治疗临床上分为非手术和手术治疗两个类别。非手术治疗是传统的治疗方案,包括卧床、手法复位、下肢骨牵引和骨盆悬吊牵引。手术治疗包括外固定器和切开复位内固定。70 年代以前临床多采用非手术治疗方案,但对不稳定骨盆骨折特别是有明显移位者多不能恢复骨盆环的解剖和稳定,因而常有明显的后遗症。

当然骨盆骨折的非手术和手术治疗各有其适应证,其主要依据是骨盆环是否稳定和不稳定的程度。非手术治疗的适应证是:①骨盆环稳定骨折(A 型),如撕脱骨折和无明显移位的骨盆环一处骨折;②骨盆环两处损伤而失稳,但影像学上无或轻微移位者(B1、B2);③因早期救治需要经卧床、牵引治疗后,影像学证明复位满意者;④有手术禁忌或不宜手术治疗的多发伤者。手术固定适用于不稳定型骨盆骨折,有外固定器和切开复位内固定两大类别。外固定器的适应证是:①在急诊科用于有明显移位的 B1、B2 和 C 型不稳定骨盆骨折,特别是并发循环不稳定者,以求收到固定骨盆和控制出血的效果,并有减轻疼痛和便于搬动伤员的作用;②旋转不稳定(B1)型的确定性治疗;③开放性不稳定型骨折。外固定是急诊处理严重骨盆骨折时最为恰当的措施。

(三)骨外固定器固定

外固定器品种多样,但均由针、针夹和连接棒三部分组成。安装外固定器的具体步骤是:在每侧髂前上棘后方髂嵴处的皮肤上做一标记,再距此处 3～5cm 和 6～10cm 处皮肤作出标记。局部麻醉后,顺序自 3 个标记处经皮在髂骨翼内外板之间分别用直径 5mm 螺纹针,钻入 4～5cm(若用 2.5mm 骨圆针深达 7～8cm)3 针采用平行或不平行穿入法决定于不同外固定器针夹的设计。用针夹把持住穿入 3 针的尾部,再用连接棒将两侧针夹连成一体。根据骨盆骨折移位方向,用牵引矫正半盆上移后,调整连接棒纠正骨盆旋转畸形。摄片证实复位满意后,拧紧外固定器各固定旋钮保持外固定器的固定作用。但外固定器多不能保持有半盆向头侧移位的骨折,对此应加用患侧骨牵引,以防止半盆上移。有学者将四肢骨折单边外固定器用于急诊固定骨盆,收到效果。在固定期间应定期摄片复查,并根据情况调整外固定器。对用外固定器不能有效固定或外固定器失效者可改为切开复位内固定。为了加强髂骨把持骨针的效果,有在髂前下棘处平行穿入两针的方法。此外为了控制出血和稳定后环 Ganz 推出了抗休克钳,亦称 AOC 形钳,用于急诊科作为临时固定,并取得相应的效果。骨盆外固定器的并发症主要是针道感染。

(四)切开复位内固定

切开复位内固定的适应证尚不统一,Tile 提出:前环外固定后,后环移位明显不能接受者,需居坐位的多发伤者和经选择的开放骨折是切开复位内固定的对象。

Matta 主张经非手术治疗后，骨折移位＞1cm，耻骨联合分离＞3cm，合并髋臼骨折以及多发伤者应行内固定。Romman 主张 B、C 型骨折和多发伤者是适应证。由于骨盆骨折形式多样，即使同一分型中亦不尽相同，且伤员全身伤情不同，以及术者对内固定方法的选择，因而内固定的方法繁多，手术入路亦有所不同，现将文献中一些切开复位内固定的资料综合如下：

耻骨联合分离＞3cm 者，经下腹弧形切口，用钢板、双钢板、合式板、重建板或Ⅱ形板固定。耻骨支骨折，需手术固定者用重建板或髓内螺钉；突向阴道的下支骨折应复位固定或切除。髂骨翼骨折用拉力螺钉或钢板。骶髂关节脱位：前入路用钢板或髂骶螺钉，后入路用钢板、骶棒、拉力螺钉（切开或经皮）。骶髂关节骨折脱位：髂骨外侧入路用钢板或拉力螺钉，前入路用拉力螺钉、髂骶螺钉。骶骨骨折：后路，髂骨加压棒、钢板。

对于骨盆前后环损伤均需内固定者，有经两个切口分别固定前、后环伤者。亦可应用 20 世纪 90 年代发展起来的经皮拉力螺钉内固定后环伤。切开复位内固定时应用各种骨盆复位固定钳保持骨折对位便于操作。故应重视皮肤和软组织损伤的早期处理，并注意选择手术时机和入路。医源性神经损伤和大血管损伤亦有发生，应注意防止。

骨盆骨折治疗的目标是恢复骨盆的解剖形态和稳定。骨盆骨折分类着眼于骨盆环，特别是后环的稳定性。因此，根据骨盆骨折分型选择治疗方案更为简捷、实用。

总之，根据骨盆骨折分型类别选择治疗方法是一条重要的准则，但临床工作中常因多种因素的影响，手术固定不稳定骨盆骨折却难以实现，有待今后继续努力。

第八节　股骨干骨折

一、应用解剖特点

1.股骨干的解剖定位　股骨干的解剖范围为：股骨小粗隆下缘至股骨髁上部的解剖段。

2.外形结构特点　股骨干是人体中最坚固和最长的管状骨，当人体直立时，其向内向下倾斜；女性的骨盆相对较宽，其倾斜度更大一些。股骨干本身还有一个向前的凸度，其外形上部呈圆柱形，下部逐渐移行呈三棱柱形，在其后面有一条纵形骨嵴称为股骨嵴或股骨粗线。向近端逐渐分为两唇,外侧唇终于臀肌粗隆,为臀大肌的附丽部;内侧唇一部分终于耻骨线,为耻骨肌附丽部,另一部分止于转子间线;股骨嵴向远端也分为两唇,分别移行至股骨内、外上髁。股骨干远端逐渐变扁增宽,在横切面上呈卵圆形。股骨干骨皮质的厚薄不一,一般中间厚,两端逐渐变薄,向远端至髁部仅为一薄层。前后面对应点的皮质厚度除股骨嵴最厚外基本一致。股骨骨髓腔横断面呈圆形,长度自小粗隆底部起至股骨下端关节面上一手掌处止,骨髓腔狭窄不一。一般自股骨大粗隆至外上髁连线上 1/4 处开始狭窄,最狭窄处在此连线中点近端 2～3cm 处。以此连线中点远近端 4cm 连线代表股骨干髓腔的中线,并沿髓内钉进入方向引线,两线的交点在近端 4～5cm 处,夹角为 5°～7°,进行股骨髓内钉固定时应注意这些解剖特点。

　　3.血液供应特点　股骨干滋养孔一般有 1～3 个,大部分为双孔,多位于股骨的中段及中上段。一般开口于股骨嵴上或股骨嵴的内外侧,上滋养孔大多位于股骨干上、中 1/3 交界处稍下方,下孔则位于上、下 1/2 交界处稍上方。滋养孔道多斜向近侧端,与股骨轴线成 45°角。股骨滋养孔也有单孔,多集中于股骨中 1/3 处。双滋养动脉的上滋养动脉一般发自第一穿动脉,而下滋养动脉则发自其余穿动脉。滋养动脉进入皮质后其行程可长可短,入髓腔后再向上、下分支做树枝状,血流呈远心方向,供应皮质内侧 2/3～3/4。骨膜动脉为众多横形细支,来自周围肌支,呈阶梯状,只供应皮质外侧 1/4～1/3,平时作用不大。股骨干骨折后,如果主要滋养动脉缺如,骨骺动脉和骨膜动脉不能代偿股骨干远侧断端的血供,新骨形成将受到影响。如骨折发生在上中 1/3 交界处,远骨折段近侧将缺乏血供。如骨折发生在中下 1/3 交界处,同时该股骨只有 1 个滋养动脉,在皮质内行程又较长,则近断段远端的血供将发生障碍,影响愈合。

　　股骨干骨折后采用髓内钉固定,将有可能损伤滋养动脉的髓支。另一方面,由于滋养动脉在股骨嵴处进入的较多,手术时应尽量不要剥离此处,采用钢板固定时,钢板不宜放在前面,因为螺丝钉可能穿入后部股骨嵴,从而损伤滋养动脉而影响骨折的愈合。

　　4.周围相关结构的解剖特点　围绕股骨有较多的肌肉,特别集中于上部及后部,因而通常从体表不易摸到股骨。由于股骨外侧无重要血管及神经等结构,且肌肉较薄,显露股骨以外侧最为适宜。股骨中段 1/3 的全部、上 1/3 的大部以及下 1/3 的一部分全为股内侧肌、股外侧肌及股中间肌所包围,股骨干任何部分的骨折都或多或少地引起股四头肌的损伤。由于出血、水肿、渗液进而机化,如果再给予较长时间的固定,缺少必要的肌肉功能锻炼,时间一长,必然引起挛缩或纤维增生,造成粘连,特别是骨折位于股骨下部或由于渗液向下流注更易引起肌肉及膝关节囊的粘连,严重影响膝关节的活动,使得屈曲范围大受限制。

二、致伤机制

1.概述　　股骨干骨折的发生率略低于粗隆部骨折和股骨颈骨折,约占全身骨折的3%,但其伤情严重,好发于20～40岁的青壮年,对社会造成的影响较大。10岁以下的儿童及老年人也时有发生。

2.致伤机制　　由于股骨被丰富的大腿肌肉包绕,健康成人股骨骨折通常由高强度的直接暴力所致,例如机动车辆的直接碾压或撞击、机械挤压、重物打击及火器伤等均可引起。高处坠落到不平地面所产生的杠杆及扭曲传导暴力也可导致股骨干骨折。儿童股骨干骨折通常由直接暴力引起且多为闭合性损伤,也包括产伤。暴力不大而出现的股骨干骨折者除老年骨质疏松外,应警惕病理性因素。

3.骨折移位　　股骨周围肌群丰富,且大多较厚,力量强大,以致股骨干完全骨折时断端移位距离较大,尤其是横形骨折更明显。骨折后断端移位的方向部分取决于肌肉收缩的合力方向,另外则根据外力的强度与方向以及骨折线所处的位置而定。整个股骨干可以被看成1个坚固的弓弦,正常情况下受内收肌群、伸膝肌群及股后肌群强力牵引固定。股骨干骨折后该3组肌肉强力牵引使弓弦两端接近,使得骨折端向上、向后移位,结果造成重叠畸形或成角畸形,其顶端常朝前方或前外方。具体按照骨折不同部位,其移位的规律如下。

(1)股骨干上1/3骨折:近侧断端因髂腰肌及耻骨肌的收缩向前屈曲,同时受附着于股骨大转子的肌肉,如阔筋膜张肌、臀中肌及臀小肌的影响而外展外旋;近侧骨折断端越短,移位越明显;远侧断端因股后肌及内收肌群的收缩向上,并在近侧断端的后侧。由于远侧断端将近侧断端推向前,使后者更朝前移位。

(2)股骨干中1/3骨折:骨折断端移位情况大致与上部骨折相似,只是重叠现象较轻。远侧断端受内收肌及股后肌收缩的作用向上向后内移位,在骨折断端之间形成向外的成角畸形,但如骨折位于内收肌下方,则成角畸形较轻。除此以外,成角或移位的方向还取决于暴力的作用方向。这一部位骨折还常常由于起自髋部止于小腿的长肌的作用而将股骨远断端和小腿一起牵向上方,导致肢体短缩,Nelaton线变形,大粗隆的最高点比股骨颈骨折更位于髂前上棘与坐骨结节连线的上方。其另一个特点是,足的位置由于重力的作用呈外旋位。

(3)股骨干下1/3骨折:除纵向短缩移位外,腓肠肌的作用可使骨折远端向后移位,其危险是锐利的骨折端易伤及腘后部的血管和神经。

三、临床表现

股骨干骨折多因强暴力所致,因此应注意全身情况及相邻部位的损伤。

1.全身表现 股骨干骨折多由于严重的外伤引起,出血量可达 1000～1500ml。如果是开放性或粉碎性骨折,出血量可能更大,患者可伴有血压下降、面色苍白等出血性休克的表现;如合并其他部位脏器的损伤,休克的表现可能更明显。因此,对于此类情况,应首先测量血压并严密动态观察,并注意末梢血液循环。

2.局部表现 可具有一般骨折的共性症状,包括疼痛、局部肿胀、成角畸形、异常活动、肢体功能受限及纵向叩击痛或骨擦音。除此以外,应根据肢体的外部畸形情况初步判断骨折的部位,特别是下肢远端外旋位时,注意勿与粗隆间骨折等髋部损伤的表现相混淆,有时可能是 2 种损伤同时存在。如合并有神经血管损伤,足背动脉可无搏动或搏动轻微,伤肢有循环异常的表现,可有浅感觉异常或远端被支配肌肉肌力异常。

3.X 线片表现 一般在 X 线正侧位片上能够显示骨折的类型、特点及骨折移位方向,值得注意的是,如果导致骨折的力量不是十分剧烈,而骨折情况严重,应注意骨质有无病理改变的 X 线片征象。

四、诊断

根据受伤史再结合临床表现及 X 线片显示,诊断一般并不复杂。但对于股骨干骨折诊断的第一步,应是有无休克和休克趋势的判断;其次还应注意对合并伤的诊断。对于股骨干骨折本身的诊断应做出对临床处理有意义的分类。传统的分类包括开放性或闭合性骨折;稳定型或不稳定型骨折,其中横形、嵌入型及不全性骨折属于稳定型骨折。国际内固定研究协会(AO/ASIF)对于长管状骨骨折进行了综合分类,并以代码表示,用来表示骨骼损伤的严重程度并作为治疗及疗效评价的基础。AO 代码分类的基础是解剖部位和骨折类型,解剖部位以阿拉伯数字表示,股骨为 3、骨干部为 2,股骨干即为 32,骨干骨折类型分为“简单”(A 型)及“多段”,多段骨折既有“楔形”骨折(B 型)又有“复杂”骨折(C 型),再进一步分亚组。其英文字母序列数及阿拉伯数字越大,骨折也越复杂,治疗上的难度也越高。其分类简图见肱骨干骨折内容。

五、股骨干骨折的治疗

股骨干骨折的治疗方法有很多,现代生物医用材料、生物力学及医疗工程学的发展,为股骨干骨折的治疗提供了许多方便和选择。在做出合适的治疗决策前,必须综合考虑到骨折的类型、部位、粉碎程度和患者的年龄、职业要求、经济状况及其他因素后,再酌情选择最佳疗法。保守治疗的方法包括:闭合复位及髋人字石膏固定、骨骼持续牵引、股骨石膏支架等。近十年来,手术疗法随着内交锁髓内钉的发展和应用,取得了令人鼓舞的进步。但总的来说,不外乎以下方法:首先是内固定装置系统,包括传统髓内钉,又可分为开放性插钉和闭合性插钉、内交锁髓内钉和加压钢板固定等。其次是骨外固定装置系统,此系统仍在不断改进及完善中。现从临床治疗角度进行分述。

(一)非手术治疗

以下病例选择非手术疗法已达成共识。

1.新生儿股骨干骨折　常因产伤导致,可采用患肢前屈用绷带固定至腹部的方法,一般愈合较快,即使有轻度的畸形愈合也不会造成明显的不良后果。

2.4岁以下小儿　不论何种类型的股骨干骨折均可采用Bryant悬吊牵引,牵引重量以使臀部抬高离床一拳为度,两腿相距应大于两肩的距离,以防骨折端内收成角畸形,一般3～4周可获骨性连接。

3.5～12岁的患儿

按以下步骤处理:

(1)骨牵引:Kirshner针胫骨结节牵引,用张力牵引弓,置于儿童用Braunes架或Thomas架上牵引,重量3～4kg,时间10～14天。

(2)髋人字石膏固定:牵引中床边摄片,骨折对位满意有纤维连接后,可在牵引下行髋人字石膏固定。再摄片示骨折对位满意即可拔除克氏针。

(3)复查:石膏固定期间应定时摄片观察,发现成角畸形时应及时采取石膏楔形切开的方法纠正。

(4)拆除石膏:一般4～6周可拆除石膏,如愈合欠佳可改用超髋关节的下肢石膏固定。

(5)功能锻炼拆除石膏后积极进行下肢功能训练,尽快恢复肌力及膝关节的功能。

4.13～18岁的青少年及成人　方法与前述基本相似,多采用胫骨结节持续骨牵引,初期(1~3 天)牵引重量可采用体重的 1/8~1/7,摄片显示骨折复位后可改用体重的 1/10~1/9;在牵引过程中应训练患者每日 3 次引体向上活动,每次不少于 50 下。牵引维持 4~6 周,再换髋人字石膏固定 3 个月,摄片证明骨折牢固愈合后方能下地负重。

(二)手术治疗

保守疗法对于儿童骨折的治疗比较满意。因为股骨周围骨膜较厚,血供丰富,且有强大的肌肉包绕;成人股骨干骨折极少能被手法整复和石膏维持对位的。持续牵引由于需要长期卧床易导致严重的并发症,加重经济负担,目前已成为不切实际的做法。现代骨科对股骨干骨折的治疗,在无禁忌证的情况下,多主张积极手术处理。

【髓内钉固定术】

1.概述　　1940 年,Kuntscher 介绍髓内钉内固定用于股骨干骨折,创立了髓内夹板的生物力学原则。目前,关于股骨髓内钉的设计和改进的种类很多,但最主要集中在以下几方面。

(1)开放复位髓内钉固定或闭合插钉髓内钉固定。

(2)扩大髓腔或不扩髓穿钉。

(3)是否应用交锁。

(4)动力或静力型交锁髓内钉。

为了便于权衡考虑和适当选择,有必要对这几方面进行阐述。

2.开放插钉的优点　　与闭合插钉比较:

(1)不需要特殊的设备和手术器械。

(2)不需要骨科专用手术床及影像增强透视机。

(3)不需早期牵引使断端初步分离对位。

(4)直视下复位,易发现影像上所不能显示的骨折块及无移位的粉碎性骨折,更易于达到解剖复位及改善旋转的稳定性。

(5)易于观察处理陈旧性骨折及可能的病理因素。

3.与闭合复位相比不足之处

(1)骨折部位的皮肤表面留有瘢痕,影响外观。

(2)术中失血相对较多。

(3)对骨折愈合有用的局部血肿被清除。

(4)由于复位时的操作破坏了血供等骨折愈合条件,并增加了感染的可能性。

4.扩髓与否　　一般认为,扩髓后髓内钉与骨接触点的增加提高了骨折固定的稳定性,髓腔的增大便于采用直径较大的髓内钉,钉的强度增大自然提高了骨折的固定强度。扩髓可引起髓内血液循环的破坏,但由于骨膜周围未受到破坏,骨痂生长迅速,骨折愈合可能较快。因此对于股骨干骨折,多数学者主张扩髓,扩髓后的骨碎屑可以诱导新骨的形成,有利于骨折的愈合。对于开放骨折,由于有感染的危险性,应慎用或不用。有文献报道,由于扩髓及髓内压力的增加,可导致肺栓塞或成人呼吸窘迫综合征,因此对多发损伤或肺挫伤的患者不宜采用。

5.内交锁髓内钉 内交锁髓内钉是通过交锁的螺钉横形穿过髓内钉而固定于两侧皮质上,目的是防止骨折旋转、短缩及成角等畸形的发生。但是髓内钉上的内锁孔是应力集中且薄弱的部分,易因强度减弱而发生折断。因此,应采用直径较大的髓内钉,螺钉尽可能远离骨折部位,螺钉充满螺孔,延迟负重时间。不带锁髓内钉以 Ender 钉、Rush 钉及膨胀髓内钉为代表,临床上也有一定的适应证。内交锁髓内钉通过安置锁钉防止了骨折的短缩和旋转,分别形成静力固定和动力固定;由于静力型固定的髓内钉可使远、近端均用锁钉锁住,适宜于粉碎、有短缩倾向及旋转移位的骨折。静力型固定要求术后不宜早期负重,以免引起髓内钉或锁钉的折断导致内固定失败。动力型固定是将髓内钉的远端或近端一端用锁钉锁住,适用于横形、短斜形骨折及骨折不愈合者,方法为一端锁定,骨折沿髓内钉纵向移动使骨折端产生压力,因而称为动力固定。静力固定可在术后 6~8 周短缩及旋转趋势消除后拔除一端的锁钉,改为动力型固定,利于骨折愈合。总之,由于影像增强设备、弹性扩髓器等的应用,扩大了内交锁髓内钉的应用范围。股骨内交锁髓内钉的设计较多,比较多见的有 Grosse-Kempf 交锁髓内钉、Russell-Taylor 交锁髓内钉及 AO 通用股骨交锁髓内钉,这几种髓内钉基本原理及手术应用是相似的。

(1)手术适应证

1)一般病例:股骨干部小粗隆以下距膝关节间隙 9cm 以上之间的各种类型的骨折,包括单纯骨折、粉碎性骨折、多段骨折及含有骨缺损的骨折;但 16 岁以下儿童的股骨干骨折原则上不宜施术。

2)同侧损伤:包含有股骨干骨折的同侧肢体的多段骨折,如浮膝(股骨远端骨折合并同侧胫骨近端骨折)。

3)多发骨折:包括单侧或双侧股骨干骨折或合并其他部位骨折,在纠正休克,等呼吸循环稳定后应积极创造条件手术,可减少并发症,便于护理及早期的康复治疗。

4)多发损伤:指股骨干骨折合并其他脏器损伤,在积极治疗危及生命的器官损伤之同时,尽早选用手术创伤小、失血少的髓内钉固定。

5）开放骨折：对一般类型损伤，大多无需选择髓内钉固定；粉碎型者，可酌情延期施行髓内钉固定或采用骨外固定方法。

6）其他：对病理骨折、骨折不愈合、畸形愈合及股骨延长等情况也可采用髓内钉固定。

（2）术前准备

1）拍片：拍股骨全长正侧位 X 线片（各含一侧关节），必要时拍摄髋关节及膝关节的 X 线片，以免遗漏相关部位。

2）判定：仔细研究 X 线片，分析骨折类型，初步判断骨折片再移位及复位的可能性和趋势，估计髓内钉固定后的稳定程度，决定采用静力型固定或动力型固定。同时应了解患者患侧髋关节及膝关节的活动度，有无影响手术操作的骨性关节病变，尤其是髋关节的僵硬会影响手术的进行。

3）选钉：根据术前患肢 X 线片，必要时拍摄健侧照片，初步选择长度及直径合适的髓内钉及螺钉，一般而言，中国人男性成年患者常用钉的长度为 38～42cm，直径 11～13mm；女性常用钉的长度为 36～38cm，直径 10～12mm。在预备不同规格的髓内钉及锁钉的同时，尚需准备拔钉器械及不同规格的髓腔锉等。此外，必须具备骨科手术床及 X 线片影像增强设备。

4）术前预防性抗生素：术前 1 天开始应用，并于手术当日再给 1 次剂量。

（3）麻醉方法：常用连续硬膜外麻醉，也可采用气管插管全身麻醉。

（4）手术体位：一般采取患侧略垫高的仰卧位，或将其固定于"铁马"（骨科手术床）上，后者的优点包括：

1）为麻醉师提供合适的位置，特别是对严重损伤的患者，巡回护士、器械护士及 X 线片技术员也满意用此位置。

2）对患者呼吸及循环系统的影响较小。

3）复位对线便于掌握，特别是易于纠正旋转移位及侧方成角畸形。

4）便于导针的插入及髓内钉的打入，尤其适用于股骨中下段骨折。

仰卧位的缺点是，对于近端股骨要取得正确进路比较困难，尤其是对于一些肥胖患者。此时为了使大粗隆的突出易于显露，需将患肢尽量内收，健髋外展。

侧卧位的优点是，容易取得手术进路，多用于肥胖患者及股骨近端骨折。缺点是放置体位比较困难，对麻醉师、巡回护士，器械护士及 X 线片技术员都不适用；术中骨折对线不易控制，远端锁钉的置入也比较困难。

无论是采用哪种体位，均应将患者妥善安置在骨科专用手术床上，防止会阴部压伤及坐骨神经等的牵拉伤等。

（5）手术操作步骤

1）手术切口及导针入点：在大粗隆顶点近侧做一个 2cm 长的切口，再沿此切口向近侧、内侧延长 8～10cm，按皮肤切口切开臀大肌筋膜，再沿肌纤维方向做钝性分离；识别臀大肌筋膜下组织，触诊确定大粗隆顶点，在其稍偏内后侧为梨状窝，此即为进针点，选好后用骨锥钻透骨皮质。

正确选择进针点非常重要，太靠内侧易导致医源性股骨颈骨折或股骨头坏死，甚至引起髋关节感染；此外可造成钉的打入困难，引起骨折近端外侧皮质骨折。进针点太靠外，则可能导致髓内钉打入受阻或引起内侧骨皮质粉碎性骨折。

2）骨折的复位：骨折初步满意的复位是手术顺利完成的重要步骤，手术开始前即通过牵引手法复位；一般多采用轻度过牵的方法，便于复位和导针的插入。应根据不同节段骨折移位成角的机制来行闭合复位，特别是近端骨折仰卧位复位困难时，可采取在近端先插入一根细钢钉作杠杆复位，复位后再打入导针。非不得已，一般不应作骨折部位切开复位。

对于粉碎性骨折无需强求粉碎性骨块的复位，只要通过牵引，恢复肢体长度，纠正旋转及成角，采用静力型固定是可以取得骨折的功能愈合的。

3）放置导针、扩大髓腔：通过进针点插入圆头导针，不断旋转进入，并保持导针位于髓腔的中央部分，确定其已达骨折远端后，以直径 8mm 弹性髓腔锉开始扩髓，每次增加 1mm，扩大好的髓腔应比插入的髓内钉粗 1mm。扩髓过程中遇到阻力可能是将通过髓腔的狭窄部，通过困难时可改用小一号的髓腔锉，直到顺利完成为止。要防止扩髓过程中对一侧皮质锉得过多引起骨皮质劈裂造成骨折。

4）髓内钉的选择和置入：合适的髓内钉的长度应是钉的近端与大粗隆顶点平齐远端距股骨髁 2～4cm，直径应比最终用的髓腔锉直径小 1mm。此时，将选择好的髓内钉与打入器牢固连接，钉的弧度向前，沿导针打入髓腔；当钉尾距大粗隆 5cm 时，需更换导向器，继续打入直至与大粗隆顶平齐。打入过程中应注意不能旋转髓内钉，以免此后锁钉放置困难，遇打入困难时不能强行，必要时重新扩髓或改小一号髓内钉。

5）锁钉的置入：近端锁钉在导向器的引导下一般比较容易，只要按照操作步骤进行即可，所要注意的是导向器与髓内钉的连接必须牢固，松动将会影响近端钉的置入位置。远端锁钉的置入也可采用定位器，临床实际中依靠定位器往往效果并不理想，这可能是由于髓内钉在打入后的轻微变形影响了其准确性，一般采用影像增强透视结合徒手技术置入远端锁钉，为减少放射线的照射，需要训练熟练的操作技巧。

5.Kuntscher 钉 Kuntscher 钉是标准的动力髓内钉,其稳定性取决于骨折的完整程度及钉和骨内膜间的阻力,但适应证有所限制:一般只适宜于股骨干中1/3、中上 1/3 及中下 1/3 的横断或短斜形骨折。此项技术在半个世纪以来,其有效性和实用性已被数以万计的病例证实一方面,其具有动力压缩作用,有利于骨折早日愈合;另一方面,由于交锁髓内钉需要在 C 形臂 X 线机透视下进行,部分医院仍不具备该设备,加上锁定孔处易引起金属疲劳断裂及操作复杂等问题,因此传统的 KUntscher 钉技术仍为大众所选用。现将这项技术简述如下:

(1)适应证:适用于成年人,骨折线位于中 1/3、中上 1/3 及中下 1/3 的横断形、闭合性骨折,微斜形、螺旋形者属相对适应证,开放性者只要能控制感染也可考虑。该术式的优点是:操作简便,疗效确实,患者可以早日下地。

(2)操作步骤

1)先行胫骨结节史氏钉骨牵:持续 3～5 天,以缓解及消除早期的创伤反应,并使骨折复位。

2)选择长短、粗细相适合的髓内钉:梅花形髓内钉最好,一般在术前根据 X 线片显示的股骨长度及髓内腔直径选择相应长短与粗细的髓内钉,并用胶布固定于大腿中部再拍 X 线片,以观察其实际直径与长度是否合适,并及时加以修正。

3)闭合插钉:骨折端复位良好的,可在大粗隆顶部将皮肤做一个 2cm 长切口,使髓内钉由大粗隆内侧凹处直接打入,并在 C 形臂 X 线机透视下进行。

4)开放复位及引导逆行插钉:牵引后未获理想对位者,可自大腿外侧切口暴露骨折端,在直视下开放复位及酌情扩大髓腔;然后将导针自近折端髓腔逆行插入,直达大粗隆内侧穿出骨皮质、皮下及皮肤,再扩大开口,将所选髓内钉顺着导针尾部引入髓腔并穿过两处断端,使钉头部达股骨干的下 1/3 处为止。中下 1/3 骨折患者,应超过骨折线 10cm。钉尾部留置于大粗隆外方不可太长,一般为 1.5cm 左右,否则易使髋关节外展活动受阻。一般在 1 年后将钉子拔出,操作一般无困难,原则上由施术打钉者负责拔钉为妥。

5)扩大髓腔插钉术:有条件的也可选用髓腔钻,将髓腔内径扩大,然后插入直径较粗的髓内钉以引起确实固定和早期下地负重。但笔者认为如此操作会对骨组织的正常结构破坏太多,拔钉后所带来的问题也多。因此在选择时应慎重,既要考虑到内固定后的早期效果,又要考虑到拔除髓内钉后的远期问题。

6)术后:可以下肢石膏托保护 2～3 周,并鼓励早期下地负重,尤其是对于中 1/3 的横形骨折;但对中下 1/3 者,或是斜度较大者则不宜过早下地,以防变位。

有资料显示,欧美等发达国家近年对长管状骨骨折,又重新恢复了以髓内钉治疗为主流的趋势,其中包括交锁髓内钉等也日益受到重视。但就股骨干骨折而言,还有其他的一些可选用的手术方法。

【接骨板螺钉内固定术】

既往认为接骨板螺钉固定术的适应证为手术复位髓内钉固定不适合的患者,如股骨上 1/3 或下 1/3 骨折者,最近对股骨干骨折切开复位接骨板螺钉固定的观点已有所不同。由于传统髓内钉满意的疗效,以及当前闭合性髓内钉手术、特别是交锁髓内钉技术的发展,人们看到更多的是接骨板螺钉内固定的缺点。没有经验的骨科医师可能会造成一些力学上的错误,如钢板选择不当、太薄或太短、操作中螺钉仅穿过一层皮质、骨片的分离等,尤其是当固定失败、发生感染时,重建就成了大问题,并且接骨板的强度不足以允许患者早期活动。此外,由于钢板的应力遮挡导致的骨质疏松,使得在拆除内固定后仍应注意保护骨组织,逐步增加应力才能避免再骨折。这些方面严重地影响了接骨板螺钉内固定术在股骨干骨折中的应用和推广,笔者建议应慎重选择。

【Ender 钉技术】

Ender 钉治疗股骨干骨折曾风行多年,操作简便,颇受患者欢迎。但其易引起膝关节病废而不如选用髓内钉。因此,近年来已较少采用。

【外固定支架固定术】

关于外固定支架,国内外有多种设计,其应用的范围适用于股骨干各段、各种类型的骨折,对开放性骨折、伤口感染需定期换药者尤其适用。应用外固定支架患者可早期下地活动,有益于关节功能的恢复。应注意防止穿针孔的感染和手术操作中误伤血管神经。由于大腿部肌肉力量强大,宜选用环型或半环型的支架,单侧支架很难维持对位对线,除非伴有其他损伤需卧床休养的病例。

三、股骨干骨折各种并发症的诊断与治疗

(一)术中并发症

术中并发症的发生均与操作不当有关,例如术中发生新的骨折。髓内钉固定时造成新的骨折主要与髓内钉规格尺寸选择不当、进针点太偏外或偏内、髓腔扩大过度皮质偏薄有关,手术时加以注意是可以避免的。髓内钉打入一部分后处于进退不能的与术前估计不足及术中粗暴强行打入有关,应采取相应的策略防患于未然。

(二)术后并发症

1.延迟愈合和不愈合　　延迟愈合多发生在开放性骨折及粉碎性骨折,主要原

因大多与处理措施不当有关,可通过改进不恰当的措施、延迟固定时间、局部确实制动和外加电磁场刺激等辅助手段,大部分能取得完全愈合。不愈合通常由于感染、严重骨缺损等引起,采用交锁髓内钉辅以自体植骨可以在取得骨愈合的同时照顾到膝关节功能的恢复。

2.畸形愈合　　畸形愈合和内固定不当及活动过早有关,股骨干骨折成角畸形大于 15°、旋转畸形大于 20°或短缩畸形超过 2.0cm 者,均应设法矫正,小儿及老年病例可放宽标准。一般可采用人工制造骨折重新固定的方法,固定时除矫正旋转成角外,应注意维持合适的肢体长度,必要时可考虑植骨。

3.再骨折　　再骨折一般多发生在钢板固定拆除后。由于钢板的应力遮挡,局部骨质疏松,拆除后应暂缓负重,或外加石膏固定一段时间,逐步增加负重,预防应力损伤。对于已发生的再骨折,宜采用交锁髓内钉等较可靠的方法固定,一般愈合时间都较原骨折短。

4.内植物折断　　内固定植入物的断裂并不鲜见,其原因一方面与材料的质量有关,另一方面与固定不当、过早负重有关,发生在骨折愈合前的折断应视骨折对位对线情况及愈合趋势酌情处理。原则上应予去除,但技术操作困难,这种情况下如果强行取出,可能带来不良后果。

5.膝关节功能障碍　　大多由于长期固定引起股中间肌的粘连、股中间肌本身的损伤与瘢痕化,以及膝关节内和髌骨两侧囊壁的病变而引起。主张在确实固定的基础上早期活动可预防膝关节功能障碍的发生。轻者可通过理疗、加强功能锻炼得以恢复。重则行股四头肌成形术,手术松解膝关节及髌韧带下方粘连,切除已瘢痕化的股中间肌,并酌情行股四头肌延长术等。术后早期行 CPM 锻炼,疗效多较满意。

第九节　股骨颈骨折

约 90%的股骨颈骨折见于老年人,骨折不愈合率高,易发生股骨头缺血性坏死,并发症多,伴有一定的死亡率,是骨折治疗中长期面临的一个难题。年轻人股骨颈骨折约占 3%～5%,常系高能量损伤引起,创伤大,治疗上面临的困难可能更甚于老年人。

由于股骨颈骨折的治疗困难和预后较差,在 19 世纪 50 年代,Dichson 将其称之为"未解决的骨折"。近年来有学者认为,应将股骨颈骨折称之为"无法解决的骨折",并认为关节置换是最好的解决办法。

据 Hedlund 等的研究,30 岁以后的女性,每 5 年髋部骨折的发生率可增加一倍,85 岁以后其发病率可达 1.8％。在美国,从 20 世纪 60 年代至 80 年代,股骨颈骨折发病率增加了 3 倍,每年超过 300 万例,伴随而来的是每年 1000 亿美元的医疗费用。

一、相关解剖

股骨颈与股骨干所构成的角度,称为颈干角。在成人,颈干角在 110°～140°,平均 127°。颈干角大于 140°,称为髋外翻;小于 110°时,称为髋内翻。颈干角与髋部稳定性和下肢长度密切相关,股骨上段骨折治疗时,应注意恢复与维持正常颈干角。

正常股骨头与股骨干不在同一个冠状面上,股骨颈向前倾斜,与股骨内外髁后方切面形成前倾角,正常约 10°～15°,若股骨头前倾减少,将较正常人更易发生髋关节后脱位。

股骨上端骨小梁排列方向与其所受的应力有关,可分为五组:①主要抗压力骨小梁:股骨头上方负重面至股骨颈内下方;②主要抗张力骨小梁:由股骨头下部及颈的上部,弯曲至股骨干外侧;③次要抗压力骨小梁:由大转子至小转子;④次要抗压力骨小梁:位于第 2 组下方;⑤大转子部骨小梁。在诸组骨小梁之间,有一低骨密度区,称为 Ward 三角。

股骨距是位于股骨颈干连接部内后方、由多层致密骨构成的纵行骨板,实际上是股骨干后内侧皮质的延伸,向上与股骨颈的后侧皮质骨衔接,向下与小转子下方的股骨干内后侧骨皮质衔接。股骨距的存在,加强了颈干连接部对应力的承受能力,具有重要的临床意义。在内固定时,应使内固定物紧贴股骨距,使内固定获得坚实的支托。而在人工关节置换术时,维护和保留股骨距,可减少股骨假体松动或下陷。

股骨颈前方完全由关节囊包绕,后方大部分位于关节囊内,仅后外侧一小部分露于囊外,因此,股骨颈骨折属囊内骨折。

二、损伤机制

股骨颈骨折除少数由高能量损伤引起者外,约 90％为平地摔倒所致,这更常见于平衡能力下降且伴骨质疏松的老年人。髋部骨折的发生常具有如下因素:摔倒(肌肉收缩与髋部撞击);保护性反应不足;局部组织能量缓冲不足;局部骨强度不足。

发生骨折的可能机制有三:其一是由于摔倒,直接撞击大转子部引起。其二摔倒时引起的旋转暴力所致。由于股骨头固定于髋臼中,下肢相对于躯体的扭转使股骨颈后方同髋臼撞击,或骨折部向前成角,造成股骨颈后方粉碎性骨折。据Scheck报道,70%移位股骨颈骨折可见后方粉碎性骨折。第三种可能机制是由于自发性疲劳骨折,骨折后再引起摔倒。

年轻患者股骨颈骨折多见于交通事故或高处坠落伤,需较大暴力,骨折移位及软组织损伤严重。暴力由股骨向上传导,在股骨颈部形成剪切暴力而造成骨折。此时如髋处于外展位,多造成股骨颈骨折,如处于内收位,可引起髋关节骨折脱位。

三、股骨颈骨折分类

1.根据骨折线的解剖部位,可分为:

(1)头下型:临床常见,骨折线位于股骨头下,股骨颈完全位于骨折远端。此型股骨头血运破坏最大,极易发生股骨头坏死。

(2)头颈型:最为常见,骨折线一部分位于头下,另一部分则位于股骨颈。骨折部的剪切应力大,因而稳定性差。

(3)经颈型:较少见,骨折线完全经股骨颈。

(4)基底型:骨折线位于股骨颈基底部,血运破坏相对较小,骨折不愈合及股骨头坏死发生率较小。

Pauwel分型由Pauwel于1935年提出,即根据骨折线与髂前上棘连线的夹角(Pauwels角)大小分型。因以骨盆为标志,不可靠。Linton于1944年提出Linton角,以股骨干纵轴的垂线与骨折远端骨折线的夹角作为分型依据:

Ⅰ型:Linton角<30°,骨折处主要遭受压力,较稳定。

Ⅱ型:Linton角在30°~50°,骨折处遭受较大的剪切力,不利于骨折愈合,不稳定。

Ⅲ型:Linton角>50°,骨折处遭受明显的剪切力,极不稳定。

α为Pauwels角。

β为Linton角。

上述分型仅依据正位X线片,由于远近骨折端多有旋转,往往使骨折线难以准确判断,且此分型未能考虑股骨颈后方的粉碎骨折,其临床应用受到一定限制。

2.Garden 分型　此分型最为常用。按 Garden 所描述,正常髋关节的正位片中,主要抗压骨小梁与髋臼骨小梁呈一直线,与股骨长轴(或股骨干内侧皮质)夹角约为 160°,而侧位片由股骨头至股骨颈的骨小梁应与股骨长轴平行呈 180°角。上述角度称为 Garden 指数,并被应用于 Garden 分型中。Garden 认为,不同类型的股骨颈骨折代表同一骨折移位发展过程的不同阶段。

Ⅰ型:不完全骨折,或外侧皮质骨嵌插,正位片 Garden 指数>160°,较稳定。

Ⅱ型:完全骨折,无移位,正位片 Garden 指数约 160°。

Ⅲ型:完全骨折,移位<50%,骨折远段外旋而近段内收内旋,股骨头内侧骨小梁与髋臼顶部小梁不再成一直线,Garden 指数<160°。

Ⅳ型:完全骨折,移位>50%。

3.其他分类　根据骨折端之间的关系可将骨折分为三种类型:外展型骨折、内收型骨折和中间型。外展型骨折指骨折块呈外翻移位,股骨头小梁与内侧皮质角度增大,接近 180°。内收型骨折则相反,上述角度变小,骨折端呈内收移位。中间型骨折移位介于上述两者之间。

在股骨颈骨折行人工关节置换时发现,约 70%患者伴有股骨颈后内侧的粉碎性骨折。颈后方粉碎性骨折对骨折本身及内固定的稳定性均有很大影响。但上述各种分类中对这一因素却未能顾及。Caviglia 等所提出的分型将骨折的稳定因素一并考虑在内,共分六型,每型再按稳定程度分为两个亚型:

0 型:疲劳骨折。

Ⅰ型:稳定骨折。

ⅠA:不完全骨折。

ⅠB:完全骨折,嵌插于外展位。

Ⅱ型:完全骨折,未移位或部分移位,Linton 角<50°。

ⅡA:单纯骨折。

ⅡB:伴颈后方粉碎骨折。

Ⅲ型:完全骨折,Linton 角>50°,不稳定。

Ⅳ型:完全移位骨折,损伤重,Linton 角<50°。

Ⅴ型:完全移位骨折,Linton 角>50°。

分类中的 Linton 角是指正位片上骨折线与股骨纵轴垂线的交角。

四、临床表现及诊断

患者多有外伤史,摔伤后髋部疼痛,不能站立,主动活动受限。患肢可有明显的屈曲、外旋和短缩畸形。腹股沟中点有明显压痛,患侧大转子叩痛和跟部纵向叩击痛。有明显移位的股骨颈骨折诊断多无困难,X线片多可明确诊断。X线摄片时,应包括患侧髋关节的正侧位片和骨盆片,侧位片往往可证实正位片上并无移位甚至不能清楚显示的股骨颈骨折,且能显示骨折后内侧有无嵌插或粉碎。而骨盆片可排除骨盆疾患,并有利于同健侧对比。

应引起重视的是无移位的嵌插骨折,患者可能疼痛并不严重,甚至仍可行走,而易于发生漏诊。对于老年摔跤后髋痛患者应仔细检查,摄质量良好的 X 线片并认真阅读,如未能确诊,仍怀疑有股骨颈骨折者,可卧床休息两周后,复查 X 线片加以排除。MRI 检查有助于新鲜骨折的诊断。

疲劳骨折、原发或继发肿瘤引起的病理性股骨颈骨折,应详细询问病史,必要时行 CT 或 MRI 检查,以明确诊断。半数以上的股骨颈骨折发生在骨质疏松的基础上,实质上也是一种病理性骨折,在患者出院之前,应对骨质疏松进行必要的评估,并给予相应的治疗。

五、非手术治疗

髋部骨折常见于老年女性,主要病因之一就是绝经后骨质疏松。非手术治疗将延长卧床和伤肢不负重时间,将使骨质疏松迅速加重。

股骨颈骨折大部分需手术治疗,即使无移位的 Garden Ⅰ、Ⅱ型骨折,如果不采用内固定,也可能因继发性失稳而发生移位。采取非手术治疗的患者多由于以下原因:①患者或家属选择非手术治疗,国内往往与其经济状况相关;②患者全身状况差不能耐受手术:如严重的心脏病、脑卒中、肾功能衰竭、晚期癌症等;③骨折前伤肢即因脑卒中等原因而瘫痪,手术无助于改善功能。

对 Garden Ⅰ型、Ⅱ型或 Linton 外展型骨折,有人采用卧床休息,同时行牵引或防旋鞋制动等保守治疗方法,但更多的医生主张早期内固定治疗,以达到早期功能锻炼,早期离床活动,防止并发症的目的。

有人认为,如做嵌插性无移位骨折内固定手术有可能在术中引起骨折嵌插部分离,导致移位和增加股骨头坏死的发生率。但非手术治疗至少有 10%~15%甚至更多的再次移位机会,一旦发生移位,即使再行整复和内固定,预后也将受到显著影响。

对于嵌插骨折,并不推荐使用牵引治疗。首先,位置良好的嵌插骨折无必要进行牵引;其次,长时间牵引患者常难以忍受,并发症也将显著增加;第三,有更简易的保持伤肢位置、同时进行一定被动和主动锻炼的治疗方法。

非手术治疗可分为两个阶段:早期在适当固定伤肢的同时,应注意防止各种并发症,如肺炎、褥疮、深静脉血栓、尿路感染等。后期骨折已部分愈合,可逐渐增加康复训练。

患肢应轻度外展和保持旋转中立位或轻度内旋,可使用防旋鞋或海绵制成的U形支具。骨折早期患者以卧床为主,应防止骶尾部、转子部及足跟等处出现褥疮。患者应定时做30°左右的翻身,于足跟加环形软垫使足跟部悬空。患者可交替平卧和半卧位,鼓励咳痰,必要时做雾化吸入等辅助治疗,防止出现坠积性肺炎。在内科或血管外科医生指导下,适当使用抗凝药物,防止深静脉血栓或肺血栓的形成。应尽早开始下肢肌肉的等长收缩以及健侧下肢各关节及伤侧足踝关节的主动伸展活动。早期患者疼痛较重,可口服少量镇静剂或止痛剂,但不能过量,以免增加肺炎或褥疮的发生。长期卧床势必加重骨质疏松,应口服双磷酸盐、雷洛昔芬(女性),肌内注射或鼻喷降钙素(密钙息)等有效的抗骨质疏松药物。

大约6周后,如X线片复查未见骨折移位,可进一步增加不负重主动功能锻炼,以恢复髋、膝、踝关节关节活动肌的肌力。8～12周以后,在肌力有所恢复、X线复查有愈合迹象的基础上,在医生、理疗师或家人的帮助下使用拐杖、助步器等下床做不负重行走。

显然,严格的非手术治疗对医师、患者及其家属的要求甚至比手术治疗都要高得多,三方面均须以足够的信心和毅力相互配合,而其效果却逊于手术治疗。Rauymakers等报道,早期功能锻炼后负重的嵌插型股骨颈骨折,约有86%的骨折部愈合不佳。Hanser则报道,Garden Ⅰ型骨折患者行非手术治疗后,约50%因骨折移位需要接受手术。因此,只要条件许可,各种类型的股骨颈骨折,均以手术治疗为宜。

如果是Garden Ⅲ或Ⅳ型骨折,患者及家属拒绝手术治疗,或患者身体条件不允许手术,或伤前便已瘫痪或已有严重畸形,即使手术治愈骨折也无重建伤肢功能的可能时,非手术治疗的目的是使患者尽早坐起和使用轮椅下床活动,早期可用软枕固定伤肢以减少疼痛。由于非手术治疗不可能使Garden Ⅲ或Ⅳ型骨折愈合,因而任何长期卧床、牵引、石膏或长夹板固定等治疗都是没意义而且对全身情况有害的,患者应尽早离床用轮椅活动,无需顾虑骨折是否进一步移位。治疗的目标应该是保全生命和在一定程度上改善生命质量,减轻身心痛苦。

六、手术治疗

1.骨折复位 股骨颈骨折闭合复位方法较多,可将其分为屈曲位复位或伸直位复位两种,但其原理基本相同,多为通过牵引恢复骨折对线,然后内旋肢体保持复位。

患者麻醉后取仰卧位,伸直、外展位牵引患肢,然后内旋以达到复位。亦可在患侧髋、膝各屈曲 90°行牵引,然后股骨内旋 45°,同时使患髋外展并伸直。如复位理想,术者手托患侧足跟时,患髋不再自发外旋。在屈髋屈膝沿股骨纵轴牵引的同时,可增加向外的牵引力,使牵引合力方向与股骨颈方向一致。然后内旋并伸髋以保持复位。

以上复位手法,特别是屈曲位牵引复位,有可能进一步损伤股骨头残存的血供。本节学者常规在患者入院后行伤肢骨牵引,患者送入手术室后不再手法复位,而在麻醉后立即仰卧固定于骨科手术床上,健侧肢体于轻度外展伸直位固定,会阴部加一立柱进行对抗牵引。患肢固定在手术床牵引架上,于外展、伸直位牵引,然后内旋患肢,几乎均能满意复位。若术前发现股骨颈后方粉碎性骨折并引起股骨头后倾(骨折部向前成角),则可在牵引下从前方按压股骨头及骨折部位加以整复。

2.复位评价 良好的复位可以提供骨折的初始稳定,并保护股骨头的血供。而不良的复位将直接导致内固定失败率升高、骨折不愈合和股骨头缺血性坏死,因此,精确地评价复位结果至关重要。

McElvemy 将复位结果分为三类:解剖复位、复位不足和过度复位。复位不足即股骨颈两骨折端位于内翻位,骨折极不稳定。过度复位时两骨折端较正常位置外翻,使股骨颈内侧皮质抵在近端内侧皮质的内下方,即所谓的帽-钩位置,或因过度牵引导致骨折端分离。过度外翻和骨折端分离均可能引起关节囊紧张并造成血管进一步扭曲和损伤,增加股骨头坏死的发病率。

Garden 指数除用于股骨颈骨折的诊断和分型外,在股骨颈骨折复位评价中也具有重要价值。在正位片上,股骨头主要压力骨小梁与股骨干内侧皮质正常夹角为 160°,而侧位片上两者夹角为 180°。Garden 等认为,如上述两角度值位于 155°~180°,复位结果可以接受。

尽管 Garden 指数简单明确,但在手术中多通过透视进行观察,无法获得清晰骨小梁图像,使其应用受到限制。Lowell体外研究认为,无论髋关节位置如何,在正或侧位片,股骨头与颈的轮廓都应呈一光滑的S形。因此,如复位后仍无光滑的S形曲线,则说明复位欠完全。这一征象亦可用于股骨颈骨折的诊断。

尽量避免反复、粗暴的牵引复位,以免增加对股骨头血供的破坏。在连续2～3次闭合复位失败后,应该行切开复位或改行人工关节置换。切开复位可采用Watson-Jones入路,切开前关节囊进行复位,以免过分影响股骨头血供。如能在术前进行预备牵引,并掌握一定的术中复位技术,几乎不存在切开复位的需要。

3.闭合复位内固定　骨折愈合需要良好的力学环境。即需要建立骨折部良好的机械稳定性,又要保持骨折部一定的应力刺激。在安放内固定时,应尽量保护骨折端的血供及骨结构。由于股骨颈特殊的解剖形态及复杂的力线关系,增加了骨折固定的难度。

闭合复位和内固定是股骨颈骨折治疗的首选方法,如应用得当,80%以上的患者可获骨折愈合,股骨头缺血坏死的发生率各家报告不一,约为15%～40%。何况,即使发生股骨坏死,只要尚未引起严重的创伤性骨关节炎,并不一定立即需要再次手术。

内固定并不能直接降低股骨头缺血坏死的发生。但是,有些学者认为,由于早期行内固定,减少了由于再次移位引起的股骨头血供再次损伤,从而降低了股骨头坏死的发生。无移位的嵌插骨折引起的血管损伤仅限于骨折处,如果发生骨折移位则可引起关节囊周围血供的进一步破坏。

手术方法选择的首要标准是并发症的发生率,如骨折不愈合、股骨头缺血坏死或其他全身并发症,其次是手术难易程度、创伤大小和治疗费用。

(1)手术时机:早期手术对于减少股骨头缺血坏死的发生率具有重要意义。手术可以降低关节囊内压力,减少股骨头血供的进一步破坏。但有些学者发现,延迟手术(6～7天内)对骨折不愈合等并发症等的发生并无影响,而早期手术(24小时内)死亡率反而增加。早期手术仅限于年轻患者及全身情况许可的老年患者,对耐受力较差的老年患者并不适合。如选择人工股骨头或全髋关节置换,更无必要过早行手术。

(2)空心加压螺钉固定:空心加压螺钉是股骨颈骨折最常用的内固定器,多用于无移位或复位后位置良好的股骨颈骨折,对于较年轻和骨量较好的患者常可获得较好的效果。

手术方法:闭合复位满意后,经正侧位透视确定股骨颈的前倾角及导钉的进针位置、方向。钻入定位导针,经正、侧位透视确认定位导针位置正确。经定位导针放置定位器,经定位器外周三角形分布的三个孔打入另三根导针,其深度以达到关节面下 5mm 左右为度。拔出中央定位导针,按三根导针的长度分别测算出空心螺钉的长度。使用 4.5mm 空心钻沿导针钻孔。于骨折远端皮质骨及干骺端处丝锥攻丝,拧入空心螺钉,螺钉的螺纹应超过骨折线全部进入骨折近段。必要时可于螺钉尾端下放置垫圈,以防止螺钉尾部陷入骨质内。三枚螺钉拧入并透视证实位置正确后,放松牵引,并再次拧紧螺钉。以上的全部手术过程也可在导航系统的指引下完成。后者只需首次 X 线透视,以后即可完成手术全程的实时导航,显著减少了放射线接受量,并保证了手术精度。

空心加压螺钉的数目、进针点、方向及位于股骨颈内的位置等问题上,尚存在争议。多数学者建议使用三根螺钉,通常呈一倒三角形分布。Swionthonski 等研究认为,无论四或五根空心螺钉或附加其他钉,在抗弯曲应力方面,并无明显区别,并只能恢复原来股骨颈的 3/4 弯曲刚度。然而 Kauffman 等研究发现,四根空心螺钉在固定有后方粉碎性骨折的股骨颈骨折的模型中,与三根空心螺钉相比,尽管只使初始稳定有较小的提升,但却具有统计学意义。

钉的布局十分重要,应符合三点固定原则,即空心钉通过股骨近端的压力和张力骨小梁,并分别在股骨颈内侧皮质及股骨距获得支持,尽量避开骨结构疏松的颈中心及 Ward 三角区。第一根进针点应位于外侧小转子水平下方 1~1.5cm,并紧贴股骨颈内侧皮质。钉尖位于股骨头下 1/3 区域内,其侧位应位于股骨颈中央部分。另外两根则分别紧贴前及后侧皮质。

钉尖应距离关节面约 5mm,使钉尖与较致密的软骨下骨接触。空心加压螺钉较之动力髋螺钉更容易穿透关节面,如发生此种情况,应更换位置重新打入而非单纯更换一枚短的螺钉。

年轻患者使用三根空心加压螺钉的位置建议使用倒品字形,即一根螺钉贴近股骨距,另两根螺钉在此螺钉上方并相互平行,这种方法固定可以提供较大的压缩力。而老年患者则推荐使用正品字形的放置,即两根平行螺钉靠近股骨距,上方只有一根平行螺钉,尤其骨质疏松严重的患者更应如此,以增强颈内侧的抗压与抗弯压力。

(3)动力髋螺钉内固定术:自 20 世纪 50 年代开始,Richard 即开始设计并使用髋部螺钉系统,以后逐渐完善,形成现代的滑动加压螺钉 Richard 钉和动力髋螺钉(DHS)。其基本组成是一个圆头、粗大的宽螺纹螺丝钉,一个套筒接骨板和加压螺丝钉。DHS 目前主要应用于股骨转子间骨折,亦可应用于股骨颈基底骨折。如果应用于头下型股骨颈骨折,螺钉在骨折近端太少,内固定容易失效,因此不宜使用。

多项临床研究表明,DHS治疗股骨颈骨折与空心钉相比,手术时间长、创伤大、骨折不愈合率高。DHS的股骨颈螺钉较粗,直径通常为12~14mm,对股骨头血供破坏较大,防旋螺钉的使用更加大了血供的破坏。对股骨头血供的动态测量显示,DHS固定后,股骨头血供比原来减少了3.5倍。

DHS是结构坚固的可伸缩内固定装置,允许骨折端在装置上滑动,为骨折端提供了静力及动力性加压,以取得自身的稳定。由于滑动的存在增加了骨面,尤其是内侧皮质的接触,降低了DHS所承受的张应力,有利于骨折端特别是压力侧的愈合,这将进一步降低DHS的负荷,使骨折获得更加良好的力学环境。DHS的可滑动性使髋螺钉不易切出股骨头,适合骨质疏松患者,同时有利于骨折端相互靠拢,增加了系统的稳定性。对于股骨颈后外侧粉碎,骨折端缺乏复位后骨性支持者提供可靠的支持。

在应用DHS内固定时,头钉置放的位置对于疗效的影响非常关键。Baumgaertner认为,股骨头螺钉(以下简称头钉)置放于股骨头颈中心最为牢固,不易发生头钉切割,并提出TAD值的概念。在正位与侧位片上分别测定头钉尖端与股骨头顶点之间的距离,股骨头"顶点"是指股骨头颈中轴线与股骨头关节面的交点。正、侧位测量值之和,称为尖顶距(TAD)。$TAD = [X_{ap} \times (D_{ap}/D_{true})] + [X_{lat} \times (D_{lat}/D_{true})]$ Baumgaertner和Solberg的研究发现,TAD值小于20mm时无一例发生切割。而TAD值大于50mm时,切割率高达60%。有人主张头钉的位置应在股骨头颈中下1/3(正位)、偏后(侧位)。股骨头中下1/3偏后部位骨质较密,头钉置入后不易发生切割。Hartog等人的尸体标本实验结果认为,偏心位固定抗旋转力较差,主张以中心位固定为佳。但内上方固定应该避免,这是因为股骨头内上方骨质薄弱,内固定欠牢固,切割发生率较高。且外侧骺动脉位于股骨头上方偏后,该动脉供应股骨头大部分血运,头钉进入内上方极易损伤外侧骺动脉而引起股骨头缺血坏死。关于内固定物进入股骨头的深度,目前一致认为应距离股骨头关节面至少5mm为宜。

DHS抗旋转能力差,文献报道失败率为5%,因此,许多学者建议在头钉的上方再拧入一枚加压螺钉以防止旋转。另外,在使用DHS时,必须注意套筒的长度不能越过骨折线,并有足够的滑行余地,否则会阻止骨折端的嵌插。

(4)γ钉和PFN内固定术:γ钉具有半闭合操作、髓腔内固定、靠近负重力线、能有效传递负荷等优点。AO学派在γ钉的基础上研发出了股骨近端髓内钉(PFN),其近端加设防旋螺钉,有利于防止骨折端间持续旋转不稳定,且股骨颈内双钉承载,平均力臂较γ钉小,抗拉及抗压能力亦有提高,减少了应力集中,从而降低了股骨头切割等并发症的发生。

γ 钉和 PFN 主要应用于股骨转子部骨折。对于靠近基底部的股骨颈骨折,尤其是粉碎性骨折,由于其特有的髓内固定优点,往往可以获得良好的固定效果,但术中扩髓和打钉时应避免造成或加重骨折部位的分离移位。无移位或移位较小的股骨颈骨折,不建议使用 PFN,因术中扩髓时可能造成或加重骨折部位的分离移位。

(5)人工关节置换术:对于绝大多数新鲜股骨颈骨折,首先考虑解剖复位、坚强内固定。多数学者报道股骨颈骨折应用当代先进的内固定技术,不愈合率低于5%,晚期即使发生股骨头缺血坏死,也只有不到 50% 因症状明显而需进一步治疗。股骨颈骨折的患者内固定治疗后,如骨折愈合而未发生股骨头缺血坏死,其关节功能评分明显高于人工关节置换者。

许多学者认为,应用人工关节置换术的最大优点,是术后患者可以尽早进行肢体活动及部分负重,有利于迅速恢复功能,防止骨折的发生,降低老年人股骨颈骨折的死亡率.。因此,应用人工关节置换术治疗股骨颈骨折的指征近年有所扩大。但是,随着内固定的设计和技术的不断发展,内固定的效果也在不断提高。

Russell 对应用人工关节置换术治疗新鲜股骨颈骨折提出了相对适应证和绝对适应证:

1)适应证

①相对适应证

A.患者生理年龄在 65 岁以上。由于其他疾病,预期寿命不超过 10~15 年。

B.髋关节骨折脱位,主要是指髋关节脱位合并股骨头骨折,特别是股骨头严重粉碎骨折者。

C.股骨近端严重骨质疏松,难以使骨折端牢固固定。事实上,如严重疏松的骨质难以支撑内固定物,同样也难以支撑人工假体。如应用人工假体,常需应用骨水泥。

D.预期无法再离床行走的患者,其目的主要是缓解疼痛并有助于护理。

②绝对适应证

A.无法满意复位及牢固固定的骨折。

B.股骨颈骨折内固定术后数周内固定失败。

C.髋关节原有疾患已适应人工关节置换。如原来已有股骨头无菌坏死、类风湿关节炎、先天性髋脱位、严重的髋关节骨性关节炎等;并曾被建议行人工关节置换术。

D.恶性肿瘤。

E.陈旧性股骨颈骨折,特别是已明确发生股骨头缺血坏死塌陷者。

F.失控的发作性疾病患者,如癫痫、帕金森病等。

G.股骨颈骨折合并髋关节完全脱位。

H.估计无法耐受再次手术的患者。

I.患有精神疾患无法配合的患者。

2)置换选择:人工髋关节置换术包括单极或双极人工股骨头置换术和全髋关节置换术(THR)。不少学者认为应以THR为主,理由是,THR技术目前已成熟和普及,而且其10年优良率已经超过90%。人工股骨头置换包括双极人工股骨头置换,不仅与THR同样有发生各种并发症的可能,还有其特有的并发症,即髋臼软骨的磨损和股骨头中心性突出移位。Beckenbaugh等1977年报告约38%的患者,术后3年即发现髋臼软骨磨损,关节间隙变窄,并产生腹股沟区疼痛。LaBelle等1990年对一组随访7年半的双极股骨头置换术患者观察发现,约51%的患者出现关节间隙变窄。Whittaker观察,不论是单极或双极人工股骨头置换术后,都会出现股骨头向髋臼中心突出移位的现象,1～5年之内仅5%左右,随着时间的推移,发生率逐年增多,术后5～15年则上升到24%左右。如果再加上柄的松动及下沉等并发症,并发症发生率高于THR,其10年优良率则低于THR。但上海交通大学附属九院所作的随访显示,人工双极股骨头置换的并发症和不良疗效明显低于国外报道,而其手术创伤和出血量少于THR,如预期手术后活动量不大,伤前无严重骨关节炎,或年龄超过80岁并有人工关节置换指征的骨折患者,以行人工股骨头置换为宜。

七、并发症

1.股骨头缺血性坏死

(1)发生率与发生机制:股骨头缺血性坏死是髋部损伤如股骨颈骨折、髋关节脱位等常见的并发症之一,前者更为常见。髋关节脱位引起股骨头坏死发病率文献报道不一,由于创伤程度不同及是否伴有骨折,其发病率从6%～40%以上不等。移位的股骨颈骨折发生股骨头缺血坏死的发病率约为15%～30%,而无移位的股骨颈骨折的发病率仅为前者的一半。股骨颈骨折患者约20%～36%需再次手术,其中11%～19%是由于股骨头缺血性坏死。股骨头缺血坏死后,由于力学性能变化,遭受外力后发生股骨头塌陷,进而诱发骨关节炎,严重影响髋关节功能。

股骨颈骨折引起的股骨头血供破坏是引起股骨头缺血坏死的最主要原因。旋股内侧动脉发出下干骺端动脉（内侧颈升动脉）、后颈升动脉和上干骺端动脉（外侧颈升动脉），此动脉供应股骨头和股骨颈的大部分血液，一旦损伤极易导致股骨头缺血性坏死。另外，由于骺板的屏障作用，股骨头与干骺端在骨内没有血管吻合支，也是股骨头更易发生坏死的原因。另一主要原因是关节囊内出血引起关节内压力升高，超过股骨头供给血管内的压力，导致股骨头缺血坏死。即所谓"填塞作用"。据文献报道，髋关节内积血压力在髋关节外展、内旋位置时，最高可达150mmHg。Bonnaire等通过超声作血肿定位后进行测量，骨折后7～24小时内，压力可高达88mmHg，在骨折后第二周，髋关节内压力仍有明显升高。

（2）临床表现与诊断：X线平片是临床首选检查方法，一般常规摄双侧髋关节正位和蛙位片。虽然X线平片对股骨头坏死的早期诊断敏感性较低，但对中晚期股骨头坏死基本上能明确诊断。平片也是分期和疗效评价的基本方法。

1）形态和大小：中晚期股骨头缺血性坏死，可有不同程度的股骨头形态改变，以股骨头残缺及扁平为主。关节软骨破坏时出现关节间隙变窄、软骨下骨破坏、出现缺损，严重时可累及全关节产生半脱位。

2）死骨与新生骨：由于骨组织血运障碍发生骨坏死，形成死骨区，该区在X线片上相对密度增高，可见到骨小梁结构，比周围活骨小梁粗且清晰，此时很难鉴别出死骨与活骨。以后可见少量骨小梁被吸收或出现疏松区，这时死骨的边缘便可确定。当无肉芽组织伸入死骨区时，骨纹结构正常，骨小梁保持原有架构。坏死区塌陷，股骨头缺血性坏死后，软骨下发生囊变和新月征，新生肉芽组织伸入死骨区，将死骨裂解。如发生在负重区，可出现阶梯状塌陷。死骨呈密度增高，无骨小梁结构而呈棉絮状、索条状、无规律骨硬化区，周围无吸收带。

3）骨坏死征象：①早期改变：在股骨头表面变薄、关节面消失处，出现微小下陷即应考虑到骨坏死。如在这些区域出现骨小梁减少，边缘有少量的新生骨，即可确定死骨的边缘；②囊状透亮区：小的囊状区内可有小块死骨，多发性囊状区可伴有大块死骨；③核心型骨坏死：死骨呈杏核样，在股骨头正中呈球形，周围有环形透亮吸收带，外围有高度骨硬化环；④半月形、楔形骨坏死：可见三角形、锥形、楔形死骨，其头大底小，上宽下窄，即雪帽征。多塌陷，常有壳状骨折片游离在关节间隙。⑤弥漫性骨坏死：多发性骨坏死灶和囊变区内散布有大小不等的死骨块，股骨头长时间密度不均。

4）骨坏死后吸收征象：主要为囊变和疏松带，其表现由轻微到明显，由单一到复杂的骨密度不均，中心大块骨坏死吸收后形成大的囊变区。

5)骨坏死后修复征象:股骨头缺血性坏死后,死骨边缘或中心吸收,出现疏松带和囊变区,在外围有高密度无骨纹结构的新生骨形成硬化带,提示骨坏死修复。在修复过程中可发生以下情况:髋臼唇盂骨化、股骨颈滑膜下骨质增生、股骨头关节缘增生变形、髋臼窝滑膜下增生等。

6)骨坏死后改建征象:骨坏死后,经过组织吸收修复,出现新的关节形态,这一过程相当长,修复和改建是以适应关节功能而缓慢进行的,常见以下方式:关节软骨下壳状死骨片,或经吸收而消失,或肉芽组织包绕长时间存在,形成新的关节面;关节软骨广泛骨坏死,经软骨下吸收,关节面缺损由来自骨髓内的新生骨充填,或由关节软骨修复,形成新的关节面;股骨头大块缺损,可由骨髓内大量新生骨逐渐向前推进弥补,但股骨头变形不能复原,可由软骨覆盖在凸凹不平的关节面上,虽不平坦,但表面光滑,仍可有良好的功能。

股骨头坏死的 CT 表现可分为早、中、晚三期。早期主要反映股骨头坏死形成的最后阶段,表现为股骨头外形正常,股骨头内有斑点、条形或斑片状密度增高影,星芒征(股骨头横断面的中心层面上,正常骨小梁表现为从中心向外周放射状排列)稍变形;中期即修复期,表现为股骨头稍变形,骨皮质中断,其内出现裂隙及散在囊状低密度影,骨小梁增粗并融合,星芒征变形或消失;晚期即愈合期,表现为股骨头碎裂、塌陷、变形,髋臼缘骨质增生硬化。

CT 的优点在于能够清晰显示骨结构,如骨坏死范围、皮质骨或软骨下微小骨折等,对各期股骨头坏死均有很高的诊断价值,但早期诊断股骨头坏死的敏感性不如 MRI。

CT 表现的特点是:股骨头内不规则分布的斑点状、条形或斑片状高密度影,股骨头内骨小梁增粗、融合,星芒征变形,股骨头内散在囊状低密度影,股骨头碎裂、变形,股骨头骨性关节面中断。

磁共振成像(MRI)是一种安全、无射线损害的新成像技术。与 X 线检查、核素扫描等方法相比,磁共振是根据完全不同的物理学原理测定接收信号的强弱,以判断组织坏死是否存在及其程度。当股骨头血供中断 2～5 天后,骨髓脂肪细胞坏死,即可显示股骨头信号减弱。在坏死的早期阶段,坏死区内仍含有脂肪性骨髓,表现为高信号带(图像上呈白色);而围绕坏死区的硬化带表现为低信号(图像上呈黑色),形成坏死的早期特征,称为双线征。MRI 是目前早期诊断股骨头坏死最敏感的方法,脂肪抑制 T_2WI、STIR 序列和冠状切面尤为重要。MRI 还可测量坏死区面积及占负重区的比例,以此推测临床预后。增强 MRI 所显示的增强区域为有存活能力的组织,无增强则为坏死骨髓或骨组织,其定位和分区更精确,尤其动态增强 MRI 对股骨头灌注状况的评估,能准确预测股骨头缺血坏死的发生。

核素扫描(^{99m}Tc 等)主要用于股骨头坏死早期检查。与 MRI 比较,敏感度高,特异度则明显低于 MRI。核素扫描可确定坏死区大小,判定组织活性和坏死区血管再生情况,提示股骨头坏死临床预后和反映股骨头坏死的不同发展阶段。

早期股骨头坏死可无任何临床表现,甚至在 X 线片出现股骨头塌陷等明显改变后,患者临床表现仍不典型。臀部、腹股沟甚至股骨近端的疼痛不适是股骨头坏死患者最常见的症状,常随股骨头坏死塌陷呈进行性加重。患者由于疼痛出现跛行和髋关节活动障碍,甚至出现畸形。

通过"出现钉痕、股骨头高度递减和硬化透明带"三个间接指征,能够较原有的 X 线片诊断大大提前。

（3）预防与治疗

1)预防:股骨颈骨折患者手术前应避免将髋关节置于伸直内旋位,以防止髋关节囊内的压力过高,进一步影响股骨头血运。髋关节屈曲位牵引可以明显地降低髋关节囊内压力,并可以使骨折复位并保持复位。关节囊内血肿穿刺的疗效尽管仍有争议,但是多项研究表明,穿刺可使股骨头血运增加。为防止股骨头坏死,应早期解剖复位并进行坚强内固定。手术放置内固定物时应防止将其安放于股骨颈的后上部,以避免进一步损伤股骨头血供。抗凝治疗对防止股骨头坏死也有一定的效果。

2)非手术治疗:只用于股骨颈骨折已愈合的病例。如头坏死伴骨折不愈合,则应考虑手术治疗。

①避免负重:主要适用于股骨头缺血坏死早期防止股骨头塌陷,避免负重有利于股骨头在塌陷前修复坏死的区域。

②药物治疗:部分学者应用药物扩张血管减低髓内压力,防止股骨头缺血坏死,国内也有学者报道应用丹参等药物治疗股骨头缺血坏死,但疗效有待进一步观察。

③电刺激疗法:实验发现,电刺激可促进骨发生及死骨的再血管化。国外已有很多医疗机构应用此疗法治疗股骨头缺血坏死。通常有三种方法:非侵袭性的电磁刺激、局部的侵袭性电磁刺激、股骨头减压后电容器刺激。

④冲击波疗法:冲击波可刺激新骨形成从而促进骨折愈合,国外报道此法治疗早期股骨头坏死成功率可达 70%～80%。目前国内此项治疗刚刚开始,尚未有完整的临床总结报道。

3)手术治疗:在骨折已愈合的前提下,可考虑以下治疗。

①髓芯减压并单纯骨移植术：髓芯减压术是经股外侧切口，透视下自大转子下方向股骨头颈方向钻孔，通过坏死区中心直至软骨下。其目的是降低股骨头内压力，改善静脉回流，促进血运重建。然而，单纯髓芯减压术可使软骨下骨的机械支撑力减弱，因而，不少学者主张对早期头坏死的患者在髓芯减压的基础上进行骨移植，手术简单，并可推迟青壮年患者人工关节置换的年龄。

②带血管的骨膜移植术：带血管的髂骨骨膜移位治疗股骨头缺血性坏死的手术方法，是将带血管蒂骨膜植入头坏死区，以改善血运，骨膜生发层细胞可转化为成骨细胞，促进成骨。应用带旋髂深血管蒂骨膜移植治疗成人股骨头缺血性坏死，可以重建股骨头的血液循环，提供大量的具有成骨作用的细胞。经传导或诱导作用，在坏死的小梁表面形成新骨，带蒂骨膜的内层细胞可以分化为成骨细胞，能促进坏死股骨头的修复。

③带肌蒂或血管蒂的骨瓣移植术：带血管蒂髂骨骨瓣移位、吻合血管的骨瓣移植术、带血管的大转子移位术重建股骨头，不仅提供了新的血供来源，带入丰富的成骨效应细胞和骨诱导因素，还起到头颈减压、机械性支撑作用。

④截骨术：截骨术治疗股骨头缺血性坏死的原理是通过改变股骨头的负重部位，将坏死区从负重区旋转到非负重区，防止股骨头塌陷，为其修复创造条件。

⑤股骨头表面置换：手术具有操作简单、股骨头骨质切除少、不需要截骨、软组织损伤小、术后可早期活动等优点，即使手术效果欠佳，日后行人工髋关节置换仍和初次手术一样简单。Nelson等报道，采用股骨头表面置换治疗股骨头缺血性坏死，经过5年以上的随访，优良率为82%（Harris评分平均87分）。认为股骨头表面置换手术可以替代股骨头置换、双极股骨头置换及全髋关节置换，对青少年特别适合。

⑥全髋关节置换术。

2.内固定失败和骨不连　由于股骨颈骨折存在巨大的剪切应力和骨折周围缺乏骨质的支撑，尽管有上百种内固定物用于股骨颈骨折的固定，尚没有一种内固定物能获得完美的结果。股骨颈骨折患者内固定术后，固定的维持时间和骨折愈合便开始一场竞赛，其中骨折类型、骨质量和骨折愈合能力是重要的决定因素。医生在这中间所起的作用有限，只能对骨折提供尽可能有效的复位和初始固定。

由于年轻患者多由于高能量损伤造成股骨颈骨折，而老年患者由于骨质量差，股骨颈骨折多由低能量创伤引起，二者发生内固定失败的机制也略有不同。

年轻患者股骨颈骨折后治疗不当导致股骨头坏死或者骨折不愈合等并发症的后果更为严重，因此，年轻患者应进行充分的术前评估和准备。复位不充分是引起内固定失败的重要原因之一。复位时应防止过分地牵引和旋转，以免股骨头血供遭受进一步损伤。如闭合复位无法满意，应考虑切开复位。股骨颈骨折合并同侧股骨干骨折增加了骨折复位的难度，在治疗顺序上也存在争议，多数学者主张先治疗股骨颈骨折，毕竟股骨颈骨折的并发症较股骨干骨折为多。

内固定松脱、滑移伴骨折明显再移位的病历，再行复位内固定的机会多数已不存在，应改行全髋或半髋置换术。如骨折无移位但未愈合，年龄在 55 岁以上，或伴有股骨头缺血坏死者，宜做关节置换术。年龄在 55 岁以下者，可考虑做跨越骨折线的肌蒂或血管蒂骨瓣移植术，更换或不更换原有的内固定。

老年患者骨折周围骨质量和术后的功能锻炼（包括负重时间）是影响内固定失败的重要原因。Singh 等根据 X 线片评估股骨颈部位的骨小梁，并据此将患者股骨上段的骨质量分为六级。Singh 指数在 Ⅳ～Ⅵ 级的患者有较好的骨质量，可考虑选择内固定治疗；Singh 指数在 Ⅰ～Ⅲ 级者骨质量较差，内固定失败的可能性明显增加。股骨颈骨折术后负重时间目前仍有争议，据文献报道，术后早期负重组（术后 12 周内）和晚期负重组（术后 12 周后）的股骨头坏死塌陷率并没有明显差异。患者什么时候开始下地负重很难控制，并且即使不负重，在床上进行的坐起、使用坐便器等动作也可使股骨上段遭受的巨大压缩、剪切和弯曲应力。反之，早期有保护地使老年患者进行部分负重功能锻炼，往往能改善局部血运，减少卧床并发症，降低死亡率。

第十节　髋关节损伤

髋关节属杵臼关节，股骨头大部分为骨性髋臼所覆盖，周围有宽厚的韧带、关节囊和肌肉包绕，结构稳定，能满足其负重功能的要求。因此，外伤性髋关节脱位需较大暴力，多发生于交通事故、建筑物倒塌等高能量损伤时，常伴有股骨头或者髋臼骨折。30%～40% 的患者伴有其他部位损伤。髋关节脱位诊断并不困难，但因周围软组织丰厚而容易漏诊。

股骨头坏死或者骨关节炎的发生往往同髋关节的原始损伤有关，因此，髋关节脱位即使及时准确地复位，亦难免有发生创伤性骨关节炎或者股骨头坏死的可能。最严重的并发症是股骨头坏死，髋关节脱位后的发生率约为 15%，晚期退行性骨关节炎的发生率约为 75%。

治疗包括早期解剖复位、重建髋关节的稳定性、去除关节内游离骨片、防止股骨头坏死和创伤性骨关节炎的发生。

一、相关解剖

髋关节的骨性结构由髋臼和股骨头两部分组成,是典型的杵臼关节。股骨头呈约 2/3 圆球形,几乎全部包含在髋臼内,除股骨头凹外均为关节软骨所覆盖。髋臼关节面呈马蹄形,称月状面,覆以关节软骨。月状面之间为髋臼窝,为脂肪组织及股骨头韧带所占据。髋臼周围有纤维软骨构成的髋臼唇,更增加了髋臼的深度。

关节囊坚韧而紧张,其近侧附着于髋臼及盂唇周缘,远侧向前可达转子间线,而后面仅包绕股骨颈内侧 2/3。关节囊外面由多条韧带加强。前面为髂股韧带,呈倒 V 形,起于髂前下棘和附近的髋臼缘,向下分为两股,分别止于转子间线的上部和下部。两股之间较薄弱,仅有髂腰肌肌腱覆盖其上,髋关节前脱位易由此薄弱区脱出。耻股韧带位于髋关节前下方,由耻骨上支等处发出,向外下与关节囊前下壁融合。其主要作用是限制髋关节过度外展、外旋。坐股韧带较为薄弱,位于关节后方,起自髋臼的后下部,经股骨颈后方,止于大转子根部,可限制髋关节的内收、内旋。股骨头韧带连于髋臼横韧带与股骨头凹之间,外覆滑膜,内含营养股骨头的动脉。

髋关节周围肌肉粗大有力,增加了髋关节稳定性,可分为屈、伸、内收、外展、内旋和外旋等肌群。

髋关节主要由臀上、下动脉和旋股内、外侧动脉供血,股深动脉和阴部内动脉也有关节囊支分布至此。其中,股骨头颈的血供具有重要的临床意义,髋关节脱位或股骨颈骨折时,易发生股骨头缺血性坏死等并发症。股骨远端的血供以旋股内侧动脉为主,部分来自于旋股外侧动脉。两动脉在囊外形成动脉环,并发出颈升动脉分支,进入关节囊后形成囊内动脉环,最后进入骨质。旋股内侧动脉构成动脉环的内、后和外侧部分,旋股外侧动脉仅组成环的前部。股骨头圆韧带动脉来源于闭孔动脉的髋支,仅供应股骨头凹附近骨质的血运。股骨干滋养动脉供给部分股骨颈血供,多不与股骨头内动脉吻合。

髋关节前方有股神经和闭孔神经,后方有坐骨神经经过,其中以坐骨神经与髋关节的关系最为重要,髋关节脱位易损伤此神经。坐骨神经解剖具有一定变异,各文献报道不一。多数为一单干,经梨状肌下孔穿出,行走于上、下孖肌,闭孔内肌及股方肌后面。股骨头向后脱位时易使此神经受压迫或牵拉。若复位不及时,将造成坐骨神经永久性损伤。闭孔神经与其伴行的闭孔动脉经闭孔的前下方,髋关节前脱位有时可损伤此神经。

二、损伤机制

髋关节脱位多发于交通事故或高处坠落等高能量损伤,重物砸伤腰背部也可发生髋关节脱位。

髋关节后脱位常发生于髋关节屈曲、内收、内旋时。膝关节被撞击后,暴力经股骨传导到髋关节,股骨头经髋关节囊后方脱出。典型的损伤机制是司机或乘客屈髋屈膝坐位时,车辆突然减速使其膝部撞击于前方仪表盘或椅背,造成髋关节后脱位。髋关节屈曲及内收、内旋程度越大,越易发生单纯脱位,反之则易造成髋关节骨折脱位。股骨头前倾角度与脱位发生也有一定关系,前倾角度减小,如髋内旋,使头位置靠后,更易发生单纯脱位,而不易发生骨折。

髋关节前脱位发生于髋关节在外展外旋位遭受暴力时。髋关节屈曲程度决定了前脱位的类型,伸直位易发生耻骨上脱位,而屈曲时易发生闭孔前脱位。

三、分类

髋关节脱位的分类方法较多,多根据脱位的方向及伴随的损伤进行分类,但这些分类方法尚难以对预后做出准确的预测。

根据股骨头相对髋臼的位置,可分为后脱位、前脱位和中心性脱位。髋关节后脱位发生率最高,约为前脱位的 9 倍。前脱位和后脱位两者以 Neleton 线(髂前上棘与坐骨结节连线)为界。髋关节中心性脱位多伴有髋的中心骨折,向内脱至盆腔,较少发生。

一般来讲,前脱位预后较好,较少发生股骨头坏死,其次是后脱位,中心性脱位预后最差。

前脱位仅占所有创伤性髋关节脱位的 10%～15%。Epstein 将其分为向上脱位(Ⅰ型)与向下脱位(Ⅱ型)两种类型。每型根据是否伴有股骨头或髋臼的骨折再分为 A、B、C 三个亚型:

Ⅰ型:向上脱位(包括耻骨位及髂前下棘位)。

ⅠA 型:单纯脱位不伴骨折。

ⅠB 型:伴股骨头骨折(伴有或不伴有股骨颈骨折)。

ⅠC 型:髋臼骨折。

Ⅱ型:向下脱位(闭孔位)。

ⅡA 型:单纯脱位不伴骨折。

ⅡB 型:伴股骨头骨折(伴有或不伴有股骨颈骨折)。

ⅡC 型:髋臼骨折。

其中,伴有股骨头损伤者约占 85％。

前脱位较少发生股骨头坏死,但几乎所有患者最终都有退行性骨关节炎的发生。

后脱位是最常见的一种类型。Thompson 和 Epstein 将其分为五型:

Ⅰ型:脱位,伴或不伴微小骨折。

Ⅱ型:脱位,伴髋臼后缘的单一大骨折块。

Ⅲ型:脱位,伴髋臼后缘的粉碎性骨折,有(或无)一主要骨折块。

Ⅳ型:脱位,伴有髋臼壁的骨折。

Ⅴ型:脱位,伴股骨头的骨折。

Stewart 和 Milford 考虑复位后是否稳定这一因素,共分为四型:

Ⅰ型:单纯骨折脱位。

Ⅱ型:脱位伴髋臼缘骨折,复位后髋臼能提供确实的稳定。

Ⅲ型:脱位伴髋臼缘骨折,复位后臼不稳定。

Ⅳ型:脱位伴股骨头或颈骨折。

Levin 提出的分类方法,可同时适用于髋关节前或后脱位:

Ⅰ型:能够复位并稳定。

Ⅱ型:难复位,不伴骨折。

Ⅲ型:复位后不稳定。

Ⅳ型:伴髋臼骨折,须修复。

Ⅴ型:伴头或颈的骨折。

根据股骨头骨折有无伴髋关节脱位,将股骨头骨折分为两型:

Ⅰ型:无脱位。

ⅠA 型:头的压缩骨折。

ⅠB 型:多块或粉碎性骨折。

Ⅱ型:伴脱位。

ⅡA 型:前脱位。

ⅡB 型:后脱位(即 Pipkin Ⅰ～Ⅳ型)。

单纯股骨头骨折较少见,绝大多数均伴有髋关节脱位,因此,Pipkin 将髋关节脱位 Epstein 分型中的第 Ⅴ 型又进一步分为四类:

A 型:髋关节后脱位伴股骨头骨折,骨折线在卵圆窝远侧。

B 型:髋关节后脱位伴股骨头骨折,骨折线在卵圆窝近侧。

C 型:A 或 B 伴股骨颈骨折。

D 型:A 或 B 伴髋臼缘骨折。

中心性骨折脱位,多伴髋臼内侧壁或负重区骨折,股骨头向内侧脱位,预后差。

Rowe 和 Lowell 等根据骨折累及髋臼组成部分的不同,将其分为四型,较为复杂,后经 Carnesale 修改,分为三型,如下:Ⅰ型:中心性脱位,未累及髋臼负重区。

Ⅱ型:中心性脱位,累及髋臼负重区。

Ⅲ型:髋臼暴裂,多伴后方半脱位。

四、临床表现

1.临床表现　伤后患髋明显疼痛,并伴有典型的体征:髋关节后脱位者,患髋呈内收、屈曲、内旋畸形;髋关节前脱位者患髋呈屈曲、外展、外旋畸形;而前上脱位者患髋呈伸直伴外旋或旋转中立位畸形。

脱位的股骨头可在臀部(后脱位时)或闭孔、耻骨处(前脱位时)触及。同时由于大转子内移,与健侧相比患侧大转子处有空虚感。脱位后患肢多伴有短缩畸形,但前上脱位(耻骨上型)可伴有患肢延长畸形。

患髋主动活动丧失,被动活动使患髋疼痛加重,由于关节脱位及保护性肌挛缩,活动度减小或消失。

髋关节后脱位诊断并不困难,但由于患者常伴有其他损伤,因患者意识丧失或其他部位疼痛掩盖了髋部损伤,或者由于伴有同侧股骨干或股骨颈骨折,造成畸形,使髋关节脱位漏诊,应在检查诊断时加以注意。

2.影像学表现　影像学检查的目的包括:①明确诊断,确定脱位类型和伴随损伤,尤其是头或臼的骨折;②了解复位情况,决定是否有手术指征;③根据检查确定手术方案;④估计预后。

X 线平片是最常用和首选的检查方法,CT 扫描及三维重建技术的应用,对于明确移位方向和所伴随的骨折情况具有重要意义。

摄片时,应将球管对准骨盆中心,以利于双侧对比。如有条件,应加摄股骨全长片和髋关节侧位片,排除同侧股骨颈和股骨干骨折。

骨盆正位片上,股骨头与髋臼失去正常对合关系。后脱位时,股骨头后移,影像较健侧为小,由于患肢内旋,使小转子影像也减小。典型的后脱位的 X 线表现是较健侧小的股骨头与髋臼重叠,偶尔后脱位的股骨头位于原位置的正后方,正位片可见头臼仍存在正常的对合关系,此时头影像变小可协助诊断,加摄侧位或 CT 扫描即可明确诊断。前脱位的股骨头可移至闭孔前方或耻骨上等处,股骨头影像较健侧增大,小转子也因外旋使影像较正常增大。

髋关节脱位复位后,应再行骨盆斜位或侧位以及 CT 扫描等检查,了解复位情况及详细的髋臼和股骨头骨折情况,指导治疗。由于患者常伴有多发性损伤,上述检查可能难以完成。当患者需要行头颅或腹部 CT 时,应借机同时进行髋部扫描。CT 分辨率高,可观察到较小的关节内骨折碎片、股骨头及髋臼的微小骨折以及复位后头与臼的匹配程度等。正常双侧髋臼 CT 断层扫描具有典型的牛眼征,如头与前壁距离较健侧大 0.5mm,也说明有半脱位。Fairbairn 发现,在 16 例髋关节复位患者中,13 例(81%)CT 扫描可见髋关节内有气泡,此气泡多由于髋关节受牵拉,髋关节内产生负压所形成。

进行髋关节 CT 扫描的另一重要作用是明确髋关节的稳定性。在后脱位中,后壁骨折块的大小及程度是影响髋关节复位后稳定的重要因素。Keith 等通过尸体截骨试验证实,小于 20% 的后壁骨折髋关节相对稳定,而大于 40% 则失去稳定性。Calkins 等引入髋臼骨折指数评价髋臼骨折的稳定性。其影像学评价与临床结果相符,具有较高的实用性。髋臼骨折指数是以患侧残留髋臼弧度与健侧正常的弧度比值的百分比来计算的,其中的髋臼弧度指髋臼的前缘与后缘到股骨头旋转中心的夹角。临床表明,髋臼骨折指数小于 34% 时,髋部不稳定,若髋臼指数大于 55% 时,髋关节则基本稳定。复位后的髋关节与健侧对比,股骨头与髋臼关节面平行,且关节间隙与健侧相等。

MRI 对于股骨头坏死具有重要的诊断价值,但在急诊髋关节脱位中应用较少。股骨头坏死在损伤后 6～8 周方有明显的病理改变,因此,早期髋关节脱位中MRI 诊断价值不大。

五、治疗

1.治疗原则 早期复位,恢复关节面正常对合关系,重建髋关节稳定性,避免并发症的发生。

2.早期复位 创伤性髋关节脱位是一种真正的骨科急症,早期复位能够减少股骨头缺血性坏死和神经不可逆损伤的发生率。但在复位前应做仔细全面检查,尤其是脊柱、骨盆及同侧股骨、膝关节有无合并损伤。并优先处理危及生命的创伤和并发症。伴全身多发性损伤者,待生命体征稳定后,再尽早处理髋关节损伤。

单纯髋关节脱位或稳定的臼壁骨折,以及 Pipkin Ⅰ和Ⅱ型髋关节脱位伴股骨头骨折,可采用非手术治疗。如手法复位失败,应行切开复位和同时行骨折内固定治疗。复位应争取在伤后 12~24 小时内完成,也有学者认为应于 6 小时内完成,否则股骨头缺血性坏死发病率将大大增加。

复位需要在麻醉下进行,使肌肉完全松弛,并尽量在手术室内进行。复位前应仔细阅读 X 线片,认清脱位类型。复位时应注意其他损伤对体位选择的影响,如腹部脏器或头颅外伤者不宜俯卧,而颈椎损伤不宜侧卧。髋关节复位需要较大力量并借助麻醉克服肌肉及软组织紧张形成的阻力,牵引应持续,缓慢,用力均匀。应避免使用突发的瞬间暴力,以防造成骨折或加重软组织损伤。

Allis 法:麻醉满意后,患者仰卧。一助手双手固定患者骨盆,术者于患者患侧双手握患膝,沿患肢畸形方向牵引,并逐渐屈膝屈髋至 90°,缓慢内旋外旋髋关节,多可感到有弹响感后患髋畸形消失,被动活动恢复,示复位成功。

Bigelow 法:麻醉后患者仰卧位,助手双手按压双侧髂前上棘固定骨盆作为反牵引,术者先沿患髋畸形方向牵引,并使髋内收、内旋屈曲,然后外展、外旋,并伸直髋关节,使股骨头利用杠杆作用撬入髋臼中。在左髋,复位时膝部运动轨迹如"?",而右髋相反,如反"?"。

Stimson 法:其机制类似于 Allis 法,患者俯卧于检查台上,患髋悬空,助手固定骨盆,患髋、膝各屈曲 90°,术者一手握患踝,一手向下推压膝部,并内外旋患髋,使髋关节复位。

以上三种复位方法最为常用,其余多由上述方法改进而来。Bassi 等采用固定骨盆后,屈曲内收并沿股骨长轴方向牵引复位。Heruig-Kempers 和 Veraart 介绍了一种简单的复位方法,由 Stimson 法演变而来,并不需麻醉就可进行。患者俯卧于检查台上,患者屈髋屈膝,术者一手持患踝,并将膝部置于患者伤膝的后方,借助体重逐渐加压,获得复位,但此法仅适用于无胸部等损伤的患者。

复位后,患髋保持伸直、外旋位,并行骨盆正位、侧位、斜位 X 线片及 CT 扫描检查,观察复位情况,以及股骨头、髋臼的骨折情况,关节内有无游离骨折块,并确定髋关节稳定性及是否需要手术治疗。Pipkin Ⅰ型股骨头骨折及较小髋臼骨折块,不影响负重关节面,游离骨块多不影响关节对合关系,可同单纯关节脱位一样处理。也可在透视下,患髋呈屈曲、内旋内收位,沿股骨颈轴线向臼推压,摄 AP 片及斜位片,如头臼对合关系有所改变,说明髋关节半脱位,不稳定,应行手术切开复位内固定。CT 显示髋臼后壁骨折>35% 多为不稳定骨折,也应行手术切开复位内固定。

前脱位复位方法：Waler 描述了一种前下脱位的复位方法，由 Allis 法改进而来。沿股骨长轴牵引并轻度屈髋，一助手从股内侧向外推挤股骨头，同时内收内旋时髋关节可复位。如为前上脱位，则应先牵引股骨头至髋臼水平然后再轻度内旋，使之复位。复位成功时，多数可感到复位时的弹响，髋部畸形消失。术者经验不足时，不要盲目采用手法复位，切忌多次重复暴力复位。有报道不当的手法复位导致股骨颈骨折，甚至股骨头被挤压进入盆腔。手法复位失败，或合并股动脉、股神经损伤，应早期切开复位。

3.手术治疗

（1）适应证：手法复位失败或复位后 X 线片、CT 显示头臼关系不完全匹配，未达到解剖复位；复位后髋关节存在不稳定；复位后骨折块移位大于 2mm；复位后出现进行性坐骨神经症状；合并股骨颈骨折；股骨头负重区骨折。

（2）术前准备：术前试行复位或患肢牵引，如果为陈旧性骨折、脱位，牵引持续1～2 周，尽可能使脱位的股骨头下降至髋臼水平。

（3）手术入路：后侧入路便于髋臼后壁骨折的处理，且不影响旋股外侧动脉升支的血供，如果骨折块较小仅须切除时，亦选用本切口。对于伴有股骨颈骨折须行空心钉内固定者，后外侧入路较方便。

（4）手术方案的选择：约 2%～15% 的髋脱位由于梨状肌、关节囊、关节唇、较大骨块阻碍，难以闭合复位，须早期切开复位。术前行 CT 扫描可明确诊断，并制定详细的手术步骤。如果发现骨折块位于关节面间，影响对合，应行切开复位并同时清理关节囊内碎片。

股骨头骨折ⅠA 型如负重面累及小于 25%，可行松质骨植骨，如负重面受累大于 50%，则应行人工股骨头置换或全髋关节置换术。ⅠB 型多须行人工全髋关节置换术。ⅡA 型累及股骨头＞25% 须植骨，累及股骨头＞50% 则行全髋关节置换术。

对于ⅡB 型即股骨头骨折伴髋关节脱位，Pipkin Ⅰ型应行手术切开复位内固定，无法固定则去除骨折碎片。Ⅱ型多须固定，伴骨缺损应植骨。对于 Pipkin Ⅲ、Ⅳ型骨折，年轻患者选择手术内固定，老年人则可选择全髋关节置换术。

如果骨折块在非负重区，即使骨折块较大，也应手术切除，避免骨折块发生缺血坏死。如果骨折块在负重区，应解剖复位，用松质骨螺钉或可吸收螺钉固定。

内固定术后早期即开始髋关节不负重功能锻炼，半年内禁止髋关节负重。半年后骨折愈合无股骨头坏死征象可开始负重行走。如果发生骨折不愈合、骨折块缺血坏死或股骨头缺血坏死,可行人工股骨头置换或全髋关节置换术。

六、并发症

1.股骨头缺血性坏死　髋关节后脱位时股骨头坏死发生率文献报道不一,由于创伤程度不同,其发病率从 $6\%\sim40\%$ 以上不等。髋关节前脱位引起股骨头坏死的发生率远较后脱位为低。是否发生坏死主要取决于损伤程度及复位时间,因此,早期复位是减少股骨头坏死发病率的重要因素之一。6小时内复位者,股骨头缺血坏死的发病率为 $0\%\sim10\%$ 。一项研究显示,12小时以后复位者,股骨头缺血性坏死发病率高达 52% ,而12小时内复位者,发病率仅为 22% 。Dreinhofer 等于1994年对43例单纯髋关节后脱位的患者在3小时内复位,并进行了长达8年的随访,仅有2例患者发生股骨头缺血坏死。尽管如此,仍有学者并不同意"6小时内复位便有良好预后"这一看法。

对于复位后开始负重的时间尚有争议。一般认为,延期负重尽管对缺血坏死的发病率并无影响,但可减轻股骨头坏死发生后的塌陷程度。

2.神经损伤　创伤性髋关节脱位或骨折脱位可伴有神经损伤,以坐骨神经损伤最多见,其中腓总神经更易损伤。成人髋关节脱位或骨折脱位伴神经损伤者约 $10\%\sim15\%$,而小儿仅为 5% 。可能因小儿髋关节较易脱位,为低能量创伤,因而伴神经损伤者较少。Schlonsky 和 Hiller 报道了17例儿童髋关节脱位患者,仅1例伴坐骨神经损伤,而且是交通事故(高能量)所致,其余不伴坐骨神经损伤者皆为低能量损伤。

坐骨神经损伤可由于股骨头或髋臼骨折片的直接压迫、骨折片的刺穿或切割等损伤。复位时的过度牵拉也可引起坐骨神经损伤,晚期则可能由于瘢痕愈合或大量异位骨化引起。由于髋关节脱位患者多伴有颅脑等处损伤,神经损伤易被忽略。其临床表现包括疼痛、麻痹、支配区域的感觉或运动丧失。可行电生理检查明确诊断。

髋关节脱位如伴有坐骨神经损伤,应及早复位,解除压迫,防止造成永久性损伤。对于脱位引起的神经损伤,手术探查的时机有不同意见,数周后或数月后各不相同。对于由于瘢痕或异位骨化引起的晚期损伤,多数学者建议手术探查。

大约 $60\%\sim70\%$ 的患者,神经功能可完全或部分恢复。Epstein 认为,可能预后同髋臼骨折的严重程度有关。在他随访各型骨折伴神经损伤的患者恢复情况中,髋关节骨折脱位 Epstein Ⅱ 型的恢复率为 86% ,Ⅲ型为 47% ,Ⅳ型为 33% ,Ⅴ型为 67%。

3.创伤性关节炎　创伤性关节炎是外伤性髋关节脱位或骨折脱位的晚期并发症。据统计,约 1/3~1/2 的髋关节前脱位患者可发生创伤性骨关节炎。单纯髋关节脱位者发生率约为 16%,而伴有严重髋臼或股骨头骨折的髋关节脱位患者,其发生率可高达 88%。

创伤性骨关节炎的发生主要与关节软骨损伤、股骨头或髋臼骨折、股骨头坏死等因素有关。上述因素使髋关节面失去平整、正常的对合关系,最终导致骨关节炎的发生。脱位时的初始损伤是决定晚期是否发生骨关节炎的重要因素,早期复位尽管重要,但并不能防止这一并发症的发生。

早期患者多进行保守治疗。髋关节镜可对关节内骨折碎片进行清理,修整软骨,但难度较大。年轻患者可考虑关节融合术及转子间截骨矫形等手术治疗。人工关节置换具有较好的疗效,但在中、青年患者中的应用受到较大的限制。

4.同侧股骨干骨折　髋关节脱位合并同侧股骨干骨折主要见于后脱位,发病率较低,但漏诊率很高,常在 50% 以上,甚至可达 80%。漏诊原因主要是股骨干骨折的症状和体征非常明显,而掩盖了髋关节后脱位的症状和典型体征,X 线摄片又可能未包括髋关节。因此,对高能量所致的股骨干骨折,应特别注意髋关节的情况,检查时应充分暴露患髋及下肢,注意髋关节是否有屈曲内收内旋畸形、肿胀、瘀斑及叩压痛,腹股沟或臀部可否触及股骨头,髋关节被动活动是否受限,尤其在股骨髁上牵引后或股骨干骨折内固定术后,患肢仍有内收内旋畸形时,更应高度怀疑并立即摄片,以做出诊断。

对于髋关节脱位合并同侧股骨干骨折的处理顺序,一般以先处理髋关节脱位为宜。多数情况下徒手牵引、同时推挤股骨头可以获得复位。陈旧性脱位一般应行手术治疗。股骨干骨折多主张行内固定治疗。

第十一节　胫腓骨创伤

一、胫骨平台骨折

胫骨平台骨折也称胫骨髁骨折。较为常见,约占各种骨折的 4%,男性多于女性,好发于青壮年。胫骨髁骨折常影响胫骨平台关节面,还可合并半月板,甚至交叉韧带,侧副韧带的损伤,因而易于造成不良后果如关节疼痛、僵硬、不稳定或畸形。

【创伤机制】

多为严重暴力所致,常见于高处坠下,交通事故及生活伤。膝关节受轴向压应力及内翻或外翻应力的联合作用而造成形态多样的骨折。

外翻应力造成胫骨平台的压缩和劈裂,由于致伤力强弱不同,作用时间不等与骨质情况各异,因而其损伤情况也呈多样性。由于有生理性膝外翻角的存在,此种类型的损伤最为多见。

内翻应力可造成胫骨内髁的压缩和劈裂,但较为少见。

同样的内外翻应力作用于处于不同方位的膝关节时,可以产生不同形态的骨折,如膝关节在屈曲位受到内外翻应力的作用,造成的骨折仅限于胫骨内外髁的后部;如膝在屈曲外旋位,受到外翻应力的作用,造成的骨折仅限于胫骨外髁的前部,是由于膝关节在不同的运动方位时,胫骨髁与股骨髁的接触区不同所致。

高处坠落时的垂直压缩应力,可造成胫骨双髁的压缩、劈裂乃至粉碎骨折。

内外翻应力和过伸过屈应力也可以造成胫骨平台边缘部位的压缩或撕脱,以及前后交叉韧带附丽处的撕脱骨折。

【骨折分型】

由于致伤力的大小、方向、作用时间的长短不同,伤者骨质的机械强度不同,受伤瞬间肢体位置不同,使得胫骨髁骨折呈现多种形态,可以是劈裂、压缩、粉碎骨折;可以是1/4髁或单髁、乃至双髁骨折;可以是裂纹乃至严重错位畸形;可以是单纯骨折或合并有严重韧带伤。因此分类方法甚多。

最简洁清楚的分型是改良的 Duparc & Facit 分类(1960):即将胫骨平台骨折分为劈裂、压缩、混合型及双髁骨折。由于简便,至今仍在广泛使用。

HohloM(1976)将骨折分为五型:无移位骨折、局部压缩骨折、劈裂骨折、单髁骨折、双髁骨折。

HohloM(1983) & MooreoP 又将之重新分为五型:即劈裂骨折、整个平台骨折、边缘撕脱骨折、边缘压缩骨折、四块骨折。Schatzker J(1987)将胫骨平台骨折分为六型,是目前广泛应用的分类方法。

Ⅰ型:胫骨外侧平台的楔形骨折,常见于年轻人。

Ⅱ型:胫骨外侧平台楔形骨折合并程度不同的平台负重区的压缩骨折,压缩部位可以在前侧、中部、后侧或全部累及。

Ⅲ型:胫骨外侧平台关节面中心部的压缩骨折,不合并楔形骨折。压缩范围可以是中央部或整个平台。

Ⅳ型:胫骨内侧平台骨折,常见于高龄骨质疏松者。

Ⅴ型:双侧平台的楔形骨折,由轴向压应力所造成。

Ⅵ型:复杂骨折,显著特点是折块分离,牵引将使折块更为分离。

从创伤机理,损伤程度及对治疗的指导作用考虑,将胫骨髁骨折作如下分型:

1.平台关节面骨折

(1)外翻型:外翻应力所引起,约占胫骨髁骨折的70%,按其损伤程度可分为四度。

1度:无移位或轻度移位的外髁劈裂骨折或压缩骨折,压缩凹入程度不超过0.5cm。

2度:外髁外侧1/3关节面劈裂骨折,向外侧轻度移位,其内侧2/3关节面被股骨外髁压缩凹入,但不超过1cm。

3度:双髁骨折,外髁骨折处同2度但压缩更重,常呈粉碎性甚至波及髁间棘。凹人部位形态与股骨外髁形态一致。胫骨髁的宽度超出股骨髁,胫骨内髁关节面完好,内髁下方的骨折线斜向外上方,通达外髁压缩骨折处。

4度:胫骨外髁内侧2/3关节面的压缩情况同3度。胫骨内髁关节面完好。自外髁压缩骨折处至内髁下方为一斜形骨折,短缩移位明显。胫骨外髁外1/3与胫骨保持连续,可以有裂纹骨折并向近侧移位,达于股骨外髁侧方,呈脱位状,造成膝部内翻内旋畸形。

(2)内翻型:由内翻应力引起,约占胫骨髁骨折的18.2%,表现为胫骨内髁的压缩或劈裂骨折,均无严重移位。膝关节屈伸位置不同,所造成的胫骨内髁骨折形态也不相同,接近伸直位的损伤,表现为整个髁的骨折;屈曲位的损伤仅表现为内髁后半侧的劈裂或压缩;如膝屈曲位且小腿内旋位致伤,则为内髁前半部的骨折。

(3)垂直型:由轴向压应力所引起,如膝于伸直位致伤,则表现为内外髁均有压缩骨折或劈裂骨折,甚至粉碎性骨折。由于致伤过程中胫骨棘与股骨髁间窝相碰撞,常有胫骨棘骨折。如膝在屈曲位致伤则仅表现为胫骨内外髁后半部骨折。

2.非平台关节面骨折

(1)撕脱骨折:包括胫骨髁边缘的撕脱,前交叉韧带下止点胫骨棘的撕脱,后交叉韧带下止点的撕脱骨折。

(2)胫骨髁边缘的劈裂或压缩骨折:此种骨折虽无影响主要的平台关节面,但常预示着有韧带损伤存在,否则股骨髁和胫骨髁无由相互接触而致骨折。

【症状与体征】

骨折严重程度不同,临床表现也有所不同。单髁的轻度压缩骨折,膝关节的肿胀和疼痛都很轻,但关节多有积血,局部压痛存在。更为严重的骨折除肿胀明显外,可见关节畸形,关节活动障碍。注意检查韧带损伤体征,约10%的胫骨髁骨折存在韧带损伤。

正侧位X线片是必需的,拍正位片时球管向足倾斜15°更易观察关节面的损伤情况。但X线片常不能反映出骨折的全部情况,特别是粉碎骨折时,此时CT或MRI检查将可详细了解各骨折块的相互关系和移位情况,甚至可重建立体影像,对治疗方案的制定颇有帮助。

【治疗方法】

(一)非手术治疗

1.石膏或支具制动　适用于外翻型1～2度,无移位或轻度移位的劈裂骨折,或压缩不超过1cm的平台压缩骨折。制动时间不宜过长,以4周为宜。骨折初步愈合后即可去除固定,练习关节活动,但负重行走应晚于8～10周。

2.牵引　早期活动牵引是行之有效的治疗方法,适用于外翻型、内翻型及垂直型。以骨牵引为宜,牵引针置于小腿下1/3,大腿托以Thomas架,小腿置于Pearson附架上,牵引中利用附架练习膝关节伸屈活动。这种办法可使骨软骨修复过程中,按股骨髁形态重新模造成型。一些骨折后行关节造影或关节镜检结果证实:模造成形后的关节面意外地平整,有时半月板也与骨折处粘连愈合衬垫在骨折凹陷处。Pearson附架与Thomas架的结合一点应恰在膝关节运动轴处,并可利用附架将小腿置于内翻或外翻位(依骨折特点而定)。两架的结合点易于松动变位,应每天检查紧固,以免造成牵引失效。待骨折初步连接后,将滑动牵引改为固定牵引以加大关节练习幅度。

(二)手术治疗

手术切开复位内固定治疗有移位的胫骨髁骨折,已成为今日的主流。其目的是恢复胫骨髁的正常解剖形态,使用可靠的内固定,以便术后尽早活动关节,从而获得良好的功能结果。年龄较大的如合并膝关节的退行变(骨性关节炎)应视为手术禁忌,由于关节炎的存在,术后关节的疼痛不可避免,失去了手术意义,此种病例应行保守治疗,6～12个月后行关节置换术。双侧平台关节面粉碎严重,无法手术修复者亦应如是处理。

选择手术切口应极为慎重,既要有良好的显露又要避免影响皮肤血运而致皮肤坏死(并非罕见)。为此,手术切口不宜越过中线,皮肤的剥离应在深筋膜层,切口要有足够的长度以缓解牵张力。膝前旁正中直切口、正中切口,符合上述要求。如果皮肤条件差,有缺血之虞者,勿使用Mercedes切口以免术后皮肤坏死。

　　根据骨折类型,手术治疗采取如下原则。

　　1.劈裂骨折　　采用前外侧直切口显露,以螺钉、垫圈内固定,有时需要辅以钢板以增加稳定性。如果移位轻微,可经皮内固定。

　　2.压缩骨折　　采用前外侧直切口显露,在外侧半月板的下面(胫骨面)横行切口关节囊及髂胫束,即可看到压缩区。于干骺端皮质骨处开骨窗,通过此窗顶抬起压缩骨折块,使之复位。骨缺损区充填自体移植骨块,缺损较大者可使用异体骨,人工骨充填。尽量不使用骨水泥,因其可妨碍愈合。使用解剖锁定型或支撑钢板固定。修复切开的髂胫束和半月板附着点。

　　3.混合型骨折(外翻型2度)　　采用外侧直切口显露,切断半月板前角附着点,以翻开书本方式分开前侧骨折线,即可见到被压缩凹入的骨折块,直视下复位,充填植骨后再复位劈裂骨折,以解剖锁定或支撑钢板内固定。修复半月板前角附着点。

　　4.双髁骨折(外翻型3～4度,垂直型,Sehatzker第五型)　　采用外侧直切口,切断半月板前角附着点以显露外侧平台,在胫骨内侧缘关节水平以远做纵形小切口(8cm)显露内髁骨折,亦可使用膝正中切口显露,直视下做双髁的复位,复位后外侧以解剖锁定钢板,内侧以小支撑钢板固定。

　　5.髁间棘骨折　　可合并于胫骨平台外翻型或垂直型损伤,亦可单独发生。前者于处理平台骨折时一并处理,后者可做髌旁内侧切口显露,以丝线或钢丝通过骨隧道固定于胫前,注意是否有内侧副韧带损伤同时存在,如有应同时修复。石膏制动8周。

　　6.后交叉韧带下附着点撕脱骨折　　移位明显者应及时手术,超过两周者复位困难。切口选用膝后侧波状切口,沿腓肠肌外侧头的内缘分离即可见到移位的骨折块,因折块一般较小,难以螺钉直接固定,可通过骨隧道以丝线或钢丝固定于胫前。石膏制动8周。

　　7.胫骨髁边缘部位的压缩和撕脱骨折　　预示着存在膝关节韧带的损伤,修复韧带损伤比处理骨折更重要。

二、胫腓骨骨折

【流行病学】

1.胫腓骨干骨折是最常见的长骨骨折。

2.在平均人口中,每年胫骨干骨折发生率约为26例/10万。

3.年轻成年男性胫骨干骨折发生率最高的年龄段在 15～19 岁,发生率为每年109 例/10 万。

4.成年女性胫骨干骨折发生率最高的年龄段在 90～99 岁,发生率为每年 49例/10 万。

5.胫骨干骨折患者平均年龄为 37 岁,男性平均年龄为 31 岁,女性为 54 岁。

6.胫骨干骨折是不愈合发生率最高的长骨骨折。

【损伤机制】

1.直接暴力

(1)高能量弯曲:机动车事故。

1)多造成横断、粉碎、移位骨折。

2)粉碎严重或多段骨折常常伴有广泛的软组织损伤。

3)必须除外筋膜间室综合征和开放骨折。

(2)穿透性:枪击伤。

1)损伤类型多变,但通常是粉碎骨折。

2)低速枪弹伤(手枪)不会引起高能量(机动车事故)或高速枪弹伤(散弹枪,攻击性武器)等机制所造成的同等严重水平的骨性或软组织损伤。

(3)低能量弯曲:三或四点。

1)造成短斜形或横形骨折,可能会出现蝶形骨块。

2)可以出现粉碎骨折,并伴有广泛的软组织损伤。

3)可以出现间室综合征和开放骨折。

(4)腓骨干骨折:此类骨折通常都是小腿外侧受到直接创伤所致。踝关节旋转骨折或低能量扭转胫骨损伤时可以在近端发现腓骨有螺旋形骨折。

2.间接暴力

(1)扭转机制

1)其原因包括足固定于地面时受到扭转暴力以及较矮高度坠落等。

2)此类螺旋形、无移位骨折粉碎程度轻微、软组织损伤较轻。

3)可以出现Ⅰ型开放骨折。

(2)应力骨折

1)新兵所发生的此类损伤最常见于干骺端-骨干交界区,硬化带在后内侧皮质最为明显。

2)芭蕾舞演员所发生的此类骨折最常见于胫骨中 1/3;起病较为隐匿,属于过度使用性损伤。

3)X线平片的表现可能比临床表现延迟数周。磁共振成像(MRI)检查此类损伤非常敏感。

【临床检查】

1.检查神经血管状态非常重要。必须检查并记录足背动脉和胫后动脉搏动,这在需要使用带血管皮瓣的开放骨折尤为重要。腓总神经和胫神经完整性也必须予以记录。

2.评估软组织损伤。如果存在骨折水疱,可能无法进行早期切开复位关节周围骨折。

3.监测间室综合征。与损伤程度不相称的疼痛是间室综合征最可靠的体征。以往用于判断行四间室筋膜切开减张的间室压力测定值为与舒张压差值在30mmHg内(ΔP<30mmHg)。在后浅间室仍较为柔软时,后深间室压力可能已经有所升高。

4.胫骨骨折出现膝关节韧带损伤的可能性较大。

5.约有5%的胫骨骨折是双处骨折,存在两处独立的骨折线。

【放射学检查】

1.X线片检查必须包括胫骨全长[前后位片(AP)和侧位片],能显露膝关节和踝关节。

2.斜位片对于进一步显示骨折类型有所帮助。

3.复位后X线片应包括膝关节和踝关节来判断力线、进行术前计划。

4.医生在AP位片和侧位片上应注意寻找以下特点。

(1)是否粉碎:这一点提示高能量损伤。

(2)骨折块从其解剖位置移位的距离:骨块移位严重说明软组织附着有损伤,骨折块可能会缺血。

(3)骨缺损:说明存在骨量丢失或开放伤口。

(4)骨折线可能向近端延伸至膝关节内或向远端延伸至踝关节内。

(5)骨骼质量:是否存在骨量下降、转移癌或既往骨折。

(6)骨性关节炎或膝关节成形术后:此二者可能会改变医生所选择的治疗方法。

(7)软组织内存在气体:这些多继发于开放骨折后,但由于可能提示气性坏疽、坏死性筋膜炎或其他厌氧菌感染。

5.通常无需使用计算机扫描和MRI检查。如果怀疑干骺端骨折累及关节面的话,可以行CT检查。

6.在应力骨折出现 X 线片表现之前,锝骨扫描和 MRI 扫描有助于做出诊断。

7.在怀疑存在动脉损伤时,根据踝-肱动脉指数(ABIs)或脉搏消失,可以考虑行动脉造影检查。

【骨折分型】

多数胫骨骨折分型系统的敏感性、可重复性、观察者间可靠性均较差。

(一)描述性骨折分型

1.开放骨折或闭合骨折。

2.解剖部位 近侧、中间、远侧 1/3。

3.骨折块数量和位置 粉碎、蝶形骨块。

4.骨折形态 横行、螺旋形、斜行。

5.成角 内翻/外翻、前/后成角。

6.短缩。

7.移位 皮质骨接触的百分比。

8.旋转。

9.合并损伤。

(二)开放骨折 Gustilo 和 Anderson 分型

Ⅰ型:皮肤切口干净,<1cm,多为从内向外;肌肉挫伤轻微;简单的横行或短斜行骨折。

Ⅱ型:裂伤>1cm,有广泛的软组织损伤;轻中度挤压伤;简单横行或短斜行骨折,轻微粉碎。

Ⅲ型:广泛软组织损伤,累及肌肉、皮肤及神经血管等结构;多是伴有严重挤压的高能量损伤。

ⅢA 型:广泛软组织裂伤,骨骼覆盖充足;多段骨折,枪击伤,骨膜剥脱轻微。

ⅢB 型:广泛软组织损伤并伴有骨膜剥脱,骨骼外露需要行软组织瓣闭合;通常合并严重污染。

ⅢC 型:存在需要修复的血管损伤。

(三)闭合骨折 Tscherne 分型

该分型对闭合骨折的软组织损伤进行了分类,并考虑了间接损伤机制和直接损伤机制。

0 度:间接暴力所致损伤,软组织损伤可以忽略。

Ⅰ度:低中能量损伤机制造成的闭合骨折,存在表浅挫伤或骨折端软组织挫伤。

Ⅱ度：中高能量损伤机制造成的闭合骨折，肌肉挫伤严重、存在皮肤深部、可能被污染的挫伤；间室综合征的发生危险较高。

Ⅲ度：存在广泛的软组织破坏，伴有皮下脱套伤或撕脱伤，以及动脉损伤或间室综合征。

【治疗】

(一)非手术治疗

移位、粉碎程度轻微的单发、闭合、低能量骨折可以在复位后使用长腿石膏管型固定，然后逐渐开始负重。

于膝关节屈曲 0°～5°使用石膏管型固定，扶拐保护下根据患者耐受程度尽快负重，在伤后第 2～4 周逐渐完全负重。

3～6 周或以后，将长腿石膏管型更换为胫骨负重管型或骨折支具。

有报道愈合率高达 97%，但延迟愈合或不愈合时需要延期负重。后足僵硬是所发现最主要的问题。

1.允许范围内的骨折复位

(1)建议内翻/外翻成角应<5°。

(2)建议前/后成角应<10°(最好是<5°)。

(3)建议旋转畸形应<10°，外旋畸形可耐受程度要好于内旋畸形。

(4)建议骨折短缩应<1cm；分离>5mm 可能会使愈合延迟 8～12 个月。

(5)建议皮质接触范围应>50%。

(6)体表检查时髂前上棘、髌骨中心、第二近节趾骨基底应位于一条直线上。

2.愈合时间

(1)平均愈合时间是(16±4)周；变化较大，取决于骨折类型和软组织损伤程度。

(2)愈合时间>20 周被定义为延期愈合。

(3)不愈合：临床和 X 线片表现为愈合潜力丧失，如骨折端出现硬化带、数周内骨折间隙没有变化等。骨折超过 9 个月仍未愈合被定义为不愈合。

3.胫骨应力骨折

(1)治疗包括停止所从事的运动。

(2)使用短腿石膏管型固定，行走时可以部分负重。

(3)非手术治疗无效或移位骨折可以考虑手术治疗。

4.腓骨干骨折

(1)治疗方法是根据患者耐受程度负重。

(2)可以进行短期固定,其目的是减轻疼痛而非保证愈合。

(3)由于腓骨干肌肉附着广泛,所以不愈合少见。

(二)手术治疗

1.髓内针固定术

(1)髓内针手术的优点是能保留骨膜血供,减少软组织损伤。另外还有能控制力线、横行移位和旋转的生物力学优势。所以此方法被推荐用于多种类型骨折的固定。

(2)锁定髓内针与非锁定髓内针

1)锁定髓内针:能控制旋转;能有效地防范粉碎骨折、有严重骨丢失骨折的短缩。在后期为了促进愈合,可以去除锁定螺钉对骨折端进行动力化。

2)非锁定髓内针:在负重时允许骨折端加压,但难以控制旋转。非锁定髓内针的应用很少。

(2)扩髓髓内针与非扩髓髓内针

1)扩髓髓内针:适用于绝大多数闭合骨折和开放骨折。能够对骨折端起到良好的夹板固定作用,而且能适用更粗、更结实的髓内针。

2)非扩髓髓内针:有人认为对于骨膜血供已被破坏的开放骨折,非扩髓髓内针能保留髓内血供。目前仅用于分级较高的开放骨折;缺点是较之更粗的髓内针,其强度偏弱,而且内固定物疲劳断裂危险性高。近期研究资料显示此方法适用于闭合性胫骨骨折。

2.弹性针固定术

(1)髓内多根弯针固定能在减小髓内血液循环的同时,提供弹性力量来对抗成角和旋转。

(2)目前在美国,由于不稳定骨折类型占多数、髓内针的成功应用这两个原因,所以弹性针手术的应用罕见。

(3)建议仅用于骨骺未闭的青少年、儿童骨折患者。

3.外固定架固定术

(1)主要用于治疗严重开放骨折,也可用于伴有间室综合征、合并头颅损伤或烧伤的闭合骨折。

(2)目前在美国,越来越多的开放骨折病例使用扩髓髓内针治疗,所以外固定架的应用正在减少。

(3)愈合率:可达90%,平均愈合时间为3.6个月。

(4)针道感染发生率为10%～15%。

4.接骨板螺钉固定术

(1)通常用于累及干骺端或骨骺的骨折。

(2)成功率可高达 97％。

(3)随着损伤类型能量的增加,感染、切口破溃、畸形愈合或不愈合等合并症的发生率也有所增高。

5.胫骨近端骨折

(1)占所有胫骨干骨折的 7％。

(2)使用髓内针固定此类骨折难度较大,常常会发生力线异常,其中以外翻畸形和向前成角畸形常见。

(3)如欲使用髓内针固定,术中可能需要应用某些特殊技术,如阻挡螺钉、单皮质螺钉接骨板、外固定架、或髓内针入点偏外侧。

(4)近来经皮插入接骨板治疗此类骨折逐渐增多。

6.胫骨远端骨折

(1)使用髓内针同样存在力线异常的危险。

(2)如欲使用髓内针固定,腓骨接骨板固定或使用阻挡螺钉将有助于预防力线异常的发生。

(3)近来经皮插入接骨板治疗此类骨折逐渐增多。

7.腓骨完整时的胫骨骨折

(1)如果胫骨骨折无移位,治疗方法可以采取长腿石膏管型固定、早期负重。需要严密观察以便发现内翻趋势。

(2)有学者认为即使胫骨骨折无移位,也应采取髓内针固定。

(3)存在内翻位畸形愈合的可能性(25％),患者年龄>20 岁时尤为多见。

8.筋膜切开减张术

当发现间室综合征的证据时,应急诊使用经单切口或多切口技术行小腿四筋膜间室(前、外、后浅、后深)切开减张术。在骨折固定后,筋膜切开处不要缝合。

【合并症】

1.畸形愈合　包括所有畸形角度在可接受范围以外的骨折畸形愈合。见于非手术治疗和干骺端骨折。

2.不愈合　可见于高速损伤、开放骨折(Gustilo Ⅲ度多见)、感染、腓骨完整时、固定不足时及原始骨折有移位时。

3.感染(多见于开放骨折后)。

4 软组织缺损　开放骨折延期覆盖伤口时间超过 7～10d 时感染率较高。局部旋转皮瓣或游离皮瓣可用于覆盖伤口。

5. 膝关节和(或)踝关节僵硬可见于非手术治疗后。

6. 膝关节痛 是髓内针固定术后最常见的合并症。

7. 内固定物断裂 髓内针及锁定螺钉断裂的发生率取决于所用髓内针的粗细和所选用的金属类型。越粗的扩髓髓内针使用的锁定螺钉越粗;使用小直径锁定螺钉的非扩髓髓内针出现髓内针和螺钉断裂的发生率更高。

8. 胫骨干热坏死 理论上髓内针手术存在胫骨干热坏死这种合并症。近期有基础研究支持减少止血带的应用。

9. 反射性交感神经营养不良 最常见于无法早期负重、管型固定时间过长的骨折患者。其特点是早期疼痛、之后出现肢体萎缩。X线片表现为足、胫骨远端斑块状去矿化和踝关节马蹄内翻。治疗方法包括穿戴弹性加压袜、负重、交感神经阻断、佩戴足支具及积极的物理治疗。

10. 间室综合征 前间室受累最为常见。在切开复位或闭合复位时压力最高。需要行筋膜间室切开术。该合并症出现后 6~8h 会出现肌肉坏死。后深间室综合征不累及浅层间室,有漏诊的可能,最终会造成爪形趾。

11. 神经血管损伤 除高速、严重移位、开放骨折外,血管损伤少见。最常见于胫前动脉穿过小腿近端骨间膜处。需要行大隐静脉移植术。腓总神经容易在腓骨近端受到直接创伤,其损伤还见于有严重内翻成角的骨折。过度牵引会造成神经牵拉性损伤,石膏塑形/衬垫不良会造成神经麻痹。

12. 脂肪栓塞。

13. 爪形趾畸形 可见于伸肌腱瘢痕形成或后间室肌肉缺血。

三、胫骨远端 Pilon 骨折

胫骨 Pilon 骨折是指累及胫骨远端负重关节面与邻近的胫骨干骺端的骨折,常合并有腓骨下段骨折和严重的软组织挫伤,而且其并发症发生率较高,因而 Pilon 骨折是最难治疗的四肢骨折之一。目前对 Pilon 骨折治疗方法较多,尚未达到统一的共识。对骨折移位超过 2mm 采用非手术治疗的结果很差,因此许多外科医师选择切开复位和内固定。但是由于关节周围损伤的复杂性及胫骨远端软组织覆盖有限,经典的内固定手术有较高的伤口并发症。因此,寻求新的手术技术是历年来骨科医师的愿望。

【损伤机制】

胫骨 Pilon 骨折通常是指由高能损伤引起，多见于交通事故或高空摔伤。主要由旋转外力伴较小的轴向负荷引起。当为低能损伤时，则关节面粉碎较轻且骨折移位较少，则预后较好。多数文献报道的并发症均发生在高能损伤的患者中。高能损伤行胫骨 Pilon 骨折造成软组织和骨的损伤其机制是当距骨撞击胫骨远端而引起轴向挤压。骨折的类型受损伤时的位置及旋转或成角外力的大小的影响。高能损伤常造成开放骨折且有较严重的软组织损伤，因此并发症较高。

【临床分型】

目前应用最广，且能判断患者预后的分型是 OTA/AO 组织提出的，将胫骨远端骨折分为 3 型，其中 B 型和 C 型涉及 Pilon 骨折。

A 型：关节外骨折。

B 型：部分关节内骨折，部分关节面仍与胫骨干骺端及骨干相连。

C 型：完全关节内骨折，整个关节面均与胫骨干骺端或骨干分离。

每型又分为 3 组。随着数字增加（1～3），提示骨折的粉碎程度增加。

1 组：无粉碎或轻度粉碎。

2 组：关节面轻度粉碎，干骺端严重粉碎。

3 组：关节面及干骺端均严重粉碎。

每组又细分为 3 个亚型。临床上将其简化为：A 型：未累及关节面。B 型：累及部分关节面。C 型：累及整个关节面。

【治疗原则】

Pilon 骨折是涉及胫骨负重关节面骨折，且周围软组织的脆弱、干骺端甚至包括胫骨下段的粉碎骨折的不稳定、关节面的损坏不平整及关节软骨的损伤，治疗以修复关节面、有效维持骨折复位稳定、早期关节活动、恢复关节功能、预防并发症为主。

【保守治疗】

一般采用手法复位或跟骨牵引后石膏、超踝夹板、单纯外固定架固定。Bourne 等报道保守治疗优良率仅 43%，分析其原因，由于骨折的解剖位置特殊性和对关节功能的要求，保守治疗关节面的移位整复困难、控制旋转对位对线能力差、骨折端易移位、干骺缺损也不能植骨，而致骨折延迟愈合、不愈合或畸形愈合等后期的并发症发生率较高。故保守治疗适用于少数骨折无移位、关节囊保持完整、没有明显脱位的骨折。有条件可采用经皮克氏针或螺钉有限固定加用辅助外固定或直接用 AO 的切开复位坚强内固定，旨在缩短外固定时间，早期功能锻炼，避免单纯外固定发生骨折再移位的可能性。

【手术治疗】

已逐渐形成 Pilon 骨折手术治疗的"BO"原则，强调细致的软组织暴露、骨折块的有限剥离、间接复位技术、稳定固定后的早活动和晚负重的指导原则，其目的是为尽可能保护骨、软组织活力，进行关节面复位，并提供能使踝关节早期活动的固定。

1.手术时机　选择手术治疗的先决条件是允许术后有足够的软组织覆盖，因此，软组织条件良好，骨折损伤的程度轻微，特别是低能量的损伤，手术应该在伤后 8~12h 内进行。对软组织损伤严重的或粉碎性骨折，其手术时机，应做两步处理：第一步稳定软组织，跟骨牵引或有限固定腓骨并外固定支架固定，维持肢体的长度，防止软组织挛缩，等待肿胀消退、软组织条件许可；第二步行胫骨切开复位内固定，时间多在 5d~3 周之间为宜。合并有其他部位复合伤者则可暂行外固定架固定，时机成熟行 Ⅱ 期手术。

2.手术方法

(1)分期切开复位内固定：如果软组织条件允许，切开复位内固定是最佳治疗手段，可用于几乎所有病例，允许踝关节早期活动，避免针道感染、外固定器臃肿等问题。避免在伤后早期进行最终的切开复位内固定，因为在急性期手术发生各类并发症的风险极大。受伤后 5d 内行切开复位内固定手术的并发症率高达 50%，伤后 7~21d 手术的并发症率显著降低。但在未能准确重建胫骨解剖长度的情况下延期手术，会使关节面及干骺端的复位极为困难。因此强调采取分期治疗原则，早期重建肢体的长度，利用韧带整复作用协助复位。这些措施使得日后的手术更加容易，并因减轻下方骨块的挤压，加快软组织恢复。采用跟骨牵引(10 磅)、跨关节外固定、腓骨接骨板或联合上述方法来重建腓骨的长度。无论采取牵引还是外固定，都应保证最终手术时预期切口的清洁。在抬高患肢的同时，注意监测软组织的情况。皮肤出现褶皱提示肿胀开始减轻，是最终手术的必要条件。手术切口不得经过水疱，除非水疱已经完全上皮化。

一旦软组织肿胀消退，即可对 Pilon 骨折实施切开复位内固定手术包括以下步骤：①腓骨切开复位内固定；②解剖复位关节面并妥善固定；③将关节面骨块与干骺端/骨干复位并妥善固定；④干骺端骨缺损时进行植骨。

腓骨复位时必须正确重建腓骨的长度，连接腓骨与胫骨外侧的韧带牵拉前外侧骨块，而后外侧骨块位于解剖位置的远端。Chaput 骨块的解剖复位是固定的基石，以此为标准复位其他关节骨块。

(2)手术入路:切开复位内固定的入路取决于骨折线。绝大多数胫骨前方的骨折线是完全的,分开相邻的骨块即可复位塌陷的关节面。但应注意,采用双切口时桥接的皮肤宽度不得少于7cm。CT对于了解骨折线的位置以及采取何种入路最能良好地复位关节面极为重要。传统的前内侧入路位于颈前肌腱前方,恰在胫骨嵴外侧。当前方的骨折线更偏外时,采用位于伸趾肌腱和第三腓骨肌之间的前外侧入路。后内侧入路位于趾长屈肌后方,对复位大的后内侧骨块更为有用。还可采用将腓骨肌腱向前方牵引来同时显露胫腓骨的后外侧入路。

选定手术入路后,首先切开复位并用接骨板固定腓骨。经过所选入路复位关节面骨折。复位后用克氏针和拉力螺钉固定。随后将关节面与干骺端或骨干妥善固定,视骨折的类型将接骨板放置在前方或内侧。小型内植物比大型内植物更具优势。重建机械力线和旋转力线非常重要。干骺端如有缺损,应植入松质骨或骨替代物。

【经皮接骨板固定】

经皮接骨板固定是治疗Pilon骨折的新技术,尤其适用于简单的完全关节骨折(OTA C1)。这种方法采用闭合复位或经皮复位,维持关节骨块的正确力线,用接骨板将其固定于胫骨近端。经皮放置的接骨板位于皮下与胫骨骨膜之间。透视下在骨折近远端分别用螺钉固定,确保螺钉位置正确。绝大多数病例合并腓骨骨折,也应复位并用接骨板固定。手术前软组织肿胀必须充分消退。这种方法的优点是可以早期活动踝关节,避免大切口带来的风险。缺点是必须采取间接复位,不能直视干骺端骨折情况。因此术者必须熟悉间接复位技术,并用影像技术评估复位效果。

【术后治疗】

无论采取何种治疗,术后都要强调控制肿胀,促进伤口愈合及早活动关节。术后患肢使用夹板制动并避免负重。用支具或断腿石膏继续制动至伤口愈合。使用外固定时,指导患者护理针道,注意避免马蹄足畸形。避免患肢负重,直至X线片出现提示骨折早期愈合的桥接骨痂为止。多数医师不允许患者在12周内完全负重。

【并发症的防治】

Pilon骨折尤其是高能量创伤的Pilon骨折术后并发症的发生率很高,且很严重,并发症可分为早期和晚期并发症,早期并发症包括伤口裂开、皮肤坏死、表浅或深部感染,主要是由于创伤致组织受到严重损伤、局部软组织张力太高难以覆盖胫骨远端。术后晚期并发症主要包括骨折延迟愈合、骨不连、骨折畸形愈合、关节僵硬、创伤性关节炎等。早期并发症可利用腓骨肌覆盖腓骨,外侧腓骨伤口用游离植皮覆盖,以保证内侧胫骨伤口无张力缝合;Pilon 骨折软组织损伤,应在处理伤口、肿胀消退后延期手术,应用有限内固定,维持骨折复位后的力线,辅以石膏外固定或外固定支架,降低皮肤坏死的发生率。晚期并发症一般都需要再次手术,甚至要行踝关节融合或截肢术。随着健康观念的更新和现代假肢技术的发展,对于不可重建的 Pilon 骨折,也可考虑行关节融合术和截肢术,但适应证的掌握应严格和慎重。

总之,从文献报道的有关 Pilon 骨折治疗的临床研究来看,制定合理而完善的术前计划、有限内固定结合外固定治疗以及根据软组织损伤情况分期治疗,降低了软组织损伤导致的并发症发生率,已显示出其明显的优越性。同时,治疗过程中踝关节早期功能锻炼,避免过长时间的外固定,能最大限度地减少针道感染、关节僵硬等并发症。

第十二节　足部创伤

一、跟骨骨折

【流行病学】
1.跟骨骨折约占全身骨折的 2%。
2.跟骨是跗骨中最常出现骨折的骨骼。
3.移位关节内骨折占跟骨骨折的 60%～75%。
4.90%的跟骨骨折见于 21～45 岁的男性,其中以体力劳动者为主。
5.大约 10%的跟骨骨折是开放性损伤。

【损伤机制】
1.轴向负荷:高处坠落是多数跟骨关节内骨折的病因;跟骨由一层薄的骨皮质壳包裹着骨松质,当距骨向下冲击跟骨时会发生跟骨骨折。在机动车事故中,当加速踏板或刹车踏板撞击足底时可能出现跟骨骨折。
2.扭转暴力可能引起跟骨关节外骨折,如跟骨前突、内侧突和载距突骨折。糖尿病患者出现跟腱牵拉造成的结节撕脱骨折的发生率较高。

【临床检查】
1.患者通常都有足跟处中重度疼痛、压痛、肿胀、足跟增宽和短缩。延伸到足弓的足跟周围瘀斑高度提示存在跟骨骨折。伤后 36h 内常常会出现严重的肿胀，并形成水疱。开放骨折罕见，一旦发生伤口多位于内侧。

2.必须仔细检查软组织和神经血管情况。10％的跟骨骨折会出现足间室综合征，会造成爪形趾畸形，必须加以排除。

【合并损伤】

1.有高达 50％的跟骨骨折存在其他损伤，如腰椎骨折（10％）或其他下肢骨折（25％）；很显然，这种损伤更多见于更高能量的损伤。

2.5％～10％的跟骨骨折是双侧骨折。

【放射学检查】

1.对于怀疑有跟骨骨折的患者　早期 X 线片检查应包括后足侧位片、足正位（AP）片、Harris 轴位片和踝关节创伤系列 X 线片。

2.侧位片

（1）从跟骨前突最高点向后关节面画一条直线，再从后结节向后关节面画一条切线，两条直线的夹角即为 Bohler 角。此角正常在 20°～40°；该角度减小说明跟骨负重后关节面塌陷，这样体重会前移。

3.足 AP 位片　可以显示延伸到跟骰关节内的骨折线。

4.Harris 轴位片

（1）拍摄轴位片时患足需背伸、放射线向头侧倾斜 45°照射。

（2）可以显示关节面、高度丧失、宽度增大，以及跟骨结节骨块的成角情况。

5.Broden 位片目前已经被计算机扫描（CT）所代替　但可以在术中使用来判断骨折复位情况。拍摄时患者需仰卧，X 线片盒放在小腿和踝关节下方。足置于屈曲中立位，小腿内旋 15°～20°（踝穴位）。X 射线以外踝为中心，球管与患者头侧分别呈 40°、30°、20°、10°拍摄 4 张 X 线片。

随着球管的移动所拍摄的这些 X 线片能从后向前显示后关节面的不同部位；10°位片显示后关节面的后侧，而 40°位片显示前侧部分。

6.计算机扫描

（1）计算机扫描图像需要提取轴位、30°半冠状位和矢状位片。

（2）为了能充分分析骨折，需要 3～5mm 断层。

（3）冠状位片能提供有关后关节面、载距突、跟骨整体形态、腓骨肌腱和屈𝑚长肌腱位置的信息。

（4）轴位片能显示有关跟骰关节面、后关节面前下部分及载距突的信息。

（5）矢状面重建图像能提供后关节面、跟骨结节以及跟骨前突的其他信息。

【骨折分型】

（一）关节外骨折

此类骨折不累及后关节面。占跟骨骨折的 25％～30％。

1.跟骨前突骨折　患足强力跖屈、内翻会拉紧分歧韧带和骨间韧带，从而造成骨折；也可以因前足外展和跟骰关节压缩同时发生。此时常常会和踝关节外侧扭伤相混淆，通过侧位片或外斜位片能显示。

2.跟骨结节骨折　跟腱撕脱造成，多见于糖尿病患者或骨质疏松女性，极少数病例是由直接暴力引起的；在侧位片上能显示。

3.跟骨内侧突骨折　在足跟负重且患足严重内翻时会发生。常常与踝关节内侧扭伤相混淆，在轴位片上能显示。

4.未累及距下关节的跟骨体部骨折　由轴向负荷造成。可能出现严重的粉碎、跟骨增宽、高度丧失及 Bohler 角减小，但后关节面并未受累。

（二）关节内骨折

1.主要骨折线　距骨后外缘斜行劈开跟骨后关节面。前外侧骨折线穿透 Gissane 角，或向远端穿透跟骰关节。后侧骨折从跗内侧穿透至背外侧，从而造成两个骨折块：载距突骨块（前内侧）和结节（后外侧）骨块。

（1）前内侧骨块很少出现粉碎，多与距骨经三角韧带和距跟骨间韧带相连。

（2）后外侧骨块通常向上外侧移位，粉碎程度不一，会导致后关节面对合异常以及跟骨短缩和增宽。

2.次级骨折线　如果压缩暴力持续作用，骨折会变得更为粉碎，并形成一个与结节骨块分离的后关节面骨块。

（1）舌形骨折：次级骨折线位于后关节面下方，从结节后侧穿出。

（2）关节塌陷型骨折：次级骨折线恰从后关节面后缘穿出。

（3）轴向暴力持续作用会使载距突骨块向内滑动，造成跟骨短缩和增宽。此时跟骨结节骨块会旋转至内翻位。距骨后外侧会使后关节面外侧半向下移位插入结节骨块内，该骨块旋转最大可达 90°。这样会使外侧壁爆裂，向前延伸可达跟骰关节内。如果距骨外侧缘进一步塌陷，会使关节面更为粉碎。

【Sanders 骨折分型】

1.以 CT 扫描为基础。

2.此分型方法是以关节面骨块的数目和位置为依据的；通过冠状面图像所显示的距骨后关节面最大平面为准。

3.将跟骨后关节面分为 3 个骨折线（A、B、C 线分别对应冠状面图像上的外、中、内侧骨折线)。

4.这样就有可能出现 4 个骨块:外、中、内及载距突骨块。

Ⅰ型:无论骨折线多少,所有的无移位骨折都属于此类。

Ⅱ型:后关节面两部分骨折;根据主要骨折线位置不同可分为ⅡA、ⅡB、ⅡC 3 个亚型。

Ⅲ型:有中央塌陷骨块的 3 部分骨折;包括ⅢAB、ⅢAC、ⅢBC 3 个亚型。

Ⅳ型:关节内 4 部分骨折;极其粉碎。

【治疗】

跟骨骨折即使能够得到充分的复位及治疗,由于可能造成严重的功能障碍,出现不同的预后,引起不同程度的功能损害和慢性疼痛。学者们对其治疗选择还有争议。近来有证据发现:某些因素和预后改善存在关联。

(一)非手术治疗

1.适应证

(1)没有移位或轻微移位的关节外骨折。

(2)无移位的关节内骨折。

(3)跟骰关节受累不足 25%的跟骨前突骨折。

(4)患有严重周围血管疾病或胰岛素依赖型糖尿病的骨折。

(5)患有其他内科疾病而无法手术的骨折。

(6)患有危及生命的损伤、出现水疱、严重长期肿胀、巨大开放伤口的跟骨骨折。

2.初期治疗使用厚实的 Jones 绷带包扎。

3.非手术治疗包括使用支具支撑以利骨折血肿消散,然后改用成品骨折靴固定患足于屈曲中立位以免出现马蹄足挛缩,以及弹力加压袜减轻水肿。

4.早期开始距下关节和踝关节活动度练习,在伤后 10~12 周,骨折愈合前不允许负重。

(二)手术治疗

1.适应证

(1)累及后关节面、移位的关节内骨折。

(2)跟骰关节受累超过 25%的跟骨前突骨折。

(3)移位的跟骨结节骨折。

(4)跟骨骨折脱位。

(5)部分跟骨开放骨折。

2.手术时机

(1)应在骨折愈合开始前、伤后 3 周之内进行手术。

(2)在患足、踝关节肿胀消退之前不应手术,可以根据皮肤皱纹重新出现判断。

(3)以跟骨外侧动脉血供为依据,选择外侧 L 形切口。

(三)特定骨折类型

1.关节外骨折

(1)跟骨前突骨折

1)跟骨前突骨折的手术治疗适用于 CT 检查显示跟骰关节面受累超过 25% 的骨折类型。

2)最终固定时可以使用细螺钉或微小螺钉。

3)患者术后可以穿硬底鞋行走,但穿普通鞋行走要延迟到术后 10~12 周以后。

(2)跟骨结节(撕脱)骨折

1)此类骨折由于腓肠肌-比目鱼肌强力牵拉所致,如低能量摔倒或坠落时被动背伸等情况,可以造成大小不等的撕脱骨块。

2)手术适应证包括:①结节移位压迫后侧皮肤;②后方骨块突出明显,可能影响穿鞋;③腓肠肌-比目鱼肌复合体无力;④撕脱骨块累及关节面时。

3)手术治疗可以使用拉力螺钉、还可以选择钢丝环扎。

(3)跟骨体骨折

1)属于真正的关节外骨折、不累及距下关节,约占所有跟骨骨折的 20%。

2)轻微移位(<1cm)的骨折类型可以选择早期活动、免负重 10~12 周。

3)移位明显造成内/外翻畸形、外侧撞击、跟骨高度丧失及后侧结节横移的骨折类型需要行切开复位内固定术

(4)跟骨内侧突骨折

1)罕见、多无移位。

2)在轴位片和 CT 扫描检查中显示骨折最佳。

3)无移位的骨折类型可以使用短腿负重石膏管型固定至伤后 8~10 周骨折愈合。

4)如果骨折有移位,可以考虑手法整复。

2.关节内骨折 加拿大创伤骨科学会进行了一项移位关节内跟骨骨折手术治疗和非手术治疗的对比研究,结果发现:

(1)接受手术治疗的患者中存在以下几种因素是预后明显良好。

1)女性。

2)年轻人。

3)轻体力劳动者。

4)没有工伤保险的患者。

5)原始 Bohler 角较大的患者(原始损伤较轻)。

6)术后 CT 检查显示解剖复位的患者。

(2)接受非手术治疗的患者由于创伤后关节炎而需行关节融合术的可能性是接受手术治疗患者的5.5倍。

(3)手术治疗的目的包括：①恢复距下关节对合。②恢复 Bohler 角。③恢复正常的跟骨宽度、高度。④维持正常的跟骰关节面。⑤矫正骨折的内翻畸形。

(4)通常选择经外侧 L 形切口行切开复位内固定术，注意切勿伤及腓肠神经的远近端。

(5)复位后关节面后使用拉力螺钉固定至载距突。复位跟骰关节和外侧壁。恢复跟骨长度，矫正内翻畸形。外侧使用薄接骨板支撑固定。虽然充填骨缺损并非必需进行的处理，但可以提早负重。

(6)有报道舌形骨折使用经皮复位和拉力螺钉固定后，疗效良好。

(7)对于部分高能量损伤(Ⅳ型骨折)，一期距下关节融合术或三关节融合术疗效良好。

(8)术后治疗

1)在医生指导下进行早期距下关节活动度练习。

2)术后 8～12 周禁止负重。

3)术后 3 个月后完全负重。

【合并症】

1.伤口裂开　最常见于切口拐角处。要想避免此类合并症，需要注意仔细的软组织处理、缝合切口时减少对皮肤的创伤。一旦发生，治疗方法包括换药、皮肤移植或是在必要时选择肌瓣移植术。

2.跟骨骨髓炎　通过术前等待软组织水肿消退能降低其发生风险。

3.创伤后关节炎(距下关节或跟骰关节)　除了骨折移位、粉碎外，还反映出关节损伤的问题；所以即使是解剖复位，有可能发生此类合并症；治疗方法可以选择注射或支具，最终可能需要行距下关节融合或三关节融合术。

4.足跟变宽　即使是切开复位内固定，也有可能出现一定程度的足跟变宽。可以引起腓骨肌腱或腓骨撞击。残留外侧宽度增大会加重此合并症，治疗需要选择外侧壁切除或内固定物取出。

5.距下关节活动丧失 关节内骨折手术治疗或非手术治疗后都较为常见。

6.腓骨肌腱炎 非手术治疗后多见,与外侧撞击有关。

7.腓肠神经损伤 经外侧入路手术患者中有高达 15％的患者可能出现此问题。

8.慢性疼痛 无论选择非手术治疗还是手术治疗,仍有许多患者会出现慢性足跟痛并引起功能障碍;多数患者无法重返工作岗位。

9.复杂性局部疼痛综合征 非手术治疗、手术治疗后都有可能出现。

二、距骨骨折

【流行病学】

1.在所有跗骨骨折中,距骨骨折的发生率居第二位。

2.距骨骨折占全身所有骨折的 0.1％～0.85％,占足部骨折的 5％～7％。

3.14％～26％的距骨颈骨折合并有内踝骨折。

4.距骨外侧突骨折占所有滑雪伤的 2.3％,占所有踝关节周围损伤的 15％。

5.距骨头骨折罕见,占所有距骨骨折的 3％～5％。

【损伤机制】

1.最常见于机动车事故或高处坠落时踝关节过度背伸的情况下,在距骨颈与胫骨前缘撞击时造成骨折。

2."飞行员距骨":历史上曾经出现的这个名词是指在飞机失事时飞机方向舵撞击足底造成的距骨颈骨折。

【临床检查】

1.患者通常表现为踝关节疼痛。

2.检查足和踝关节活动度时通常会引起疼痛,还有可能听到骨擦音。

3.后足有广泛的肿胀,距骨和距下关节有压痛。

4.距骨颈和距骨体骨折时常常会出现其他足和踝关节的骨折。

【放射学检查】

1.需要拍摄踝关节前后位(AP)片、踝穴位和侧位片,以及足 AP 位、侧位和斜位片。

2.Canale 位片:是显示距骨颈的最佳位置。踝关节最大跖屈位、患足置于 X 线片盒上,旋前 15°,射线球管指向头侧、与身体成 15°角倾斜。该 X 线片最早是用于检查创伤后畸形的,在急诊时拍摄较为困难。

3.计算机断层扫描(CT)有助于进一步描述骨折类型和移位情况,判断关节面受累情况。

4.锝骨扫描或磁共振(MRI)有助于发现距骨隐性骨折。

【骨折分型】

(一)解剖学分型

1.外侧突骨折。

2.后侧突骨折。

3.距骨头骨折。

4.距骨体骨折。

5.距骨颈骨折。

(二)距骨颈骨折 Hawkins 分型

Ⅰ型:无移位骨折。

Ⅱ型:合并距下关节半脱位或脱位。

Ⅲ型:合并距下关节和踝关节脱位。

Ⅳ型:(Canale 和 Kelley):Ⅲ型骨折同时合并距舟关节半脱位或脱位。

【治疗】

(一)距骨颈和体部骨折

这些骨折属于有关联的一类骨折,可以一并考虑。

1.无移位骨折(Hawkins Ⅰ 型)

(1)X 线片上无移位骨折在 CT 扫描上可能会发现有粉碎或关节面台阶。只有距下关节不存在对合不良的真正无移位骨折才能被确定是Ⅰ型骨折。

(2)治疗需要使用短腿石膏管型或骨折靴固定 8～12 周。伤后 6 周内不负重,待 X 线片和临床证据显示骨折愈合后再行负重。

2.移位骨折(Hawkins Ⅱ 型)

(1)需要尽早闭合整复(跖屈),所有开放骨折或闭合复位不成功的骨折都应急诊行切开复位内固定(ORIF)。

(2)如果整复后经 CT 证实是解剖复位,可以使用短腿夹板制动,二期再行骨折固定。

(3)手术入路

1)前内侧:该入路可以是关节囊有限切开,也可以延长切口并行内踝截骨(如果骨折累及距骨体部)来获得广泛显露。入路间隙位于胫前肌腱内侧。该入路能显露距骨颈和体部。仔细保护大隐静脉和伴行神经,以及更为重要的三角动脉。

2)后外侧:该入路能显露后侧突和距骨体。入路间隙位于腓骨短肌和踇长屈肌之间。必须保护腓肠神经。通常需要将踇长屈肌从后侧突骨沟内挪开以改善骨折显露。

3)前外侧:该入路能显露跗骨窦、距骨颈外侧和距下关节。该入路偶尔可能会伤及跗骨窦内的动脉。

4)前内侧加前外侧:通常用来获得距骨颈最大范围的显露。

(4)内固定:垂直骨折线拧入两枚拉力螺钉或无头螺钉。拧入螺钉时可以采取逆行和顺行两种方式。尸体模型研究发现:从后向前拧入螺钉的生物力学强度更大,但临床操作更难。顺行拧入螺钉需要使用无头螺钉或将普通螺钉埋入距骨头关节面下方。

1)使用钛制螺钉后在 MRI 能更好的显示判断是否存在继发性骨坏死。

2)粉碎严重的部分和骨缺损部分需要植骨。

3)近来为了避免距骨颈短缩,在粉碎严重的病例已经开始使用小型接骨板螺钉固定。

4)术后使用短腿石膏管型或可拆卸式骨折靴制动 8～12 周,期间不允许负重。

5)Hawkins 征:术后 6～8 周时,距骨软骨下骨量减少(踝穴位片可见)提示距骨有活力。但出现此征象并不能排除骨坏死;缺乏此征象也不能诊断骨坏死。

(二)距骨体骨折

1.骨折分型

(1)Ⅰ型剪切骨折(A,B)。

(2)Ⅱ型剪切骨折(C)。

(3)爆裂骨折(D)。

2.治疗

(1)无/轻微移位骨折——非手术治疗。

(2)移位骨折——ORIF(可能需要做内踝截骨)。

(三)外侧突骨折

属于距下关节或踝关节的关节内骨折,最多发生于患足背伸内翻位时。随着滑雪运动的流行,发生率有所上升。

1.外侧突骨折在首诊时常常被漏诊。该骨折常被误诊为严重的踝关节扭伤。

2.由于发现、明确外侧突骨折范围困难,多需使用 CT 扫描来判断损伤程度。

3.移位<2mm:使用短腿石膏管型或骨折靴制动 6 周,不负重时间至少为

4 周。

4.移位＞2mm：经外侧入路使用拉力螺钉或克氏针 ORIF。

5.粉碎骨折：切除无活力骨块。

（四）后侧突骨折

此类骨折累及关节面后侧 25％和内外侧结节。在踝关节严重内翻损伤距腓后韧带撕脱外侧结节或是暴力跖屈直接受压时均可造成后侧突骨折。

1.距骨后侧突骨折诊断困难，这和存在副三角骨有一定关系。

2.无移位/轻微移位骨折：使用短腿石膏管型固定 6 周，不负重时间至少为 4 周。

3.移位骨折：如果骨块较大，建议 ORIF；如果骨块较小建议一期切除；可以采用后外侧入路。

（五）距骨头骨折

此类骨折是跖屈时前足轴线上受到纵向压力所致。骨折多粉碎；医生还需注意是否存在舟骨损伤和距舟关节破坏。

1.无移位骨折　使用短腿石膏管型良好塑形来维持足纵弓，伤后 6 周内可部分负重。伤后 3～6 个月需要在鞋子里衬垫足弓支撑垫来维持距舟关节。

2.移位骨折　经前入路或前内侧入路手术，行 ORIF 或一期小骨块切除。

【合并症】

1.感染　早期 ORIF 加软组织覆盖治疗开放损伤，或是待且胀消退后手术，能够降低其风险。

2.骨坏死　骨坏死几率和骨折原始移位有关：

Hawkins Ⅰ 型：0～15％。

Hawkins Ⅱ 型：20％～50％。

Hawkins Ⅲ 型：50％～100％。

Hawkins Ⅳ 型：高达 100％。

3.创伤后关节炎　见于 40％～90％的病例，通常与受伤时软骨损伤和关节不对合有关。踝关节和距下关节均有表现。累及距下关节、踝关节或双侧关节的关节炎比例分别为 50％、30％和 25％。

4.延迟愈合和不愈合　有 15％的病例可能出现延迟愈合（＞6 个月）。治疗可以选择再次固定、植骨或置入骨诱导材料。

5.畸形愈合　多见内翻畸形（见于距骨颈骨折后），这和原始骨折复位及背内侧粉碎有关。畸形愈合会造成距下关节僵直和足外侧负重过大；畸形愈合常常伴有疼痛。

6.开放骨折 占 15％～25％ 的病例,提示引起此类骨折的高能量损伤机制。为了预防感染必须仔细清创灌洗。有报道距骨开放骨折的感染率为 35％～40％。距骨脱出是最严重的情况。有报道距骨原位再植疗效尚可。

7.皮肤裂开 继发于脱位时间过长,受挤压软组织出现压力性坏死。情况严重时会造成压力性溃烂,影响软组织完整性、造成感染。

8.长屈肌腱嵌压 会影响闭合复位,需要 ORIF。

9.足筋膜间室综合征 罕见。足趾被动背伸时疼痛必须引起临床关注,是否已经出现或是将要出现足筋膜间室综合征,在症状与损伤程度明显不相符时要尤为注意。是否急诊行筋膜切开还是有争议的。有学者认为足筋膜间室综合征的后遗症(爪形趾)比足全部间室筋膜切开术后的后遗症造成的问题更少。

【距下关节脱位】

1.距下关节脱位,也称为距骨周围脱位,是指距骨在距舟关节和距跟关节这两个远端关节面上同时脱位。

2.最常见于年轻男性。

3.足内翻会造成距下关节内侧脱位,而外翻会造成距下关节外侧脱位。

(1)85％的距下关节脱位是内侧脱位。

(2)外侧脱位常是高能量损伤,与内侧脱位相比远期疗效更差。

4.所有距下关节脱位都需要及时且轻柔的复位。

5.复位时需要充分的麻醉、屈曲膝关节、纵向牵引患足。常常需要先加大畸形来"解锁"跟骨。一旦跟骨解锁,逆畸形方向整复。随着一声令人满意的弹响,脱位即可复位。

6.多数距下关节脱位病例闭合复位后均稳定。

7.闭合复位后做 CT 扫描有助于判断是否存在其他骨折,并能显示可能存在的距跟关节半脱位。

8.有许多骨性和软组织结构都有可能被嵌压而无法闭合整复。内侧脱位时距骨头会被距舟关节囊、伸肌支持带、伸肌腱或趾短伸肌套住。外侧脱位时胫后肌腱嵌压会影响复位,即使切开复位也很困难。

9.如果需要进行切开复位,可以经前内侧纵切口复位内侧脱位,经载距突入路复位外侧脱位。

10.短期制动后即可开始物理治疗来恢复距下关节和中跗关节的活动度。

【距骨完全脱位】

1.距骨完全脱位是一种罕见的损伤,是由引起距下关节脱位的暴力继续作用所致。

2.多数此类损伤都是开放损伤(距骨脱出)。

三、跖跗关节损伤

跖跗关节损伤主要包括跖跗关节的骨折脱位,跖跗关节临床常又称之为Lisfranc关节,其复杂的解剖见前述。跖跗关节骨折脱位的发病率约为0.2%,其中67%为高速交通创伤、挤压伤及高处坠落伤等高能量损伤所致。跖跗关节损伤机制有间接和直接损伤两种。直接损伤为外力直接作用于跖跗关节,例如,足的挤压损伤。跖跗关节直接损伤常伴有软组织的严重损伤或伴有开放性损伤。间接损伤较为常见,常由于足处于跖屈位,前足强力外翻导致Lisfranc损伤。

1.临床表现　患者主诉足部创伤后中足剧烈疼痛,要高度怀疑跖跗关节损伤,多发性创伤的患者应注意仔细检查足部以避免漏诊。有文献报告,约有20%的此类损伤存在漏诊。跖跗关节损伤的临床表现根据不同损伤的机制及移位程度,有不同的表现。严重移位的骨折脱位容易诊断。而没有明显移位的损伤则需通过仔细的体检才能确诊。这些移位不明显的患者除中足部位有压痛外,做前足外翻外旋应力试验可有中足部位的剧痛。此外,跖侧明显的瘀斑也是提示这类创伤的体征。患足不能负重站立行走。同时必须对伴随的软组织损伤程度进行评估,特别是足背侧的皮肤。最后应注意是否存在足趾的被动牵拉痛,以排除是否存在足部的筋膜间隔综合征。

2.放射学检查　常规摄足的前后位、30°斜位和侧位。应注意X线球管应与足背垂直,而不是与地面垂直,这样可以获得跖跗关节的准确X线征象。Stein研究了100份跖跗关节的X线片后发现,其正常情况具有以下3个特征:

(1)在前后位上第二跖骨的内侧缘与中间楔骨的内侧缘相连续。第一和第二跖骨之间的间隙,与中间楔骨和内侧楔骨之间的间隙是相等的。

(2)在30°斜位片上,第四跖骨的内侧缘与骰骨的内侧缘相连续,第四跖骨的外侧缘与外侧楔骨的外侧形成一直线。第二、第三跖骨之间的间隙,与中间楔骨和外侧楔骨之间的间隙也是相等的。

(3)在侧位片上,距骨与跗骨之间的连线呈连续状。

另外,在X线片上发现第一与第二跖骨之间存在小的撕脱性骨折,应高度怀疑存在Lisfranc韧带的损伤,此时应该拍健侧的对照X线片加以比较。必要时,可在麻醉下对Lisfranc关节进行应力位(外展/旋前和内翻旋后)摄片,以进一步排除或证实Lisfranc关节的损伤。有人也提出,对怀疑有Lisfranc损伤的患者进行CT扫描有助于诊断及治疗。

在对中足进行 X 线检查的同时,也应注意对足部其他部位骨骼损伤的诊断。Lisfranc 损伤常伴有其他损伤。例如,Lisfranc 损伤常伴有的骰骨压缩性骨折可引起足的外侧柱短缩。Lisfranc 损伤有时也可以引起楔骨之间的移位或楔舟关节的脱位,上述 Lisfranc 损伤伴有足部其他损伤,临床上常常又称之为 Lisfranc 变异型损伤。有文献报道,Lisfranc 变异型损伤临床发生率高达 39%。

3.Lisfranc 损伤的分类　　Myerson 等将其分为三型:A 型为跖跗关节在任何平面的关节脱位。B 型分为两个亚型:B1 型为第一跖跗关节的骨折脱位;B2 型为第二至第五的跖跗关节脱位。C 型也为分为 2 个亚型,C1 为第一跖骨向内侧移位,其余各跖骨可部分脱位;C2 为整个跖跗关节分离,并伴有楔骨间脱位或骨折。

4.Lisfranc 损伤的治疗

(1)非手术治疗:Lisfranc 损伤的非手术治疗结果表明,闭合复位和石膏固定对于 Lisfranc 损伤几乎是无效的。因此,无论何种类型的 Lisfranc 损伤都应该予以手术治疗。但是,如果患者中足创伤后在三个标准的 X 线片示未发现任何异常征象,并且麻醉下应力位摄片也提示不存在跖跗关节的不稳定,这类患者可采用短腿石膏固定 2～3 周后,复查 X 线片证实跖跗关节正常,临床检查跖跗关节压痛减轻,此时短腿石膏再固定 2 周。有些学者认为,如果患者存在跖跗关节损伤后自动复位的不稳定征象,石膏固定应延长至 6 周,然后改用行走石膏固定一段时间。目前大多数学者认为,此类患者最好采用经皮克针固定的方法以确保跖跗关节的正常解剖位置。

(2)手术治疗:大量的临床观察结果表明,Lisfranc 损伤的预后与跖跗关节骨折脱位的解剖复位有密切关系。目前认为,Lisfranc 损伤采用切开复位内固定的长期随访结果,优于闭合复位石膏固定和闭合复位经皮内固定等各种方法。Lisfranc 损伤的治疗原则与其他关节内骨折的治疗原则相一致,强调解剖复位和坚强内固定。手术要求重建足的内侧柱、外侧柱和中间柱。在伴有骰骨压缩性骨折的 Lisfranc 损伤,恢复外侧柱的长度非常重要。目前在采用何种内固定方法上存在争议。大多数认为克氏针固定最理想,其优点在于固定和拔除都比较容易,且可采用多根克氏针固定。其缺点是如果留于皮外容易针道感染。有人建议采用螺钉内固定,其优点是避免了感染,但其缺点在于今后必要时必须取出。

Lisfranc 损伤的手术入路通常采用第一跖骨间纵行切口和(或)第三跖楔关节纵行切口,切开复位后可采用多枚克氏针或螺钉内固定。如伴有骰骨压缩性骨折可予以牵开复位后植骨,也可以采用外固定支架牵开后植骨,以恢复外侧柱的长度。术后患肢短腿石膏固定 8 周。克氏针拔除后再予石膏固定 4 周。此类患者的功能康复至少需要 6 个月。

第三章　脊柱外科诊疗

第一节　颈椎病

【概述】

颈椎病是指颈椎间盘退行性变及其继发性病理变化,累及其周围组织结构(神经根、脊髓、椎动脉、交感神经等),出现相应的临床表现。

颈椎病的分型目前仍未统一,可分为:神经根型、脊髓型、交感型、椎动脉型、食管压迫型及混合型。主要为神经根型与脊髓型。

【诊断步骤】

(一)病史采集要点

1.年龄　多发于中老年人群。

2.症状表现　根据不同的类型而不同。

(1)神经根型颈椎病:是否存在颈痛与神经根性痛、放射痛,有何特点;是否有上肢无力等现象。

(2)脊髓型颈椎病:是否有四肢无力,手笨拙,步态蹒跚,易跌到;是否有踩棉花感;发病从下肢无力开始,或从上肢开始;胸腹部是否有束带感;是否有大小便功能障碍。

(3)椎动脉型颈椎病:有无猝倒史,有无交感神经症状(头痛、恶心、呕吐、耳鸣、记忆力减退、心悸等),视物模糊。

(4)食管型颈椎病:无吞咽障碍等。

(二)体格检查要点

检查神经根分布区感觉与各神经支配肌肉的无力或萎缩情况及肌张力;是否存在腱反射减弱、消失或亢进。臂丛神经牵拉试验及压颈试验、屈颈试验、病理反射。

（三）辅助检查要点

X线正侧位与双斜位片，了解是否有椎间隙狭窄、增生，骨刺突入椎间孔，是否存在椎管狭窄；动力位片病变节段是否不稳；是否有后纵韧带骨化等。

MRI或CTM检查看是否存在脊髓受压、椎间盘突出、突出节段与突出方向；是否为骨赘增生及韧带钙化。

诱发电位与肌电图检查是否有异常。

【诊断对策】

（一）诊断要点

根据病史、临床症状体征与影像学检查，神经根型、脊髓型、食管型颈椎病诊断不难。但交感型与椎动脉型颈椎病诊断并不容易。

1.神经根型颈椎病

（1）症状：颈肩或颈枕部持续或阵发性疼痛；沿受累神经根行走方向的酸胀痛或烧灼痛或刀割样痛；沿神经根的触电感或针刺样麻串感；颈肩痛出现常先于放射痛，颈肩痛及放射痛可因咳嗽等加重；上肢无力现象。

（2）体征：臂丛神经牵拉试验及压颈试验阳性；受损神经根分布区感觉减退、支配肌肉无力或萎缩、腱反射减弱或消失。

（3）影像学检查：X线平片显示病变间隙狭窄、增生，斜位片骨刺突入椎间孔，动力位片病变节段不稳等。CT及MRI或CTM可能见后外侧椎间盘突出或骨赘压迫神经根。

2.脊髓型颈椎病

（1）症状：颈部常无不适感，觉四肢无力，手笨拙，步态蹒跚，易跌倒；发病多从下肢无力开始，但也可从上肢开始；胸腹部常有束带感。严重时可出现大小便功能障碍。

（2）体征：四肢肌力减弱，肌张力增高，腱反射亢进，出现病理反射；感觉障碍在早期可能较轻，严重时则明显，但常没有明确的平面；屈颈试验阳性，表现为突然屈头时，双下肢或四肢出现触电感。

（3）影像学检查：X线平片显示椎管狭窄，椎体后缘骨质增生，椎节不稳及后纵韧带骨化等。MRI或CTM检查可见脊髓受压明显。

（4）评分：JOA评分。

3.椎动脉型颈椎病

（1）症状：可有猝倒史，并伴有颈性眩晕；多伴有交感神经症状（头痛、恶心、呕吐、耳鸣、记忆力减退、心悸等）；视物模糊。

（2）体征：旋转试验阳性；病情严重时可出现对侧肢体轻瘫及 Horner 征。

（3）影像学检查：X 线平片显示钩椎关节增生，椎间孔狭小。椎动脉造影可见椎动脉迂曲、变细、压迫等。MRI 检查也可显示椎动脉形态。

4.交感型颈椎病　症状体征与椎动脉型有很多相似之处，出现交感神经症状及 Horner 征等。X 线平片显示骨质增生，椎节不稳等。

5.食管型颈椎病　骨赘向前压迫食管而引起症状，如吞咽障碍等。X 线片及钡餐可显示前方骨赘及食管受压情况。

6.混合型颈椎病　兼有两型或两型以上颈椎病的症状体征。

（二）鉴别诊断要点

各型颈椎病的主要鉴别诊断：

1.与颈型颈椎病鉴别的主要疾病有　劳损、颈肌筋膜炎及颈椎失稳症等。

2.与神经根型颈椎病鉴别的主要疾病有　肩周炎、胸廓出口综合征、肌萎缩性侧索硬化症等。

（1）胸廓出口综合征主要损伤臂丛下干，多发于 20 岁以上中年妇女，右侧多见。上肢感觉障碍为主，手内在肌萎缩，肌力减低，患侧锁骨上窝丰满，压迫时上肢症状加剧，Adson 征阳性。

（2）肌萎缩性侧索硬化症病因不清的神经元性疾病。起病快，年纪轻，肌萎缩可发生于全身任何部位，但手内在肌常最早发生，受累肌肉萎缩，病理反射阳性，但感觉正常。肌电图有异常，但体感诱发电位一般正常。应与脊髓型颈椎病相鉴别，但有极少数患者可两种病同时存在。

3.与脊髓型颈椎病鉴别的主要疾病有　结核、肿瘤、后纵韧带骨化症、颈椎管狭窄症等。

4.与椎动脉型颈椎病鉴别的主要疾病有　美尼尔综合征、体位性眩晕、脑动脉硬化、耳源性或眼源性眩晕等。

【治疗对策】

（一）治疗原则

除脊髓型颈椎病外，大部分颈椎病以非手术治疗为主。脊髓型颈椎病明确诊断后，应尽早手术治疗。

有几点值得注意，牵引对于严重的脊髓型颈椎病是禁忌证，以免加重病情；必须严格掌握牵引重量及方向；对于脊髓型的患者推拿应列为禁忌证；脊髓型颈椎病行保守治疗时，如效果不佳或保守过程中症状加重则不应继续保守治疗。

（二）治疗方案

1.非手术方法包括颈椎牵引、颈托固定、推拿按摩、理疗及药物治疗等。

（1）颈部外固定用颈围或颈托固定颈椎，减少颈椎负荷，限制颈椎运动，从而缓解颈部软组织的无菌性炎症，使病痛减退。

（2）牵引：用枕颏带牵引，也有人对较严重者采用 Helo-vest 固定牵引，目的恢复椎间的正常关系，解除颈项部肌肉挛缩，减少颈部脊神经受压。

（3）按摩：目的是治疗颈部肌肉软组织水肿，改善局部的血液循环，解除颈部肌肉痉挛。但手法一定要轻柔，推拿后症状加重者应立即停止。不要随意旋扳颈部。

（4）理疗：能消除颈部软组织痉挛、水肿，调节局部血循环与代谢。

（5）药物治疗：可酌情使用，目的是消炎止痛，营养神经，疏通血循环，镇静安神。

（6）颈部自我保护及锻炼：禁用高枕及枕颈部靠着阅读，避免颈部单一姿势持续时间太长，最好持续 0.5～1 小时就活动一下颈部。加强颈项部肌肉锻炼，目的是稳定颈椎，维持及恢复颈椎的正常生理曲度。

2.手术治疗

（1）适应证脊髓型颈椎病经 3～6 个月保守治疗无效者或保守治疗过程中症状进行性加重者；根性颈椎病及椎动脉型颈椎病经严格地保守治疗无效时也可考虑手术治疗。

（2）手术方法主要包括前路手术、前外侧手术及后路手术。

①脊髓型颈椎病：单纯来自 3 个以内的椎间盘压迫，可采用前路减压和椎体间融合术。来自 3 个以上椎间盘压迫者，或虽少于 2 个以下的椎间盘压迫，但合并有颈椎管狭窄，黄韧带肥厚或钙化者，可采用后路椎管减压或椎管扩大成形术。如单从后路减压仍不能解除来自前方的压迫，或前方压迫严重，单从前方手术有损伤脊髓可能时，可采用前后路联合减压术，根据患者的情况、医院的条件及医生的技术水平分期或同期完成。

②神经根型颈椎病：压迫来自退变突出的椎间盘或腹侧的骨刺，可采用前方入路。因钩椎关节增生压迫神经根时，可行患侧侧前方入路切除增生的钩椎关节。也可采用后路患侧开窗术，切除压迫神经根的骨刺或脱出的椎间盘。

③椎动脉型颈椎病：可采用患侧侧前方入路，切除压迫椎动脉的骨刺或切开狭窄的椎动脉孔。

【术前准备】

前路手术前 3 天开始进行气管移位训练，方法是用食指、中指、环指、指尖在胸锁乳突肌内侧按入,将气管拉向手术切口的对侧,让患者感到气紧及呼吸受阻,气管移位 3～4cm,开始时 3～5 分钟,然后休息 10 分钟,如此反复操作。双手握力下降的患者,由他人协助完成。

术前患者清醒状态观察手术体位是神经功能改变情况。颈部需后伸,在肩胛后垫一软枕,使颈部呈后伸中立位,并观察四肢的神经反应,因后伸时椎管容积减小,有可能出现四肢神经症状加重,如出现上述情况应及时去除垫枕,了解颈部后伸的限度。

【术后观察及处理】

术后即用颈托固定颈部,搬运时人力要充足,保持颈、肩、躯干在同一水平面上,采用仰卧颈部中立位。

后路手术患者,项部保持悬空,防止压迫,造成椎管"关门"。

翻身时须由护士协助,侧卧位时颈部须垫,避免过度屈伸和旋转。

引流管拔除后可带颈围坐起,但早期时间不宜太长。

术后常规颈托保护 6～10 周。

第二节　腰椎间盘突出症

【概述】

腰椎间盘突出症是指腰椎椎间盘发生退行性病变后,在外力作用下纤维环部分或全部破裂,进而引起纤维环或连同髓核、软骨终板向外突出,压迫或刺激窦椎神经、神经根而引起一系列的症状和体征,是引起腰腿痛的最常见疾病。腰椎间盘突出部位以腰$_{4/5}$和腰$_5$/骶$_1$最为常见,其发病率占到腰椎间盘突出症的 95％。

【诊断步骤】

(一)病史采集要点

1.性别、年龄及职业　在中年 30～50 岁发病率最高,一般男性发病率高于女性约为 2:1,重体力劳动者易发生椎间盘突出症。

2.有无过去或现在腰部外伤史　急性损伤如腰背扭伤等并不能引起椎间盘突出症,它只是椎间盘突出症的一个诱因,原始病变在于无痛的髓核突入内层纤维环,而外伤使髓核进一步突出外面由神经支配的五层纤维环引起疼痛。

3.腰腿痛特点

(1)疼痛性质、时间与程度:腰背痛部位一般较深,定位不准确,多为钝痛、刺痛或放射痛。疼痛程度因患者病情而异。腰背痛分两类,第一类是腰背部广泛钝痛,起病缓慢,活动和较长时间单一姿势后加重,休息或卧床后疼痛减轻,此类患者纤维环多完整;第二类腰背痛发病急骤、严重,腰背部肌肉痉挛,腰部各种活动均受限,一般持续时间较长,3~4周开始缓解,此类患者多为突然发生纤维环全部或大部分破裂及髓核突出。

(2)疼痛分布区域及是否伴有放射:腰痛是由于突出的椎间盘组织刺激外层纤维环及后纵韧带中的窦椎神经引起的,如椎间盘突出较大者可刺激硬膜出现硬膜痛。腿痛是由于突出的椎间盘机械性压迫或化学性刺激相应神经根而引起的,腰$_{4/5}$椎间盘突出压迫腰$_5$神经根,疼痛沿臀部、大腿后侧放散至小腿前外侧、足背和足趾;腰$_5$/骶$_1$椎间盘突出压迫骶$_1$神经根疼痛放射至小腿后外侧、足跟、足底和足外侧,由于腰$_5$及骶$_1$神经根参与坐骨神经构成,故称为坐骨神经痛即沿坐骨神经及其分支行径的疼痛。腰$_{3/4}$椎间盘突出压迫腰$_4$神经根引起股神经痛,疼痛放射至大腿前外侧、膝前部和小腿前内侧。另有部分高位腰椎间盘突出者压迫腰$_{1,2,3}$神经根出现腹股沟区痛或大腿内侧痛。腰痛多出现于腿痛之前,也可同时出现或出现于腿痛之后。

(3)疼痛与腹压关系:当打喷嚏、咳嗽、排便或用力等动作时引起腹压增高,进而脑脊液压力升高导致神经根袖扩张,从而刺激了受压的神经根,加重疼痛。

(4)疼痛与活动关系:活动劳累后加重,卧床休息减轻,严重者活动障碍。部分患者行走时,随行走距离增多,引起腰背部痛或不适,同时患肢出现疼痛麻木加重,当取蹲位或卧床休息后症状逐渐消失,始能再次行走,行走距离从数十米至数百米不等,称为间歇性跛行,多见于椎管狭窄并椎间盘突出的患者。

(5)疼痛与体位关系:为了缓解疼痛、松弛坐骨神经,患者常被迫采取某一体位,行走时常采用前倾位,休息卧床时多采取健侧卧位并屈髋屈膝,严重者采用胸膝位,少数患者侧卧位曲腿、仰卧位曲腿、床上跪位、下蹲位等。

(6)疼痛与天气变化关系:部分患者遇到刮风下雨天或气温骤降时加重,遇暖减轻。

4.腰部外形及活动状况 往往患者述腰部僵硬、活动受限。腰部前屈时髓核后移,加重对神经根压迫疼痛加剧。同样腰椎左右活动时,髓核随之左右活动,增加或减轻对神经根压迫。为缓解疼痛,患者常保持相应体位,减轻对神经根压迫,表现为脊柱反应性侧弯。

5.大小便及性功能状况 当突然发生巨大中央型椎间盘突出时,常压迫突出平面以下的马尾神经,患者出现会阴部麻木,排尿、排便无力,伴有双侧严重坐骨神经痛,严重者出现双下肢后外侧会阴部感觉消失,双下肢不全瘫,大小便功能障碍,多表现为急性尿潴留和肛门括约肌肌力降低,排便不能控制,女性患者可有假性尿失禁,男性患者出现阳痿,以上症状群称为马尾综合征。国内所遇病例多为重力推拿按摩后发生巨大椎间盘突出所致。

6.是否有腿麻无力及其他伴随症状　部分患者不出现下肢疼痛而表现为肢体麻木,此多为椎间盘组织刺激了本体感觉和触觉纤维引起麻木。麻木区域按神经根受累区域分布,其与神经根受压程度无关,大腿外侧为常见麻木区,当穿衣接触时可有烧灼感,长时站立可加重麻木。神经根受压出现肌力减退,患者常诉下肢无力,腰$_{2/4}$椎间盘突出压迫腰$_4$神经根,常有伸膝无力,腰$_{4/5}$椎间盘突出压迫腰$_5$神经根常有拇趾背伸无力,腰$_5$/骶$_1$椎间盘突出压迫骶$_1$神经根,偶有足跖屈及屈踝无力。此外还有少数患者伴有下肢肌肉痉挛、患肢发凉、小腿水肿等表现,在病史询问中也应注意。

(二)体格检查要点

1.腰部畸形及活动范围受限　腰椎间盘突出由于椎间盘组织突出,刺激神经根引起疼痛,为使突出组织后凸张力减小,减轻对神经根刺激,椎间隙后方增宽,外形可出现腰椎生理性前凸变浅。在一些严重的患者生理弯曲可完全消失甚至反常。部分患者还出现腰椎的侧弯,突出物在神经根内侧则凸向健侧,如突出物在神经根外侧则凸向患侧,当突出物位于神经根正前方,当腰部活动时,突出物可移向突出物内侧或又复移向突出物外侧导致出现腰椎侧弯交替性变化。

腰椎活动度受限。突出于神经根内侧者向患侧侧屈活动相对减少,而突出于神经根外侧者向健侧侧屈受累较少。腰椎前屈后伸活动受限,但后伸受限明显,且疼痛明显。

2.腰部压痛点　典型的压痛点位于病变间隙棘突旁,此压痛并向同侧臀部及下肢坐骨神经分布区放射。这是因为深压时刺激背部的背根神经纤维,或压力经椎板之间传导到神经根,使原来敏感性已增高的神经根产生感应痛。这种棘突旁放射性压痛点,在腰$_{4,5}$椎间盘突出明显,而在部分腰$_5$骶$_1$间盘突出患者却不明显。部分患者可仅有腰痛和压痛,而无放射痛,有的甚至局部无明显压痛。此体征对于诊断、定位及鉴别诊断均有重要意义。

3.下肢神经功能检查　检查时应注意下肢肌力、感觉、反射的改变,因可能出现受累神经根所支配的肌肉力量减弱、肌肉萎缩,感觉过敏、减弱或消失,反射减弱消失等体征。这些体征对于腰椎间盘突出症的定位诊断具有重要意义。

4.疼痛诱发检查

(1)直腿抬高试验:正常人仰卧位下肢于膝关节伸直位时,被动抬高下肢活动度为 60°～120°,当抬到最大限度仅有腘部不适感。进行此检查时应注意两侧对比,先检查健侧,再行患侧检查。检查时患者仰卧,检查者一手握住患者踝部,另一手置于大腿前方,使膝关节保持于伸直位时抬高肢体到一定角度,患者感到疼痛或抬高有阻力为阳性,并记录抬高角度。如抬腿仅引起腰痛或仅腘部疼痛皆不能算直腿抬高试验阳性。如检查时有小腿外侧放射痛,有足背直达拇趾的麻痛感或放射痛,或直达踝部、跟部的疼痛,皆为典型直腿抬高试验阳性。如仅有大腿后方的放射痛只能算阴性或可疑。为了表达直腿抬高试验阳性,以抬高角度为记录阳性程度,亦可以"＋"60°～70°;"＋＋"30°～59°;"＋＋＋"小于 30°,当直腿抬高试验阳性超过 70°时此体征仅供参考。本试验应注意两侧对比。

(2)直腿抬高加强试验(Bragard 征):患者仰卧,将患肢于膝关节伸直位下,渐渐抬高到一定程度时,即出现坐骨神经分部区的放射痛。然后将患肢抬高高度予以少许降低,可使放射痛消失。此时将患肢踝关节突然背屈,又引起坐骨神经分布区的放射痛,即为阳性。此试验帮助鉴别因为髋关节、腘绳肌、髂胫束等关节、肌肉因素引起直腿抬高受限,在加强试验中为阴性。

(3)屈颈试验(Linder 征):患者取坐位或半坐位,双下肢伸直,此时坐骨神经已处于一定紧张状态。然后向前屈颈而引起患侧下肢放射痛即为阳性。这是由于屈颈时,从颈部来牵扯硬脊膜和脊髓而刺激了神经根。

(4)股神经牵拉试验:患者取俯卧位,患侧膝关节伸直180°,检查者将患肢小腿上提,使髋关节处于过伸位,出现大腿前方疼痛即为阳性。另一种检查方法,患者俯卧位屈膝,正常人屈膝可达 120°,仅感股四头肌处不适。当神经根受压时,屈膝90°即感大腿前侧痛,再略加屈膝范围或伸髋,则可引起明显疼痛。在 $L_{2～3}$ 和 $L_{3～4}$ 椎间盘突出时为阳性。

(三)辅助检查要点

1.X 线片　需拍腰骶椎正侧位片,疑有腰椎弓根峡部不连接者应加拍左右斜位片,腰椎平片检查可有脊柱侧弯、腰椎前弓变平直、椎间隙左右不等或前宽后窄及椎间隙变窄等表现。X 线片除了作为诊断椎间盘突出症的参考外,还可用于排除脊椎骨性疾病如结核、肿瘤、脊柱滑脱等。X 线片结合临床表现对椎间盘突出诊断和定位有重要意义。

2.CT 检查　CT 扫描椎间盘突出主要有四种表现:椎管内出现突出的椎间盘块,其密度低于骨高于硬脊膜;椎管与硬膜之间的脂肪层消失,这是最早发生的现象;神经根被挤压移位;硬膜受压变形,CT 诊断准确率达 90％。

3.MRI 检查　MRI 是一种无辐射损伤的检查手段,能直接显示椎间盘变性程度和椎间盘突出的部位、类型以及硬脊膜和神经根受压的情况。

4.脊髓造影 通过腰椎穿刺在蛛网膜下隙注入脂溶性碘剂或水溶性碘剂,然后进行动态 X 线片检查即为脊髓造影。主要了解椎间盘对神经根及硬膜囊压迫程度。因系创伤性操作且造影剂均有一定不良反应,应用此检查时应注意并发症防治。脊髓造影对于极外侧型甚至个别外侧型腰椎间盘突出不能显示,其诊断准确率为 70%~80%。对少数疑难病例如疑有椎管内肿瘤或椎管狭窄时才慎重考虑使用造影检查。

5.其他检查方法 其他还有电生理检查如肌电图、感觉和运动诱发电位、超声波、腰部热象图等一般很少使用。

【诊断对策】

(一)诊断要点

腰椎间盘突出症的诊断应包括确定有无椎间盘突出及判断突出部位两部分。腰椎间盘突出症的诊断主要依靠病史、体格检查及 X 线片检查等综合分析得出,对于少数症状不典型者可应用一些特殊检查以协助诊断及定位。如进行特殊检查则应明确特殊检查结果与临床表现是否相符,须做到临床症状、体征与辅助检查相一致。临床医生不可忽视病史和体格检查重要性而单纯依赖某些特殊检查。

1.腰椎间盘突出症诊断标准 依据综合临床病史、体征和影像学检查做出腰椎间盘突出症的诊断。

(1)腰痛、下肢痛呈典型的腰骶神经根分部区域的疼痛,常表现为下肢痛重于腰痛。

(2)按神经分布区域表现肌肉萎缩、肌力减退、感觉异常和反射改变四种神经障碍体征中的两种征象。

(3)神经根张力试验无论直腿抬高试验或股神经牵拉试验均为阳性。

(4)影像学检查包括 X 线片、CT、MRI 或特殊造影等异常征象与临床表现相一致。

2.腰椎间盘突出的定位诊断 依据腰部压痛点部位,下肢神经功能检查(上述两表)并结合影像学检查可做出定位诊断。

3.病理类型诊断

(1)膨隆型:纤维环部分破裂,但浅层尚完整,退变的髓核经薄弱处突出,突出物多呈半球状隆起,表面光滑完整。这一类型经保守治疗大多可缓解或治愈。

(2)突出型:纤维环已经完全破裂,退变和破裂的髓核组织由破裂纤维环口处突出至后纵韧带之下,受后纵韧带所约束。突出物多不规则,可与周围组织连接。

常需手术治疗。

(3)脱垂游离型:纤维环完全破裂,髓核组织从纤维环破口突出并穿越后纵韧带进入椎管,髓核组织较大并可跨越破裂纤维环间隙。此型不但引起神经根症状,还易压迫马尾神经,非手术治疗往往无效。

(4)Schmorl结节及经骨突出型

前者是指髓核经上、下软骨板的发育性或后天性裂隙突入椎体松质骨内;后者是髓核沿椎体软骨板和椎体之间的血管通道向前纵韧带方向突出,形成椎体前缘的游离骨块。这两型临床仅有腰痛而无神经根症状,无须手术治疗。

(二)临床类型

1.旁侧型椎间盘突出 旁侧型椎间盘突出多为单侧性,仅患侧出现神经根损害症状和体征,少数可为两侧即在后纵韧带两侧,双侧旁侧型椎间盘突出者出现两侧神经根损害症状与体征,无马尾神经损害,此类患者一侧重一侧轻或两侧症状交替出现。

2.中央型腰椎间盘突出 椎间盘从后正中凸向椎管,除压迫附近神经根外还同时压迫马尾神经。患者有腰痛和双下肢根性放射痛,对双下肢肌力和感觉有广泛影响,同时有鞍区感觉减退或消失,以及排大小便功能障碍。男性患者出现性功能障碍。偏中央型突出者,表现一侧症状重,另一侧症状轻;症状也可局限于一侧下肢和一侧鞍区,大小便功能障碍较轻。

3.破裂型和游离型突出 纤维环突然完全破裂,髓核碎块脱入椎管,甚至大块的纤维环和髓核碎块游离进入椎管使神经根和马尾受到广泛、严重的压迫。常由于某种原因如腰部突然用力或扭伤或手法治疗后,症状突然加剧或变成持续性剧痛,休息和任何体位均不能缓解;或麻木区扩大瘫痪加重;或由原来一侧下肢变为双侧下肢都麻痛无力以及鞍区麻木和排大小便功能障碍,严重者甚至发展为截瘫。

4.复杂和少见椎间盘突出

(1)腰椎间盘突出症伴椎管狭窄:腰椎管狭窄指椎管骨性或纤维性狭窄压迫马尾或神经根引起的症状,轻者仅有间歇性跛行,重者神经根和马尾神经损害严重。腰椎管狭窄可单独存在但大多与腰椎间盘突出症合并存在,并有二者的症状和体征,再加X线片和CT观察和测量可明确诊断,少数患者需MRI和脊髓造影检查。

(2)腰椎间盘突出症伴腰椎滑脱:腰椎滑脱是相邻腰椎相对滑动和移位压迫神经根或马尾神经引起的。常见原因为椎弓峡部断裂后滑脱(真性滑脱)和椎间组织退变松弛滑脱(假性滑脱)。轻者仅有腰痛,重者有二者的症状体征。腰椎侧位片和CT可显示滑脱程度,斜位片可明确峡部裂诊断。MRI或脊髓造影可显示神经组织受压程度。

（3）高位椎间盘突出：高位椎间盘突出指的是 $L_{3\sim4}$ 及以上的腰椎间盘突出。往往受累神经多、程度重，症状和体征广泛严重，但定位体征少，股神经牵拉试验和膝反射改变明显。因此对于神经损害范围大、程度重患者应扩大 CT 检查范围，包括上腰椎，必要时做 MRI 或脊髓造影检查。

（4）腰椎软骨板破裂：腰椎软骨板破裂系腰椎软骨板后部破裂，软骨板和髓核后移引起腰椎管狭窄和椎间盘突出。X 线片可显示软骨板后部凹陷、密度变低或硬化，椎体后上角或后下角出现三角形骨块突入椎间孔或椎管。CT 检查具有重要诊断价值，可明确显示软骨板破裂块的部位、大小、骨化程度及移位状况、椎管狭窄和椎间盘突出程度。

（5）极外侧型腰椎间盘突出：指椎间盘突出位于椎间孔内或其外侧，在椎管之外，压迫神经根或脊神经。临床表现为多腰痛轻，腿部症状严重，无马尾神经损害症状。与椎管内椎间盘突出相比，受累神经根或脊神经高出一个节段。CT 检查可发现极外侧型腰椎间盘突出而脊髓造影易漏诊。

（6）髓核破入硬膜囊的腰椎间盘突出症：病情严重，既有椎间盘突出症状又有马尾神经综合征表现。CT 和 MRI 检查可见巨大的中央型突出，占据椎管中央。脊髓造影表现部分或完全梗阻，充盈变浅、中断、缺损。

（7）术后复发和腰椎手术失败综合征：腰椎间盘突出症大多数手术效果较满意，但少数患者症状复发。还有少数患者手术未成功即手术失败综合征，此类情况复杂，一定要做 CT 检查，必要时做 MRI 检查以明确引起症状复发的椎间盘突出的定位和手术失败原因，才能确定治疗方法。

（三）鉴别诊断要点

1.腰椎管狭窄　腰椎间盘突出往往与腰椎管狭窄同时并存，其发生率可高达40%以上。间歇性跛行是腰椎管狭窄最突出症状，而坐骨神经一般不受累，患肢感觉、运动和反射往往无异常改变。根据临床表现，必要时行 CT 检查或脊髓造影可明确诊断。

2.腰椎结核　腰椎结核一般只有腰痛，很少有根性痛，但存在骨质破坏、椎体压缩塌陷、寒性脓肿等压迫时，可发生类似腰椎间盘突出症的临床表现。患者往往有较明显的全身症状，如低热、盗汗、消瘦、血沉增快等，X 线片可见骨质破坏、椎间隙变窄、腰大肌脓肿等改变。

3.腰椎管内肿瘤　腰椎管内肿瘤可刺激和压迫神经根，引起与腰椎间盘突出类似的根性痛，也可压迫马尾神经，引起和中央型椎间盘突出相似的马尾综合征。

临床上,腰椎管内肿瘤具有以下几个特点:腰痛呈持续性,夜间尤甚,往往需用镇痛剂才能入睡,脊髓造影可见蛛网膜下隙存在占位性病变,MRI可证实椎管内肿瘤的存在。

4.**腰部急性扭伤** 一般病例容易鉴别,但对伴有反射性坐骨神经痛者容易混淆。腰部急性扭伤有以下特点:有明确外伤史,腰部肌肉附着点有明显压痛,局部肌肉封闭后腰痛缓解,下肢痛消失,直腿抬高试验阴性。

5.**慢性腰部劳损** 腰部慢性劳损多继发于急性腰部扭伤后未完全恢复或无明显急性扭伤,但因工作姿势不良,长期处于某一特定姿势,过度劳累等引起慢性劳损性腰痛。患者劳累后感腰部钝痛或酸痛,可牵涉到臀部或大腿后方,不能胜任弯腰工作。卧床后症状减轻,但不能完全缓解,查体见腰部肌肉附着点处有压痛,一般腰部活动不受限,直腿抬高试验阴性。

【治疗对策】

(一)治疗原则

腰椎间盘突出症治疗分为非手术治疗和手术治疗。非手术治疗是本病的基本治疗方法,90％腰椎间盘突出症患者经非手术治疗后能使症状消失。只有在正规非手术治疗无效或影像学检查显示椎间盘突出已不可逆转、神经根受压严重时才考虑手术治疗。

(二)治疗方案

1.**非手术治疗** 非手术治疗是椎间盘突出症的首选治疗方法,其适应证包括:

(1)初次发病,病程短的患者。

(2)病程虽长,但症状和体征减轻的患者。

(3)经特殊检查发现突出较小者。

(4)由于全身疾患或局部皮肤疾病,不能施行手术者。

(5)不同意手术的患者。

非手术治疗主要包括以下几项:

(1)卧床休息:腰椎间盘压力坐位最高,站位居中,平卧位最低;制动可减轻肌肉收缩和韧带张力对椎间盘的挤压,使椎间盘处于不负载状态,利于椎间盘营养使损伤纤维环修复,突出的髓核回纳;利于椎间盘周围静脉回流消除水肿;避免活动时腰骶神经在椎管内移动对神经根刺激。

卧床休息是指患者需整天躺在床上,甚至吃饭、洗漱、大小便等日常活动都在床上完成,如患者下地吃饭、洗漱、大小便应尽量缩短时间并带腰围保护,完成此类日常活动后立即返床平卧。床铺以宽大硬板床铺上褥垫为宜,患者平卧后可使脊柱得到充分放松。患者必须卧床直至症状明显缓解,一般需 2～3 周时间。

(2)药物治疗:由于腰椎间盘突出症所致腰腿痛包含炎性介质因素,故服用非甾体类抗炎药如芬必得、扶他林或 COX-Ⅱ 特异性抑制剂如西乐葆等是保守治疗重要方法之一。

(3)牵引治疗:牵引治疗通过减轻椎间盘压力,促使髓核不同程度回纳;使脊柱制动减少运动刺激,利于充血水肿消失;解除肌肉痉挛;解除腰椎后关节负荷等机制来达到治疗效果。牵引治疗包括快速牵引和慢速牵引。

(4)物理治疗。

(5)推拿治疗:推拿治疗应由专业人员实施,其手法要轻柔均匀、避免暴力,以免加重症状甚至导致神经损伤。

(6)硬膜外阻滞治疗:硬膜外阻滞治疗通过向硬膜外腔注射含有激素和麻醉镇痛的药物以达到消炎、止痛、预防和治疗神经根粘连并使突出的椎间盘脱水皱缩和改变突出椎间盘与神经根位置从而使症状缓解。

(7)髓核化学溶解法:适用于常规手术腰椎间盘摘除术基本相同,但是较大椎间盘突出、髓核已游离的椎间盘突出效果较差,合并侧隐窝或椎间孔狭窄者,髓核溶解治疗后椎间隙可进一步狭窄,导致症状加重。

禁忌证包括对番木瓜过敏及其微生物过敏者;合并脊柱滑脱;严重进行性神经损害或疑有脊髓和马尾肿瘤;曾经接受过化学髓核溶解治疗;如曾行脊髓造影则至少应于造影后 1 周行髓核溶解治疗。

2.手术治疗

(1)常规腰椎间盘髓核摘除术

手术适应证:①症状重,影像工作和生活,经保守治疗 3～6 个月无效或加重;②有广泛肌肉瘫痪、感觉减退以及马尾神经损害者(如鞍区感觉减退及大小便功能障碍等),有完全或部分瘫痪者,这类患者多属中央型突出或系纤维环破裂髓核脱入椎管,形成马尾神经广泛压迫,应及早行手术;③伴有严重间歇性跛行多同时有腰椎管狭窄或 X 线片及 CT 显示椎管狭窄症,非手术不能奏效;④急性腰椎间盘突出症根性痛剧烈无法缓解且持续加重者。

手术禁忌证:①腰椎间盘突出症合并重要脏器疾病不能承受手术者;②腰椎间盘突出症初次发作,症状轻微经非手术治疗可获缓解,对其工作和生活影响并不严重者;③腰椎间盘突出症诊断不明确,影像学也未见有椎间盘突出的特征表现者。

(2)内镜下腰椎间盘切除术:内镜技术的应用使得经皮腰椎间盘切除术可以在影像系统监视下进行精确定位、适量切除和有效减压。可分为:

1)后外侧经椎间孔入路椎间盘镜:切除突出的椎间盘甚至切除增生的骨赘、关节突关节,椎间孔成形,侧隐窝减压,直接解除对神经根的压迫。由于可工作区间包括椎间孔外,经椎间孔到达椎管内,因此通过此入路可处理极外侧型、椎间孔内和旁中央型椎间盘突出。手术总有效率在 75%～90%。临床常用的有 YESS 和 KESS 系统。

手术适应证与开放手术相同。禁忌证有非椎间盘病变所致腰腿痛,如严重脊柱退变、腰椎管狭窄、脊柱不稳等;中央型椎间盘突出且有严重钙化;曾行开放手术椎管有粘连者,复发性椎间盘突出症,由于再次手术或取出再次突出的椎间盘有可能导致硬膜撕破;马尾综合征者;游离型移位明显的椎间盘突出。

常见并发症有椎间隙感染、神经损伤,其他血管损伤、肠管损伤、腰大肌血肿等与器械有关的并发症均较少。

2)后路椎间盘镜:其手术方式与常规椎间盘突出手术方式相同,具有到达病变距离最短、损伤组织最小,能直视下保护神经组织,检查神经根受压范围,可完成神经根充分减压的目的。适用于单节段旁中央突出、脱出及椎管内游离型椎间盘突出等,还可以同时进行侧隐窝扩大等椎管减压术。禁忌证有椎管内占位病变;3 节段以上椎间盘突出;同节段有手术史;中央型或双侧压迫;有严重骨质增生所致根管骨性狭窄;椎管狭窄严重粘连;有严重骨质增生所致椎管根管骨性狭窄及严重粘连和多个椎间盘受累以及需要椎管扩大的范围较大者;肥胖患者或腰背肌过于发达者。常见并发症有椎间盘炎、椎管内感染、术后神经根水肿。

第三节　脊柱骨折

一、寰枕脱位

【概述】

寰枕脱位,是一种少见的致命性脱位,绝大多数为前脱位,常伴有严重神经损伤,患者往往在受伤现场或入院前死亡。及时的现场复苏和快速的急救转运在抢救这类患者的过程中至关重要。

【诊断步骤】

(一)病史采集要点

1.病因　以交通事故为多见,其次是高处坠落伤及运动员损伤。患者的头部受到猛烈的撞击,常常由于作用于头颅的横向剪切力导致。

2.主要症状　可以仅表现为枕颈部疼痛和活动受限而没有任何神经损伤的症状体征,也可以表现为四肢瘫痪、意识障碍及自主呼吸丧失。

(二)体格检查要点

1.枕颈交界处压痛和头颈部活动受限。

2.可出现颈部以下感觉、运动障碍,多为完全性瘫痪,伴有膀胱、直肠功能丧失。

3.可出现生命中枢如呼吸系统及心血管系统危象。

(三)辅助检查要点

前脱位 X 线平片显示枕齿间距超过 6mm(正常成人枕齿间距为 4～5mm),BC(枕骨大孔前缘与寰椎后弓之间的距离)/OA(枕骨大孔后缘与寰椎前弓之间的距离)≥1。垂直脱位枕颈关节垂直移位大于 2mm。

CT 或 MRI 可了解脊髓受压的程度,并可显示有无合并枕骨髁和寰椎骨折。

【诊断对策】

(一)诊断要点

根据患者的病史、临床症状、体征及 X 线,以及 CT 或 MRI 检查,不难诊断。

1.病史与症状　明确的头部外伤史。枕颈段局部症状如疼痛、活动障碍,可伴有四肢瘫痪、意识障碍及自主呼吸丧失。

2.体格检查　枕颈交界处压痛和头颈部活动受限。出现高位截瘫或生命中枢危象。

3.X 线和 CT、MRI 表现　前脱位 X 线显示枕颈间距超过 6mm,BC/OA≥1;垂直脱位枕颈关节垂直移位大于 2mm。CT、MRI 显示枕颈段脊髓受压。

(二)鉴别诊断要点

需排除合并症,如颅脑外伤、枕骨髁骨折和颈椎骨折。

要对患者进行全面检查,要考虑到多种损伤并存的可能。

【治疗对策】

1.早期处理　针对寰枕关节脱位的治疗是从急救现场开始的,包括保持呼吸道通畅、必要时进行人工呼吸,正确固定颈椎防止继发性损伤。但是针对颅骨牵引存在争论,前脱位可采用轴向牵引,但要注意牵引重量不宜过大,防止加重纵向分离;对于仅有轴向移位的病例,由于存在不稳定,牵引可能加重神经损伤。

2.药物治疗　对存在脊髓损伤者,早期可使用甲基强的松龙冲击疗法,以保护和挽救损伤脊髓。

3.非手术治疗　轻度脱位或不能耐受手术者可在牵引复位后予头颈胸石膏固定或 Halo-vest 外固定 2～3 个月。

4.手术治疗　严重脱位病例经早期处理、病情稳定后可行枕颈融合术,对于寰椎后弓直接压迫脊髓者可行寰椎后弓切除减压;受伤后 3 个月以上仍存在寰枕不稳者也可考虑手术治疗。术后可予头颈胸石膏固定或 Halo-vest 外固定 2～3 个月。为了避免外固定带来的并发症,术中也可采用内固定,如 Cervifix 等。

二、寰椎骨折

【概述】

寰椎骨折又名 Jefferson 骨折,由于头部外伤引起,是较少见的上颈椎损伤,但如处理不当,后果严重。

【诊断步骤】

(一)病史采集要点

1.病因　除高处坠落伤外,运动员高台跳水时头顶直接撞击池底为另一常见病因。与寰枕脱位的损伤机制不同,引起寰椎骨折的作用力的方向主要为轴向压缩。

2.主要症状　与寰枕脱位相似,可以仅表现为枕颈部疼痛和头颈部活动受限,通过枕大神经向枕后放射,也可以表现为高位截瘫、意识障碍等。

(二)体格检查要点

1.枕颈部均有明显压痛,颈后肌紧张。

2.头颈部活动受限,尤其以旋转受限为甚。

3.可出现脊髓损伤症状,但完全性脊髓损伤并不多见。

4.可出现生命中枢危象。

(三)辅助检查要点

X 线平片和 CT 检查同样是必须的检查。X 线侧位片上可见寰椎前后径增宽;张口位片可见寰齿间距两侧不等、寰椎侧块相对枢椎向侧方移位。当两侧侧块向侧方移位总和大于 7mm 时表示寰椎横韧带断裂,属高度不稳定性骨折。CT 检查可清楚地显示骨折线和骨折块的移位情况,有确诊价值。

MRI 检查可了解脊髓是否受压。

【诊断对策】

（一）诊断要点

1.病史与症状　一般均有明确的外伤史。除脊髓受损症状以外，以枕颈后方疼痛和颈部活动受限为主。

2.体格检查　枕颈部后方压痛和颈椎活动受限，尤其以旋转受限为甚。出现高位完全性或不完全性脊髓损伤、自主呼吸丧失或生命中枢危象。

3.X 线和 CT、MRI 表现　X 线侧位片上可见寰椎前后径增宽；张口位片可见寰齿间距两侧不等、寰椎侧块向侧方移位。可根据 CT 影像确诊，从 MRI 可理解脊髓受压情况。

（二）临床类型

1.单纯型　不伴有颅脑损伤及脊髓损伤者。

2.复杂型　伴有颅脑损伤或脊髓损伤者。

（三）鉴别诊断要点

多数病例诊断不难，有时需与枕颈脱位、枢椎骨折等相鉴别。

主要根据受伤机制和影像学检查鉴别。

【治疗对策】

按照临床类型的不同，给予相应的治疗方案。

1.单纯型　采用颌枕带牵引，重量不宜过大，一般 1～2kg 左右，牵引 1～2 周后改头颈胸石膏或 Halo-vest 外固定满 3 个月。

2.复杂型　伴有颅脑外伤时，在颈部制动（硬颈围、Halo-vesr）的同时积极处理危及生命的颅脑外伤。

伴有脊髓损伤时，先采用颅骨牵引，定时复查 X 线片了解骨折的复位情况，同时需观察神经功能的恢复情况。对骨折复位良好、神经功能恢复满意的患者，牵引 3 周左右以后仍可采取石膏或 Halo-vest 外固定至 3 个月以上。而对于骨折复位不佳、神经功能得不到满意恢复的患者，可考虑手术切除寰椎后弓减压、枕颈融合，并酌情行术中内固定或术后外固定。

三、寰枢椎脱位（半脱位）

【概述】

寰枢椎脱位是上颈椎常见疾病。寰枢椎旋转半脱位大多发生于儿童。寰枢椎脱位或半脱位如果得不到及时治疗，往往会导致脱位进行性加重、压迫脊髓，或形成难复性脱位,给治疗带来很大困难。从病因上可将寰枢椎脱位(半脱位)分成外伤性脱位和自发性脱位。

【诊断步骤】

(一)病史采集要点

1.年龄　外伤性脱位可发生于任何年龄段,而自发性脱位大多数发生于儿童和少年。

2.病因　外伤性脱位患者有明确的外伤史,外伤主要作用于头部,可为屈曲、伸展或垂直压缩暴力。而自发性脱位最常见的病因是少儿咽喉部感染,如急性扁桃腺炎;成人自发性脱位多继发于类风湿性关节炎。齿状突发育不全也是容易引起寰枢椎脱位的先天性病理基础。

3.主要症状　脱位程度不同,临床症状也差别很大。主要可能出现的症状有:

(1)特发性斜颈双侧寰枢关节脱位时,头颈部向前倾斜;单侧关节脱位时,颈部向患侧倾斜而头面部转向健侧。典型的寰枢椎旋转半脱位的特征性斜颈是颈部向一侧倾斜并呈轻度屈曲,为"雄性知更鸟"姿势。

(2)颈部僵硬患者头颈部位置固定。

(3)疼痛枕颈部有疼痛,外伤性明显,自发性较轻。

(4)神经功能障碍可出现不全瘫或全瘫,严重者丧失自主呼吸,甚至出现生命中枢危象。

(5)其他如张口困难、吞咽困难、发音异常等。

(二)体格检查要点

1.外观有不同程度的斜颈。长期斜颈的患者可有头面部发育不对称。

2.头颈部活动受限,以旋转受限最明显,多数患者拒绝头颈部作任何方位的活动。

3.枕颈部压痛。

4.可出现肢体感觉、运动障碍等脊髓受压表现。

(三)辅助检查要点

X线侧位片上,寰齿间距成人>3mm,儿童≥5mm,可诊断寰枢椎脱位;寰枢椎旋转半脱位患者,张口位片上寰齿间距两侧不等、两侧寰枢关节间隙不等、一侧寰椎侧块向外侧移位。CT平扫或三维重建可清楚显示寰椎位移和旋转的程度,有确诊价值。MRI检查可明确脊髓受压的程度。

【诊断对策】

(一)诊断要点

1.病史　多有头颈部外伤史,儿童患者常常有咽喉部感染病史,类风湿关节炎也是此病的发病基础。

2.临床表现　特发性斜颈、枕颈部局部疼痛及压痛、颈部活动障碍,应常规检查有无神经症状。

3.影像学检查　颈椎侧位片上寰齿间距成人＞3mm、儿童≥5mm或张口位片上寰齿间距两侧不等、两侧寰枢关节间隙不等。常规CT检查可理解脱位的形式和程度。MRI检查可理解脊髓受压程度。

(二)临床类型

1.外伤性　作用于头颈部的各种外力(以屈曲型损伤多见)造成寰椎横韧带的断裂,从而导致寰枢椎脱位。

2.自发性　少儿咽喉部感染造成横韧带松弛、关节囊水肿松动,导致寰枢椎自发性旋转半脱位。类风湿关节炎、颈椎结核或肿瘤侵犯寰枢关节,也可导致脱位的发生。先天性齿突畸形使得寰枢椎容易在非暴力情况下发生脱位。

(三)鉴别诊断要点

需与之相鉴别的疾病有:

1.先天性斜颈　因寰枢椎脱位患者在就诊时往往存在斜颈,因此要和先天性肌性斜颈鉴别,特别是斜颈时间较长的陈旧性脱位患者。先天性斜颈在新生儿期就开始出现症状,患儿往往有产伤或难产史,体查发现胸锁乳突肌有纤维挛缩带。

2.寰枕脱位　外伤性寰枢椎脱位需与寰枕脱位相鉴别。寰枕脱位一般无明显斜颈。前脱位X线平片显示枕齿间距超过6mm,BC/OA≥1;垂直脱位枕颈关节垂直移位大于2mm。

3.寰椎骨折　寰椎骨折也无明显斜颈。X线侧位片上可见寰椎前后径增宽;张口位片可见寰齿间距两侧不等、寰椎侧块相对枢椎向侧方移位。CT检查可清楚鉴别。

【治疗对策】

治疗方法的选择应依据病变情况而定。急性期均宜采用牵引复位。对于寰枢椎旋转半脱位,枕颌带牵引能一般达到复位目的。枕颌带牵引失败和严重脱位者可行颅骨牵引,经牵引复位而又稳定者可施行寰枢椎固定融合术。

1.非手术疗法　寰枢椎旋转半脱位患者行Glisson带牵引复位2～3周,牵引重量2～3kg。Glisson带牵引难以复位的脱位可行颅骨牵引,牵引重量从轻到重,成人可达 8～10kg。轻度脱位因横韧带尚完整（成人寰齿间距＜5mm），在牵引复位后，可予颈围或 Halo-vest 外固定 4～8 周。

2.手术治疗　手术适应证包括：（1）牵引达不到复位目的的难复性寰枢椎脱位；（2）严重脱位复位后难以维持其稳定性者；（3）伴有齿突骨折移位者。

常用的术式有：Brooks 后路寰枢椎融合术、Gallie 后路寰枢椎融合术、椎板夹后路寰枢椎固定术（Appofix、Halifix 等）、后路 Margel 钉固定术、后路枕颈固定术（枕颈 CD、Cervifix 等），以及经口咽前路松解或植骨、内固定术。

四、枢椎椎弓骨折

【概述】

枢椎椎弓骨折又被称为绞刑者骨折，是指发生于枢椎上下关节突移行部（峡部）的骨折。近年来随着交通事故的增多，此类损伤的发病率有所上升。

【诊断步骤】

（一）病史采集要点

1.病因　多见于交通事故，也可见于高台跳水等高处坠落伤。致伤机制多为头颈部的过度仰伸。

2.主要症状

（1）颈部疼痛及僵硬，有时有吞咽困难。

（2）大多数患者无脊髓受压的表现，少数出现全瘫或不全瘫。

（二）体格检查要点

1.枕颈部压痛及颈椎活动受限。

2.可出现肢体感觉、肌力异常等神经症状，甚至影响呼吸功能。

（三）辅助检查要点

根据 X 线侧位片可以将其分为四种类型（Levine-Edwards 分型）：

Ⅰ型，骨折分离小于 3mm，颈 2、3 之间无明显成角，颈 2 无脱位。

Ⅱ型，骨折分离大于 3mm，颈 2、3 之间无明显成角，颈 2 轻度脱位。

Ⅱa 型，骨折分离小于 3mm，颈 2、3 之间成角＞11°，颈 2 无明显脱位。

Ⅲ型，双侧关节突骨折或交锁，导致颈 2 明显脱位。

CT 有助于了解骨折线的位置和骨折分离情况。MRI 有助于了解脊髓有无受压。

【诊断对策】

(一)诊断要点

主要根据患者的病史、临床症状、体征及 X 线侧位片。

1.病史　车祸或高处坠落致下颌受到撞击、颈部过度仰伸或头部受暴力致颈部过度屈曲。

2.症状和体征　以颈部局部疼痛、压痛和活动受限为主,少数患者有脊髓损伤症状和体征。

3.影像学表现　X 线侧位片可见骨折线位于枢椎上下关节突移行部、骨折分离和颈 2、3 之间成角。CT 和 MRI 可进一步了解损伤的情况。

(二)临床类型

1.稳定型　包括 Ⅰ 型骨折和轻度 Ⅱ 型骨折,无明显韧带和椎间盘损伤,颈 2、3 节段无明显失稳。

2.不稳定型　包括中、重度 Ⅱ 型和 Ⅱa 型、Ⅲ 型骨折,颈 2、3 节段明显失稳。

(三)鉴别诊断要点

1.寰椎骨折　多见于高台跳水等高处坠落伤,但作用力的方向主要为轴向压缩。X 线侧位片上可见寰椎前后径增宽,而骨折线不位于枢椎峡部。

2.齿状突骨折　多见于车祸和坠落伤,多为头颈部屈曲暴力所致。X 线侧位片见不到枢椎峡部的骨折分离,而见到齿状突骨皮质不连续。

【治疗对策】

治疗原则为先行颅骨牵引复位,后行外固定或内固定治疗。

1.颅骨牵引　对于存在明显移位和成角的 Ⅱ 型、Ⅱa 型和 Ⅲ 型骨折,早期均可行颅骨牵引复位。牵引重量从小逐渐加大。对于前屈成角的骨折可略加仰伸牵引。要注意的是牵引可能会加重某些类型骨折的颈 2、3 间的成角畸形和分离,故应每日或隔日行床边 X 光照片监视复位情况。

2.保守治疗　适用于稳定性的骨折。无移位者无需牵引,有移位者行牵引复位后 Halo-vest 或头颈胸石膏固定至 3 个月。

3.手术治疗　适用于不稳定性的骨折。颅骨牵引复位后,可采取前路或后路内固定。前路可行颈 2、3 前路钢板内固定植骨融合等方法;后路可采取椎弓根螺钉直接通过骨折线固定。

五、齿状突骨折

【概述】

齿状突骨折是常见的上颈椎损伤,移位不明显的齿状突骨折容易漏诊。大部分齿状突骨折可行保守治疗,约 1/3 病例需要手术治疗。

【诊断步骤】

(一)病史采集要点

1.年龄和病因　年轻人多见的病因为车祸、高处坠落等;老年人多因自较低高度摔下致伤。致伤机制多为头颈部屈曲暴力。

2.主要症状　与多数上颈椎损伤相似,主要症状为颈部疼痛和僵硬。部分患者(特别是伴有寰枢椎脱位的病例)出现神经损伤症状和瘫痪。

(二)体格检查要点

1.颈项部压痛伴颈椎活动受限。

2.可出现肢体感觉、肌力异常等神经症状,呼吸功能障碍。

(三)辅助检查要点

X 线张口位和侧位片检查可见齿突骨折线。根据 X 线张口位片所见骨折线的位置可将此骨折分成 3 型(Anderson 分型):

Ⅰ型,齿突尖部骨折;

Ⅱ型,齿突腰部骨折;

Ⅲ型,齿突基底部骨折。

CT 薄层扫描对骨折显示的灵敏度远远高于 X 线片,是在 X 线片显示不清时的有助诊断的检查。CT 矢状面三维重建对诊断和治疗有重要意义。MRI 主要显示脊髓和椎管内的情况。

【诊断对策】

(一)诊断要点

主要根据患者的病史、临床症状、体征及影像学检查所见作出诊断。

1.病史　多有明确的外伤史。头颈部的屈曲暴力是致病的主要因素。

2.症状和体征　以颈部疼痛、僵硬、压痛和活动受限为主,部分患者出现脊髓损伤症状和体征。

3.影像学表现　X 线侧位片和张口位片可见位于齿突的骨折线,并可根据骨折线所在位置的不同分类。CT 是清晰的诊断方法;MRI 可进一步了解脊髓受压的情况。

（二）临床类型

临床分型与影像学分型相同。从临床角度分析，Ⅰ型和Ⅲ型骨折容易愈合，属于稳定性骨折；Ⅱ型骨折血供差、愈合率低，属于不稳定性骨折。

（三）鉴别诊断要点

1.枢椎椎弓骨折　致伤机制多为头颈部的过度仰伸。X线侧位片上骨折线位于枢椎上下关节突移行部，可有颈2、3之间成角。

2.先天性齿状突发育不全　可在外伤后检查时发现，两者X线表现差别很大。但陈旧性齿状突骨折与先天性齿状突发育不全的鉴别需根据CT扫描或MRI检查。

【治疗对策】

1.保守治疗　如果不伴寰枢椎脱位等并发损伤，无移位的Ⅰ型和Ⅲ型骨折直接采用Halo-vest或头颈胸石膏固定3个月；移位的Ⅰ型和Ⅲ型骨折行颅骨牵引复位后再行外固定治疗。

2.手术治疗　主要适用于Ⅱ型骨折和延迟愈合的Ⅲ型骨折。新鲜Ⅱ型骨折，颅骨牵引复位后，可采取前路齿突螺钉内固定术。而寰枕融合术适用于陈旧性和延迟愈合的骨折的病例，前路或后路手术均可，手术方式可参照"三、寰枢椎脱位（半脱位）"。

第四节　脊柱侧凸症

一、概论

成人脊柱侧凸是指20岁以上患者在冠状面上存在Cobb角＞10°的脊柱畸形，对此常见的成人脊柱畸形进一步又可分两类。一类是进入成年期的青少年脊柱侧凸，即畸形发生于骨骺发育成熟之前，以后畸形持续存在，并在成年后，畸形进一步加重，并出现与青少年脊柱侧凸不同的解剖形态学改变。根据病因学和发病机制不同，此类脊柱侧凸又可分为三种亚型：①特发性脊柱侧凸，此型最常见；②先天性脊柱侧凸，具有畸形僵硬、常伴有明显后凸的特点；③麻痹性脊柱侧凸。另一类是成年后发生的脊柱侧凸，又称退变性脊柱侧凸，其发病的始动病理因素为椎间盘和关节突退变，多见于45～50岁以上老年人。Kostuik和Bentivoli。报道成年胸腰弯和腰弯发病率为 3.9%,与 Dewar 报道的 4%的发病率一致。Lonsteln 统计发现美国 50 岁以上人群中,>30%脊柱侧凸的发病率是 6%。进入成年期的青少年脊柱侧凸有着类似的临床特征,且是目前临床需要治疗的最常见的成人脊柱侧凸,本节主要介绍此类成人脊柱侧凸。

长期以来一直认为脊柱侧凸在生长发育停止后将自然稳定,其实大多脊柱侧凸进入成年后仍会继续进展。这已被许多学者所证实。影响脊柱侧凸在成年进展性的因素中包括:

1.力学因素 由于长期的脊柱非生理性负重和脊柱不正常的生物力学环境,在顶椎区逐渐发生关节的退变性病变,尤以凹侧为甚。由于关节突的早期退变、增生甚至融合,可使脊柱侧凸变得十分僵硬,同时也是顶椎区的椎间盘受力相对减少,因而椎间盘的退变可以不明显,这种凹侧关节突退变与凸侧椎间盘退变程度的不一致性是成人脊柱侧凸一个重要的病理解剖特征,尤其是在特发性脊柱侧凸。而继发性侧凸区可长期保持其柔软性,但有些病例也可在凹侧早期出现类似上述的关节突病变。在原发弯与继发弯交界区,由于上下侧凸在此区发生方向相反的旋转,可早期发生椎间盘退变,而关节突的退变往往又可以比较轻,临床表现为进展性旋转半脱位,成为侧凸的不稳定区,这也是侧凸进展性的重要标志。

2.代谢与激素因素 侧凸进展可能与怀孕及某些激素因素有关,因为临床上发现,有些患者的畸形在妊娠中或分娩后或更年期期间加重。Weinstein 和 Ponseti 对 102 例青少年特发性脊柱侧凸患者进行了 40 年的随访研究,发现 68%的患者在成年后脊柱侧凸有进展,骨骼发育成熟时 Cobb 角<30°的患者可无进展或进展小或慢,50°~75°胸段脊柱侧凸则进展最明显,平均每年进展 0.75°~1°,胸腰段脊柱侧凸平均每年进展 0.5°,腰段脊柱侧凸平均每年进展 0.24°。胸腰弯的进展与 Cobb 角的大小、顶椎的旋转程度以及远端腰椎体间旋转性半脱位有关,有学者甚至认为胸腰弯最具有进展性,几乎均发生 $L_{3\sim4}$ 脱位,有时发生很早,对该型侧凸的预后,旋转比 Cobb 角更为重要。腰弯进展与顶椎的旋转、Cobb 角的大小、侧凸的方向、L_5 和髂嵴连线的位置关系以及旋转半脱位有关。Kostuik 发现顶椎位于 $L_{2\sim3}$ 或 $L_{3\sim4}$ 水平、伴有Ⅲ度旋转的腰弯,若同时存在代偿弯节段短、成角于 $L_{4\sim5}$ 或 $L_5\sim S_1$ 水平时,预后非常差。大部分腰弯向后凸性侧凸进展,后凸的顶椎与侧凸的顶椎一致,脱位发生在 L_4、L_5,旋转、腰骶部退变和骶骨的矢状面垂直性等决定其进展预后。Pritchett 和 Bortel 的研究也指出成人腰弯每年进展 3°,进展的危险因素是 Cobb 角>30°、顶椎旋转>33%、椎体间侧方滑脱(旋转半脱位)>6mm以及髂嵴连线经过 L_5 椎体。Korovesis 对 91 例疼痛性成人腰弯患者进行了平均

4.7 年的随访研究,发现侧凸每年平均进展 2.4°,并认为脊柱侧凸进展与腰椎旋转半脱位、椎间隙高度的对称性等因素有关,而和腰椎生理前凸消失及骶骨倾斜角无关。胸腰双主弯可以长期保持平衡,50°～75°的侧凸可有明显进展,但进展发生较迟,而且腰弯的进展稍大于胸弯,最后临床可表现为以腰弯为主的侧凸,腰骶部的退变则发展较快,$L_{3\sim4}$ 或 $L_{4\sim5}$ 易发生脱位,后凸畸形出现在胸弯和腰弯的移行区,因而属交界性后凸。成人脊柱侧凸冠状面的失代偿常向胸腰弯或腰弯的凸侧,矢状面的失代偿发生较迟,常在 50 岁以后,特别是退变性侧凸。

二、诊断和治疗原则

一个详细、完整的病史对成人脊柱侧凸的诊断、评估、治疗及预后非常关键。如果患者有脊柱侧凸进展的家族史,对判断患者本人的预后有价值。脊柱侧凸的既往进展情况也应重视,可以通过详细询问患者背部剃刀背畸形的发展、身高有无减少和腰部外形的变化来判断。当然,如能获得患者既往的一系列脊柱 X 线片资料,则意义重大。此外,畸形对患者生活质量的影响程度也值得重视。

(一)症状

1.疼痛　青少年脊柱侧凸常常没有症状,而成人脊柱侧凸患者常主诉腰背部疼痛,其发病率为 60%～80%。虽然有些长期临床研究表明,成人脊柱侧凸患者腰背痛的发病率和普通人群相差不大,但要比普通人群的腰背痛严重而且顽固。疼痛的原因还不很清楚,可能为多种因素的综合作用,椎旁肌痉挛、疲劳、躯干失衡、椎间盘和小关节的退变都是可能的因素。Collis 和 Ponsest 认为脊柱侧凸的类型和程度与腰背痛的严重程度之间没有联系,但 Jackson 和 Kostuik 发现腰背痛更常见于腰弯和胸腰弯,尤其是 Cobb 角>45°或伴有顶椎旋转和冠状面失代偿的患者,而胸弯和胸腰双主弯的患者其腰背痛发病率相对要低。Simmons 等也认为疼痛的程度和侧凸类型及程度无关,而和患者的年龄有关,随着年龄的增长,疼痛越来越重。他们发现老年患者中,即使侧凸度数不大,疼痛的发病率和严重程度也大于年轻患者,他们还发现疼痛主要起源于主弯下方的代偿性侧凸区内,腰背痛常开始于侧凸畸形的凸面,随着椎间盘和小关节的退变,疼痛逐渐转移到凹侧,有时还会引起凹侧的下肢根性疼痛。根性疼痛可能是由于腰椎退变、骨性关节炎、旋转半脱位造成椎间孔狭窄而引起。虽然过伸位时退变性脊柱侧凸患者的根性疼痛会加重,但与典型退变性腰椎管狭窄不同的是,坐位时前者的疼痛不能缓解。Perenou 和 Trammell 都认为旋转半脱位经常发生于 $L_{3\sim4}$ 水平,其次是 $L_{4\sim5}$ 水平,是引起根性痛的主要原因。脊柱侧凸失代偿可导致肌源性的"疼痛性疲劳",性质为力学性,这种疼痛表现为脊柱不稳的特征,即疼痛随体位的改变而改变,长时间站立后加重,卧床休息后减轻,可无明显神经根损害的定位表现。确定疼痛的来源对手术策略的制定以及术后症状的改善非常重要。

2.畸形　轻度脊柱侧凸外观上可出现胸腰背部不对称,两侧肩胛骨不等高,严重的脊柱侧凸可导致胸廓旋转畸形,上身倾斜,胸廓下沉,躯干缩短,步态异常等。

3.肺功能障碍　成人先天性侧凸患者的肺功能障碍较特发性脊柱侧凸多见,其主要原因为前者肺组织发育完善前,畸形的脊柱、胸廓限制和干扰了肺组织的发育。严重的脊柱侧凸畸形可合并前凸或后凸畸形,引起胸廓显著变形和躯干塌陷,导致限制性通气障碍。而且肺组织的受压与移位,使肺内小气道及毛细血管床发生扭曲,并造成肺顺应性下降及呼吸与循环阻力增加,进一步发展则出现肺换气功能障碍。虽然理论上侧凸持续进展有可能最终导致肺功能进行性恶化,发生限制性肺部疾病,甚至肺源性心脏病,但是还没有证据表明原来肺功能正常,也没有吸烟史和其他肺部疾患病史的成人脊柱侧凸患者,会随着畸形的进展而出现进行性的肺功能恶化。肺功能的损害程度与脊柱侧凸度数(Cobb 角)的大小成正比。Cobb 角 $60°\sim70°$ 的脊柱侧凸可引起肺功能不同程度减退,如 Cobb 角 $>100°$,严重肺功能障碍常发生。不同节段的脊柱侧凸对肺功能影响的程度不一。胸段和胸腰段可直接造成胸廓的畸形,对肺功能的影响明显。腰段脊柱侧凸则主要通过腹腔容积的下降和膈肌抬高而造成间接的影响,所以肺功能的改变较小。但也有学者发现,腰段脊柱侧凸当伴有后凸畸形时,可使胸椎代偿性前凸,从而使胸腔减小,限制肺的扩张,亦可产生明显的肺功能异常。脊柱侧凸累及椎体的多少也直接影响到肺功能。受累椎体越多,肋骨的变形也越多。由于肋骨走向的改变,不仅胸廓支撑失衡,也使胸腔前后径变扁出现畸形,而且附着于肋骨的呼吸肌,如肋间肌、膈肌等可发生功能紊乱。

(二)体格检查

体格检查的内容与所有脊柱疾病的患者一样。脊柱侧凸的检查包括:

1.一般情况　充分暴露上身,仅穿短裤,观察患者的健康状况、步态。

2.躯干　站立位下测量双肩是否水平,以及臀部裂缝至 C_7 重垂线的距离,观察胸椎是否有生理后凸的减小或前凸。胸廓畸形为脊柱侧凸伴随的常见症状,发生原理是由于脊柱旋转和脊柱侧凸导致凸侧肋骨变形相互分开、向后突出,而凹侧肋骨互相挤在一起、水平走向,并向前突出,总体造成胸廓旋转变形侧移。移向背侧的凸侧肋骨造成临床上的"剃刀背"畸形,脊柱侧凸发生越早,越严重,胸廓的畸形也就越重。让患者行前屈时,可明显显示出胸廓的旋转畸形和肩胛骨的不等高。值得注意的是,成年人由于肥胖或肌肉丰满,可以掩盖本来很严重的胸廓畸形。

3.神经系统　应进行完整的神经系统检查,评估所有的神经系统情况。注意沿着背部中线皮肤部位是否有色素病变、皮下肿块、脂肪瘤、血管瘤、黑痣、局部皮肤凹陷和毛发等,这些体征常强烈提示存在脊柱脊髓的发育性畸形,同时应仔细检查腹部反射和两下肢的肌力、感觉、反射和可能存在的病理反射或局部肌群麻痹。如发现脊柱左胸弯,应高度警惕伴有脊髓空洞症的可能性,而轻度爪样足趾可能预示有脊髓栓系综合征。另外,临床上应区分脊髓损害与神经根损害,脊髓损害一般表现为上运动神经元损害的特征,损害平面下感觉减退或消失、肌力减弱、大小便障碍、肌张力增高、腱反射亢进,并可引出病理反射。这种脊髓损害的发生往往并不是脊髓受到机械的压迫,而是由于脊柱已处于不稳定状态,后凸畸形对脊髓的慢性牵拉或旋转半脱位时的椎管扭曲变形。神经根损害则表现为神经根支配区的感觉减退或消失、肌力减弱、肌张力降低、腱反射亢进减退或消失和病理反射不能引出。成人脊柱侧凸有时出现脊髓和神经根的混合性损害,临床症状及体征复杂。神经根损害一般主要发生在腰弯凹侧,这是由于凹侧关节突增生退变、椎间隙塌陷等导致的椎管侧隐窝狭窄和椎间孔狭窄所致。

(三)辅助检查

1.X线　X线片是诊断脊柱侧凸的主要手段,可以确定畸形的类型、病因、部位、严重度和柔软性。摄X线片要求在站立位下摄脊柱全长正侧位片,并包括两侧髂嵴,以反映畸形的真实情况和躯干的平衡状态。对于腰椎畸形或下腰痛者还应摄仰卧位的腰椎正侧位X线点片,因为仰卧位X线点片能显示一些改变细节,如关节突增大或半脱位、椎间隙狭窄或硬化或细微的先天性发育异常等。左右侧屈片可用来判断脊柱侧凸的柔韧性,但这并不代表手术可以获得矫正度。Kostuik发现前路Zielke器械对脊柱侧凸的矫正率为侧屈片矫正率的2倍。牵引状态下摄片对于判断牵伸矫正力是否会造成失代偿是有价值的。对伴有后凸畸形者,矢状面的过伸位片可对后凸畸形的柔韧性提供参考,同样过屈位片可以对前凸畸形的柔韧性作出判定。成人脊柱侧凸影响学上具有以下特点:冠状面上有旋转半脱位,常发生于$L_{3～4}$水平,其次是$L_{4～5}$水平,常见于上腰段和下腰段两处弯曲处,移行的节段常在$L_{3～4}$,而$T_{12}～L_1$以或$L_5～S_1$处的旋转半脱位较少见。矢状面常呈腰椎生理前凸消失,X线侧位片可见C_7重力线位于腰骶椎间隙的前方,常有交界性后凸,有时合并退变性滑脱。

2.肺功能 肺功能检查包括肺总量、肺活量、第一秒肺活量和残余量,肺活量用预测正常值的百分比来表示。脊柱侧凸的肺总量和肺活量减少,并与侧凸严重程度相关,而残气量是正常的,除非到晚期。严重侧凸的患者术前应作动脉血气分析。

3.CT 和 MRI CT 和 MRI 对评价根性疼痛、腰椎管狭窄程度方面很有价值。CT 可用于对伴严重旋转畸形的椎管连续性情况进行评估。MRI 还可指导脊柱融合水平的选择,如对融合到骶骨还是 L_4、L_5 难以判断时,MRI 可以判断此节段的椎间盘有无退变(T_2 像信号的变化),椎间盘无退变节段应尽可能保留在融合区之外。

4.其他 脊髓造影检查可用来发现各个部位有无真性或可能的压迫,这些发现对于畸形部位使用矫正力的大小是十分重要的。疼痛发生的部位有时也难以确定,主要的疼痛有时并不位于最大的畸形内。有些学者提倡对痛性脊柱侧凸患者,使用椎间盘造影技术来鉴别疼痛的来源。目前,椎间盘造影可被当成一种诱发试验来复制患者平时的疼痛,以确定手术时最低融合水平,尤其在确定是否要融合至骶骨时,很有帮助。Grubb 等在手术治疗痛性成人脊柱侧凸患者前,使用这一技术对患者进行评估,70%~80%的患者术后疼痛得到了缓解。他认为要取得良好的疗效,术前不仅要分析脊柱侧凸的结构特点,还要全面评估疼痛产生的病理,对有椎间盘源性疼痛的节段要行融合,对根性疼痛要行适当的减压。$L_{4\sim5}$ 和腰骶小关节封闭阻滞及椎间盘造影结合起来使用,效果更好。如果小关节阻滞能缓解疼痛,腰骶部椎间盘造影又复制出疼痛,则应融合骶骨。相反,如果椎间盘造影不能复制出疼痛,小关节阻滞也不能缓解疼痛,则可以推测疼痛起源于脊柱侧凸内部的结构紊乱。如果腰骶部不是该结构性侧凸的一部分,则不需融合至骶骨。

三、非手术治疗和手术治疗

(一)非手术治疗

对于疼痛和畸形较轻、脊柱侧凸进展缓慢的患者,仅需要定期随访。如果患者疼痛明显,可采用对症处理。非手术治疗的基本方法与治疗所有慢性、疼痛性脊柱疾患一样,包括锻炼、理疗、推拿和使用非甾体抗炎药物等。药物和锻炼不能防止脊柱侧凸的加重,但可能保持其具有柔韧性,为未来需要手术治疗时提供一个良好的可矫正固定的脊柱。少量有氧运动、骑自行车和游泳是有利的,特别是可预防骨质疏松。其他方法对预防绝经后骨质疏松也十分重要。如使用激素和钙剂等,可能减慢脊柱侧凸的进展。矫形支具对控制青少年特发性脊柱侧凸的进展有效，但在成人，其作用并不明确，因为没有证据表明它可以预防成人侧凸的发展。然而，矫形支具似乎对老年患者缓解症状有益，但它制作得很牢固。而且与患者的畸形十分吻合，尽管这样，矫形支具仍然常常很难被年老患者耐受。脊柱侧凸畸形可引起患者跛行或假性下肢不等长，鞋垫或矫形鞋有助于减少侧凸和腰背痛。

（二）手术治疗

近10年来，由于新型内固定器械的广泛应用和术前评估、麻醉技术、术中监测水平的提高，使对成人脊柱侧凸的手术治疗有了长足的进步，但和青少年脊柱侧凸相比，治疗成人脊柱侧凸仍比较困难，手术并发症高，术后恢复时间长。患者长期吸烟，精神压抑也影响手术治疗的效果，而且术前对患者的评估尤其困难。所以，为了取得良好的手术效果，手术适应证的掌握显得和手术技术一样重要。成人脊柱侧凸需手术治疗的仅占 20%～25%。对于成人特发性脊柱侧凸患者，手术的目的包括：缓解疼痛，防止畸形进一步加重，改善现有的明显神经系统功能障碍和对脊神经根进行有效的减压，或在有这些迹象的患者中预防晚期功能障碍。成人脊柱侧凸的具体手术指征为：

1.疼痛　这是成人脊柱侧凸最常见的手术适应证，占手术患者的 85%～90%。Bradford 认为对胸弯＞50%的患者，如果慢性疼痛且经非手术治疗无法缓解，或对腰弯患者出现腰椎管狭窄造成的腰背痛或根性疼痛，则需手术治疗。

2.畸形　胸弯患者出现呼吸功能严重受损，或腰弯加重，早期发生 $L_{2\sim3}$ 脱位；胸腰弯、腰弯和胸腰双主弯患者出现侧凸进行性加重，伴有疼痛、失代偿、功能障碍以及椎管狭窄等并发症。Bradford 指出如果脊柱侧凸持续进展，Cobb 角＞50°或伴有冠状面或矢状面失代偿，就需手术治疗。Abitbol 等也指出如果患者年龄＜35岁，畸形不断进展，尤其是胸腰弯或腰弯＞45°，就需进行手术。因为这些畸形有高度进展和产生疼痛的危险性，因而随着腰椎退变，腰弯会变得僵硬和后凸，增加手术难度且预后较差。如顶椎旋转明显，且位于 L_2 或 L_3 下方，躯干失衡＞4cm，以及腰骶部有成锐角的代偿性侧凸时也应及早手术。早期手术只需融合至下方代偿弯的 1～2 个节段，后期手术有时则需融合整个侧凸区。

3.肺功能障碍　对于进入成人期的特发性脊柱侧凸来讲，肺功能障碍不是常见的手术适应证。但 Bradford 认为，患者有明显胸弯畸形（Cobb 角＞55°），已显示有明显的肺功能障碍，且肺功能障碍不是由于潜在的肺部疾患所引起的，可以考虑手术治疗。Sponseller 指出手术能防止肺功能进一步恶化，但不能改善已恶化的肺功能。

4.心理障碍　慢性疼痛和脊柱畸形对患者造成的心理方面的影响也应认真考虑,因外观畸形和功能障碍,患者往往难以被社会接受,在工作、生活和婚姻等诸多方面均受到影响,给他们带来沉重的心理负担。Byrd 和 Commine 指出这些患者的工作往往受到影响,妇女结婚率较低,尤其是胸弯患者,而且有些患者还有精神障碍的临床表现。考虑到成人脊柱侧凸手术的并发症,仅为了改善身体美观而行手术仍有争议。患者常常诉畸形给他们造成了沉重的心理负担,也许患者决定手术最主要考虑的是具体美观的改善,然而,Dickson 认为仅仅为了改善美观不能成为手术适应证。

(三)成人脊柱侧凸的手术策略

1.柔韧性侧凸　可行一期后路矫形内固定、植骨融合术。成人脊柱侧凸的融合固定范围通常超过青少年脊柱侧凸,因为所有结构性的侧凸必须融合固定,所有有后凸畸形成分的节段也必须融合固定。内固定远端的第一个椎间盘必须"正常",另外,脱位节段或受到减压的节段必须融合固定。内固定避免终止于 $T_{7\sim9}$ 水平,以免未来发生上胸段后凸畸形。青少年特发性脊柱侧凸中的"稳定区"、"中位椎"等概念在成人脊柱侧凸仍然有效。具体手术方法是在按三维矫形理论定出的顶椎、上下终椎、中间椎和中性椎等"战略性脊柱"上置钩或钉。对前凸型胸椎侧凸,先从凹侧开始矫正。对腰椎侧凸,先从凸侧开始矫正,脊柱柔软时,在固定区使用最大去旋转力矫正侧凸。对胸腰椎侧凸或胸椎后凸畸形侧凸,则从凸侧开始矫正,即先把矫正棒固定于脊柱侧凸的上部脊椎,利用杠杆原理把顶椎区水平推向中线,固定棒于脊柱侧凸的下部脊椎上。再根据冠状面上的残留畸形和矢状面上的形态,在前凸型胸弯的凹侧使用节段先撑开力;在后凸型胸弯、腰弯或胸腰弯的凸侧使用节段性压缩力,此时节段性矫正力可补充矫正冠状面畸形,同时重建或维持脊柱的矢状面形态。在对侧置一弧度较第一根棒弧度略小的稳定棒,固定各钩钉后,用至少两个横向连接杆固定两棒。

2.僵硬性侧凸　由于成人脊柱侧凸的僵硬性主要来自关节突的退变、增生和融合,因而以后路手术为主,如有明显的椎间隙狭窄、骨化等也可行(或同时行)前路松解。手术的选择有:①术前 Halo 牵引两周,然后行后路脊柱侧凸矫形内固定、植骨融合。②先行后路(或前路)松解。前路松解应切除椎间盘,包括椎体终板,一直到后纵韧带为止。后路松解中,有些情况下需要对术后或先天性的脊柱融合区做多节段截骨,一般需要做 4 处以上截骨,这种截骨术可与侧凸区的凹侧 3～4 根肋骨抬高、凸侧 5～6 根肋骨切除同时进行。松解手术完成后,就开始进行牵引治疗,牵引两周以后,进行二期后路矫形内固定、植骨融合术。③一期前后路联合松解(即前路松解加后路截骨)、矫形内固定、植骨融合术。对僵硬性脊柱侧凸的后路手术,根据脊柱侧凸的三维矫形理论,已开展后路多棒分段技术治疗僵硬性脊柱侧凸。其基本原理就是把严重侧凸分解成两部分,即僵硬的顶椎区和上下相对柔软的终椎区,然后进行分段矫正,或对僵硬的双大弯先对胸弯矫正,再向下延长矫正腰弯。这样由于在顶椎区和终椎区分别施加了矫正力,可使侧凸获最大的矫正,脊髓也不会在短时间内受到侧凸大幅度矫正造成的牵引力,同时在获最大的矫正时,保持或重建了脊柱平衡。由于术中难以对顶椎区的预弯棒行 90°的去旋转,部分旋转后的脊柱在冠状面上常处于失衡状态,此时通过同侧长棒的附加矫正或对短棒本身的延长可以重建脊柱平衡,预防术后失偿。后路平移矫正技术的原理为把在冠状面矢状面上已预弯成所希望曲度的棒置于侧凸区,再通过钩和钉的横向牵拉及悬梁臂矫形力把脊椎依次横行拉向预弯棒而矫正侧凸,通常与去旋转技术联合使用,使僵硬的成人脊柱侧凸获得更满意的矫形。此外,采用后路去旋转技术矫治僵硬的成人脊柱侧凸时,如果矫形棒预弯较大,则转棒有困难,所以应减少预弯度,在转棒后如果矢状面前凸恢复不满意,可根据 Jackson 原位弯棒技术进行原位弯棒,以增加矢状面生理前凸。

　　3.前路内固定矫形术　前路手术的主要生物学原理是通过椎体钉和棒在凸侧脊柱上对脊柱施加去旋转和压缩的矫形力。术中首先将矫形棒预弯成腰椎或胸腰段正常的矢状面形态,然后进行弯棒操作,将原先冠状面的畸形曲度转移到矢状面,这样既矫正了脊柱旋转矫形,减少冠状面的侧凸,同时又对恢复矢状面形态有帮助,在此基础上从凸侧进行加压,一方面进一步减少侧凸,另一方面可以恢复腰椎的正常前凸。单一前路矫形术的目的是矫正脊柱侧凸和融合腰椎,在高龄成人脊柱侧凸中的指征是极为有限的。前路手术在成人尽使用于胸腰段或腰段侧凸,这种侧凸在侧曲 X 片上应显示良好改善,并存在腰椎前凸。在成人,前路手术需融合弯曲内的整个节段。前路手术固定区域近端可至 T_9 或 T_{10},远端至 L_5。将固定区域进一步向近端延伸价值不大,因为在成人,此处椎间盘间隙较窄,仅能获得很少的矫正。虽然前路手术固定可以延伸至 L_5 水平,但国内外也有学者倾向于与后路矫形融合联合应用。

　　成人脊柱侧凸的畸形矫正率在 37%~51%,但应该强调的是成人脊柱侧凸的手术不应以纠正为目的,而是重建脊柱的平衡和终止侧凸的进展,从而缓解症状,改善功能。部分患者手术后可获得疼痛的明显改善(尽管疼痛通常不能完全根除)。疼痛的缓解是因为融合了造成疼痛的脊柱节段,另外,矫形改变了脊柱的应力分布,对缓解疼痛也起了一定的作用。Dickson 对一组患者研究结果显示手术组中 85％的患者疼痛缓解,而非手术组只有 10％的患者疼痛缓解,但他同时指出手术并不能完全缓解症状,也不能使患者的活动能力恢复到正常人的水平。Sponseller 也认为症状的改善不完全,手术降低了疼痛的峰值和疼痛的持续时间,但不能改善峰值痛的发生频率。

虽然成人脊柱侧凸术后病死率<1％,但术后并发症并不少见,文献报道神经并发症为 1％~5％,术中脊髓神经损伤的高风险因素为前后路联合手术、严重僵硬性畸形、高度后凸,迟发性截瘫可发生于术后数小时内,主要原因是麻醉低血压下脊髓缺血、侧凸凹侧的供应脊髓血供的血管过度牵拉以及原有血管病变如动脉硬化等。术后感染率为 2％~4％,大出血为 0.1％~5％,术后发生平背综合征的概率约 1％,假关节发病率为 5％~27％,尤其是脊柱翻修术后,如果行骶骨固定,一旦发生深部感染,假关节的发病率高达 64％。

第四章　骨关节疾病诊疗

第一节　类风湿性关节炎

类风湿关节炎(RA)是一个以累及周围关节为主的系统性自身免疫病。其特征性表现为对称性多关节炎,关节滑膜的慢性炎症可引起关节软骨、软骨下骨及关节周围组织侵蚀破坏,最终导致关节畸形、强直和功能障碍,使患者丧失劳动能力和致残,预期寿命缩短。

【概述】

类风湿关节炎分布于世界各地区、各民族。在世界范围内,类风湿关节炎的患病率为 0.3%~1.5%,但是在某些人群中如北美印第安披玛族人可高达 5.0%。在我国患病率为 0.3%~0.6%,也就是说我国患类风湿关节炎的总人数在 300 万以上。

类风湿关节炎可以发生在任何年龄,但更多见于 30 岁以后,女性高发年龄为 45~54 岁,男性随年龄增加而逐渐增加。女性发病约为男性的 3 倍。

【病因病理】

1.病因　类风湿关节炎的病因尚未完全阐明。可能与遗传、感染及内分泌等因素有关。

(1)遗传因素:对类风湿关节炎的家族及孪生子共患率的研究发现,本病具有复合遗传病的倾向。单卵双生子共患率为 27%,而双卵双生子为 13%,这两组数据均高于一般人群的患病率,提示遗传因素与类风湿关节炎发病密切相关。通过分子生物学检测发现,HLA-DR β1 多个亚型的 β 链第三高变区氨基酸排列有相同的片段,称之为共同表位,它在类风湿关节炎患者表达频率明显高于正常人群。因此,被认为是类风湿关节炎遗传易感性的基础,且此表位的量又与类风湿关节炎病情严重性呈正相关。对 HLA 以外的基因如 T 细胞受体基因、性别基因、球蛋白基因均可能与类风湿关节炎发病、发展有关,因此认为类风湿关节炎是一个多基因疾病。

(2)感染因素:虽然类风湿关节炎的发病和分布不具有传染性疾病的流行病学特征,但一些研究者从关节滑膜、软骨组织中分离到了病原体或其基因,其他研究也证实感染因子如病毒、支原体、细菌都可通过介导自身免疫反应引起携带某种基因的易感个体患病,并影响类风湿关节炎的病情进展;病原体可能改变滑膜细胞或淋巴细胞基因表达而改变其性能;活性 B 淋巴细胞使之产生抗体;活化 T 淋巴细胞和巨噬细胞并释放细胞因子;感染因子的某些成分与人体自身抗原通过分子模拟或模糊识别而导致自身免疫反应的发生。

(3)内分泌因素:更年期前后的女性类风湿关节炎发病率明显高于同年龄男性及老年女性,75%患者妊娠期间病情缓解,尤其在妊娠最后三个月症状改善明显;90%患者往往在分娩后数周或数月后出现血清类风湿因子升高和疾病复发;口服避孕药可缓解病情,这些均说明性激素在类风湿关节炎发病中的作用。

(4)其他因素:寒冷、潮湿、疲劳、外伤、吸烟及精神刺激均可能与类风湿关节炎的发生有关。

2.发病机制 对类风湿关节炎发病机制的研究始终是研究的重点之一,但迄今为止尚缺乏一致的结论。一般认为未知的抗原进入人体后,首先被巨噬细胞等抗原呈递细胞(APC)所吞噬,经消化、浓缩后与其细胞表面的 HLA-DR 分子结合成复合物,若此复合物被 T 淋巴细胞受体识别,形成"三分子"复合物,则该 T 淋巴细胞被活化;通过其分泌的各种细胞因子和介质,一方面使关节出现炎症和破坏,另一方面使 B 淋巴细胞激活分化为浆细胞,分泌大量免疫球蛋白,包括类风湿因子和其他抗体,与抗原形成免疫复合物,在补体的参与下,促进炎症反应。由此可见,类风湿关节炎是由免疫介导的自身免疫疾病,但初始抗原尚不明确。

CD4$^+$ T 淋巴细胞大量浸润类风湿关节炎滑膜组织,其产生的细胞因子也增加,在类风湿关节炎发病中起着重要的作用。在病程中不同的 T 细胞克隆因受到体内外不同抗原的刺激而活化增殖,滑膜的 A 型细胞(巨噬样细胞)也因抗原而活化,它们所产生的细胞因子如 IL-1、TNF-α、IL-6、IL-8 等促使滑膜处于持续炎症状态。特别是 TNF-α 进一步破坏关节软骨和骨质,而 IL-1 则是引起类风湿关节炎全身症状,如发热、乏力,CRP 和血沉升高的主要原因。

另外,从细胞凋亡理论而言,凋亡本身是细胞程序化死亡,是维持机体细胞增生和死亡之间的平衡的生理机制。类风湿关节炎滑膜出现凋亡分子 Fas 与 Fas 配体比例失调,可能抑制滑膜组织细胞的正常凋亡使类风湿关节炎的滑膜炎得以持续。

3.病理　类风湿关节炎关节的基本病理改变是滑膜炎,表现为滑膜微血管增生,滑膜衬里细胞由 1~2 层增生至 8~10 层,滑膜间质有大量 T 淋巴细胞、浆细胞、巨噬细胞及中性粒细胞等炎性细胞浸润。在以上病理基础上,这些细胞及血管侵犯软骨或骨组织,形成侵袭性血管翳/软骨、骨结合区,软骨破坏明显,软骨细胞减少。修复期可形成纤维细胞增生及纤维性血管翳/软骨、骨结合区,而此时软骨破坏不明显。

关节外的基本病理改变为血管炎,主要表现为小动脉的坏死性全层动脉炎,有单核细胞浸润、内膜增殖及血栓形成,还可有小静脉及白细胞破碎性血管炎。血管炎可造成皮肤(如慢性溃疡)、神经(如周围神经炎)及多种内脏损伤(肺、心、肾等)。

类风湿结节的中心是在廊管炎基础上发生的纤维素样坏死区,中心外呈多层放射状或栅栏状排列的组织细胞及携带 HLA-DR 抗原的巨噬细胞,最外层为肉芽组织及慢性炎性细胞(主要是淋巴细胞和浆细胞)。

【临床表现】

1.临床体征　60%~70%类风湿关节炎患者以隐匿型的方式起病,在数周或数月内逐渐出现近端指间关节、掌指关节、腕关节等四肢小关节肿胀、僵硬。8%~15%患者可以在某些外界因素如感染、劳累过度、手术、分娩等刺激下,在几天内发作,呈急性起病方式。发病时常伴有乏力、食欲减退、体重减轻等全身不适,有些患者可伴有低热。除关节表现外,还可见肺、心、神经系统、骨髓等器官受累表现。

(1)关节表现

1)晨僵:是指患者在清晨醒来发现关节部位的发紧和僵硬感,这种感觉在活动后可明显改善。晨僵是许多关节炎的表现之一,但是,在类风湿关节炎最为突出,往往持续时间超过 1 个小时以上。一般在慢慢活动关节后,晨僵减轻。

2)疼痛及压痛:类风湿关节炎的关节疼痛及压痛往往是最早的关节症状,程度因人而异。关节疼痛的最常见部位是近端指间关节、掌指关节、腕关节,但也可累及肘、膝、足等。其特点是持续性、对称性关节疼痛和压痛。

3)肿胀:患者的关节肿胀主要是由于关节腔积液、滑膜增生及组织水肿而致。可见于任何关节,但以双手近端指间关节、掌指关节及腕关节受累最为常见。

4)关节畸形:晚期类风湿关节炎患者可出现关节破坏和畸形。由于滑膜、软骨破坏、关节周围支持性肌肉的萎缩及韧带牵拉的综合作用引起关节半脱位或脱位。常见的关节畸形有近端指间关节梭形肿胀;尺侧腕伸肌萎缩,致手腕向桡侧旋转、偏移,手指向尺侧代偿性移位,形成掌指关节尺侧偏移;近端指间关节严重屈曲,远端指间关节过伸呈钮孔花样畸形;近端指间关节过伸,远端指间关节屈曲畸形,形成鹅颈样畸形;掌指关节脱位;肘、膝、踝关节强直畸形等等。

(2)关节外表现:病情严重或关节症状突出时易见关节外表现。受累的脏器可以是某一器官,也可以同时伴有多个内脏受累,严重程度也不同,故其临床表现不甚一致。

1)血管炎:血管炎是重症类风湿关节炎的表现之一,患者多伴有淋巴结病变及骨质破坏。组织中有免疫复合物沉积,血清类风湿因子阳性、冷球蛋白阳性及补体水平下降。病理上表现为坏死性小动脉或中动脉病变。如指(趾)坏疽、梗死、皮肤溃疡、紫癜、网状青斑、多发性神经炎、巩膜炎、角膜炎、视网膜血管炎或肝脾肿大。

2)类风湿结节:5%～15%的类风湿关节炎患者有类风湿结节,大多见于病程的晚期。结节易发生在关节隆突部以及经常受压部位,如肘关节鹰嘴突附近、足跟腱鞘、手掌屈肌腱鞘、膝关节周围等。结节大小约0.2～3cm,呈圆形或卵圆形,数量不等,触之有坚韧感,按之无压痛。结节还常见于心包、胸膜、心肺实质组织、脑等内脏,若结节影响脏器功能,可能出现受损脏器的症状。一般来说,类风湿结节出现提示类风湿关节炎病情活动,但有时结节也会出现在关节炎好转时,与病情发展和关节表现不一致。

3)肺部表现:类风湿肺损害可致间质性肺炎、肺间质纤维化、类风湿胸膜炎和类风湿尘肺等。类风湿胸膜炎常见于疾病活动期,一般无自觉症状。广泛的胸膜病变可引起少至中等量胸水,应用糖皮质激素治疗可使疾病好转。并发间质性肺炎时,可反复发作慢性支气管炎,致限制性通气障碍。类风湿尘肺多发生于从事矿工职业的患者。

4)心脏表现:类风湿关节炎可以出现心包炎,心包积液为渗出性,偶尔可以有心脏压塞。有时类风湿结节出现于心肌、心瓣膜,引致心瓣膜关闭不全。

5)眼部表现:约30%的类风湿关节炎患者有干燥性角膜炎;累及巩膜时,可引起巩膜外层炎、巩膜炎、巩膜软化或穿孔;眼底血管炎可引起视力障碍或失明。

6)肾损害:患者可出现膜性及系膜增生性肾小球肾炎、间质性肾炎、局灶性肾小球硬化及淀粉样变性。肾淀粉样变性发生率为5%～15%,表现为持续性蛋白尿,肾组织活检可见淀粉样蛋白沉积及血清中抗淀粉蛋白P抗体阳性。

7)神经系统损害:类风湿关节炎神经系统损害多由血管炎引起。出现单个或多个肢体局部性感觉缺失、垂腕征、垂足征或腕管综合征。寰枢关节脱位而压迫脊髓时,则出现颈肌无力、进行性步态异常及颈部疼痛。硬脑膜类风湿结节则可引致脑膜刺激征。

8)淋巴结病:30%的类风湿关节炎患者可有淋巴结肿大。且多伴有病情活动、类风湿因子阳性和血沉增快。淋巴结活检可见生发中心 CD8$^+$ T 细胞浸润。淋巴滤泡散在性均匀增生是类风湿关节炎的特点,并有助于同淋巴瘤的鉴别。

9)其他:除上述系统表现外,活动期类风湿关节炎还可以出现贫血、体重减轻、肝脾肿大等关节外症状。

2.实验室检查

(1)血清及细胞学检查

1)自身抗体:①类风湿因子(RF):是类风湿关节炎血清中针对 IgGFc 片段上抗原表位的一类自身抗体,它可分为 IgM、IgA、IgC 及 lgE 四型。类风湿关节炎中 IgM 型 RF 阳性率为 60%~78%,类风湿因子阳性的患者较多伴有关节外表现,如皮下结节及血管炎等;②其他自身抗体:国内外研究显示抗 Sa 抗体、抗核周因子抗体(APF)、抗角蛋白抗体(AKA)及抗环瓜氨酸肽(CCP)抗体等对早期和特异性诊断类风湿关节炎有一定意义。

2)血常规:类风湿关节炎患者可伴有贫血。以正细胞低色素性贫血较常见,多与病情活动程度有关。患者的外周血白细胞变化不尽一致。病情活动期可有白细胞及嗜酸粒细胞轻度增加。类风湿关节炎患者的病情活动时可有血小板升高,在病情缓解后降至正常。

3)补体和免疫复合物:非活动性类风湿关节炎患者的总补体、C3 及 C4 水平多正常,甚至略高。但是在关节外表现较多者,可出现总补体、C3 及 C4 水平下降。

4)急性时相反应物:类风湿关节炎活动期可有多种急性时相蛋白升高,包括 α_1 巨球蛋白、纤维蛋白原、C 反应蛋白、淀粉样蛋白 A、淀粉样蛋白 P 及 α_2 巨球蛋白等。临床上应用较广的是 C 反应蛋白(CRP)。此外血沉(ESR)也是临床最常采用的监测方法。C 反应蛋白及血沉均为类风湿关节炎非特异性指标,但可作为类风湿关节炎疾病活动程度和病情缓解的指标。C 反应蛋白与病情活动指数、晨僵时间、握力、关节疼痛及肿胀指数、血沉和血红蛋白水平密切相关。病情缓解时 C 反应蛋白下降,反之则上升。C 反应蛋白水平持续不降多预示病变的进展。病情加重则血沉加快,病情缓解时可恢复至正常,但约有 5% 的类风湿关节炎患者在病情活动时血沉并不增快。

(2)滑膜液检查:类风湿关节炎患者的滑液一般呈炎性特点,白细胞总数可达 $1.0\times10^9/L$,甚至更多,蛋白>40g/L,透明质酸酶<1g/L,滑液中可测出类风湿因子、抗胶原抗体及免疫复合物。镜下可见巨噬细胞、多形核细胞及其残核(Reiter 细胞)。

3.影像学检查

(1)关节 X 线检查:临床 X 线检查常规首选双手(包括腕)或双手相加双足相进行检查。早期 X 线表现是受累关节周围软组织肿胀,关节间隙变窄,局限性骨质疏松和骨质侵蚀,晚期为关节半脱位、畸形及强直。美国风湿病学会将 X 线表现分为 4 期:

Ⅰ期:正常或关节端骨质疏松。

Ⅱ期:关节端骨质疏松,偶有关节软骨下囊样破坏或骨侵蚀改变。

Ⅲ期:明显的关节软骨下囊性破坏,关节间隙变窄,关节半脱位等畸形。

Ⅳ期除Ⅱ、Ⅲ期改变外,并有纤维性或骨性强直。

1)手和腕:几乎全部患者均有双手和腕关节的侵蚀。骨皮质变薄,广泛性骨质疏松,进而出现关节端的边缘性骨质侵袭,常见于第 2、3 掌指关节桡侧和第 3 近端指间关节两侧,手腕关节可以发生特征性关节脱位畸形,手指关节可发生"钮孔花"、"鹅颈"等畸形。腕关节间隙普遍狭窄,出现腕骨聚拢现象及骨质侵蚀或囊性变,晚期可以产生关节的纤维性或骨性强直。

2)足:主要累及跖趾关节,趾间关节也可受累及。

3)肘:表现为对称性关节囊增厚,关节腔积液,关节周围密度增高,有时可在软组织影内发现密度略高的类风湿结节,关节间隙狭窄,特别是在肱桡关节处,可见关节面的囊性变和骨侵蚀。严重者可出现关节脱位和间隙消失。

4)肩:肩关节间隙狭窄,关节面不规则骨硬化,关节面肱骨头侧以及肩锁关节锁骨端肩峰和喙锁关节的骨质侵蚀。

5)膝:早期出现关节囊增厚、关节腔积液进而关节间隙狭窄,关节边缘骨侵蚀,晚期可见关节屈曲或内翻畸形。

6)髋:早期髋关节持重面对称性狭窄,股骨头向内侧移位,股骨头、颈出现骨质侵蚀及囊性变,伴有骨质硬化增生,晚期关节间隙完全消失产生纤维性强直。

7)脊柱:颈椎受累最为常见,以颈 1、2 最明显,常表现为寰枢椎半脱位和枢椎齿状突骨质侵蚀。

(2)CT 和磁共振成像(MRI):CT 有助于发现早期骨关节侵蚀、股骨头脱位等情况。类风湿关节炎颈椎寰枢椎关节病变受累相对多见,行 CT 检查可以显示如齿状突骨侵蚀、脊柱受压、关节脱位等改变。MRI 对显示关节内透明软骨、肌腱、韧带、滑膜囊肿和脊髓受压有良好的效果。MRI 可很好的分辨关节软骨、滑液和软骨下组织,对早期发现关节破坏很有帮助,已经证明,发病 4 个月内即可通过 MRI 发现关节破坏的迹象。

4.关节镜及针刺活检　关节镜及针刺活检的应用已越来越广泛。关节镜对关节疾病的诊断及治疗均有价值,针刺活检则是一种操作简单、创伤小的检查方法。

【诊断标准】

1.类风湿关节炎分类标准　类风湿关节炎的诊断主要依据病史及临床表现。结合血清学及影像学检查,诊断一般不难。但是,对于不典型的病例则需要详实的临床资料及辅助检查。目前,国际上应用比较广泛的诊断标准是1987年美国风湿病学会制定的类风湿关节炎的分类标准。

类风湿关节炎功能分类标准有:①Ⅰ级胜任日常生活中各项活动(包括生活自理、职业和非职业活动);②Ⅱ级生活自理和工作,非职业活动受限;③Ⅲ级生活自理和工作,职业和非职业活动受限;④Ⅳ级生活不能自理,且丧失工作能力。(注:生活自理活动包括穿衣、进食、沐浴、梳洗和上厕所。非职业指娱乐、休闲。职业指工作、上学、持家。)

2.主要鉴别诊断

(1)脊柱关节病:脊柱关节病包括强直性脊柱炎、炎性肠病性关节炎、赖特综合征、反应性关节炎和银屑病关节炎等。强直性脊柱炎多见于男性青壮年,以非对称性的下肢大关节炎为主,小关节很少受累。骶髂关节炎具有典型的X线改变。椎体因炎症和增生由正常的凹型变成方形,上下相邻椎体指间连成骨桥,形成"竹节样改变"。检查椎体活动度减低。可有家族史,90%以上患者HLA-B27阳性。血清类风湿因子阴性。赖特综合征除关节炎外,还有眼葡萄膜炎以及尿道炎。炎性肠病性关节炎通常是不对称的,关节面侵蚀不常见。银屑病关节炎有特征性银屑皮疹和指甲病变。

(2)骨关节炎:本病多发于50岁以上的患者,年龄越大发病越多,女性患者居多,是一种软骨退行性改变同时伴有骨赘形成的疾病。关节痛较轻,以累及负重关节如膝、髋为主。手指以远端指间关节出现骨性增殖和结节为特点。患者晨僵时间一般不超过半小时。血沉增快较少,类风湿因子阴性。

(3)结缔组织病:以对称性多关节炎为首发症状的系统性红斑狼疮(SLE)、硬皮病、混合结缔组织病(MCTD)等其他结缔组织病,且RF可为阳性,早期难与类风湿关节炎相鉴别。SLE多发生于青年女性,关节症状往往不重,一般无软骨和骨质破坏,全身症状重,常有面部红斑及内脏损害,多数有肾脏损害,出现蛋白尿。血清dsDNA抗体、SM抗体、狼疮细胞阳性有助于SLE诊断。硬皮病好发于20～50岁女性,常有雷诺现象,可有张口困难,面具脸等特殊表现。MCTD临床上具有主要风湿病的某些临床表现,且有高滴度的抗RNP抗体阳性为其特点。

（4）痛风性关节炎：是一种由于嘌呤代谢紊乱产生的疾病。单关节或少关节的类风湿关节炎需要与痛风性关节炎鉴别。痛风多发生于男性，起病急骤，关节好发部位为第一跖趾关节，炎症局部红、肿、热、痛明显，疼痛剧烈不能碰触。化验检查血尿酸升高。慢性患者在受累关节附近或皮下组织有痛风石，如用偏振光显微镜检查痛风石内容物可发现尿酸钠针形晶体。

（5）风湿性关节炎：是风湿热的临床表现之一。多见于青少年。可见四肢大关节游走性关节肿痛，很少出现关节畸形。常见的关节外症状包括发热、咽痛、心肌炎、皮下结节、环形红斑等。如患者为成人，则关节外症状常不明显。但本病通常有明显的链球菌感染史，且严重的关节炎症状在使用水杨酸盐药物后可以明显改善。血清 ASO 滴度升高，血清类风湿因子阴性。

（6）其他：类风湿关节炎还需与血清阴性缓和性对称性滑膜炎综合征（RS3PE）、风湿性多肌痛等疾病相鉴别。

【治疗方法】

类风湿关节炎的治疗目的在于减轻关节的炎症反应，抑制病变发展及骨质破坏，尽可能地保护关节和肌肉的功能及达到病情完全缓解。类风湿关节炎的治疗原则包括：①早期治疗，尽早应用缓解病情抗风湿药（DMARDs），包括慢作用抗风湿药（SAARDs）和免疫抑制剂；②联合用药，联合应用两种以上 DMARD 可通过抑制免疫或炎症损伤的不同环节产生更好的作用；③个体化方案，应根据患者的病情特点、对药物的作用及不良反应等选择个体化治疗方案；④功能锻炼，在药物治疗的同时，应强调根据的功能活动。

1.一般治疗　一般来说，在关节肿痛明显时应强调休息及关节制动，而在关节肿痛缓解后应注意关节的功能锻炼。此外，理疗、外用药物对缓解关节症状有一定作用。

2.药物治疗　主要药物治疗见以下（表 4-1）。

表 4-1　类风湿关节炎的主要治疗药物

非甾类抗炎药	慢作用抗风湿药	糖皮质激素	植物药	免疫抑制剂
布洛芬	柳氮磺吡啶	泼尼松	帕夫林	甲氨蝶呤
双氯芬酸	羟氯喹	泼尼松龙	正清风痛宁	来氟米特
塞来昔布	金诺芬	醋酸去炎松	雷公藤	环孢素
萘丁美酮	青霉胺	得宝松		硫唑嘌呤
美洛昔康				
依托度酸				

（1）非甾类抗炎药（NSAIDs）：通过抑制前列腺素合成所需要的环氧化酶（COX）而起到消炎止痛的作用，该类药物是治疗类风湿关节炎的常用药物。但只能缓解症状，并不能阻止疾病的进展。在应用非甾类抗炎药的同时，应加用DMARDs。非甾类抗炎药的品种很多，主要包括：

1）布洛芬：有较强的解热镇痛和抗炎作用，胃肠道不良反应较少。治疗剂量为1.2～2.4g/d，分次服用。同类药物还有托美丁及酮基布洛芬等。

2）双氯芬酸：常用剂型如扶他林、凯扶兰、奥湿克、戴芬等，其解热镇痛和抗炎作用强，口服剂量为75～150mg/d，分次服用。

3）萘丁美酮（麦力通，瑞力芬）：是一种长效抗风湿药物。抗炎作用与抑制前列腺素的合成、白细胞凝聚及钙转运有关。萘丁美酮具有COX-2选择性抑制的特性，胃肠道不良反应较轻。每日用量1000mg。

4）美洛昔康（莫比可）：是一种与炎痛喜康类似的烯醇氨基甲酰，为COX-2选择性抑制剂。其用法为每日7.5～22.5mg，胃肠道不良反应较少。

5）依托度酸（罗丁）：是另一种选择性COX-2抑制剂，胃肠道不良反应较少，每日剂量200～400mg，分两次服用。

6）西乐葆（塞来昔布）：是以1,5-双吡醇为基础结构的化合物，为特异性COX-2抑制剂，胃肠道不良反应轻，每日剂量200～400mg。

此类药物在发挥解热、镇痛、抗炎作用同时，常削弱对胃肠道粘膜的保护作用，减少了肾内血流，影响了血小板功能，因此，常见不良反应有恶心、呕吐、上腹疼痛、胃粘膜糜烂出血、消化性溃疡出血、穿孔，肾功能损害，血小板功能异常，皮疹，转氨酶升高，哮喘，头晕、头痛等反应。90年代初发现，COX存在两种不同的异构体即COX1和COX2。COX1产生的花生四烯酸代谢产物如生理性前列腺素，参与调节多种生理功能，保护胃粘膜，增加肾血流灌注和血小板聚集。COX2则产生于某种应激条件下如在炎症因子的刺激下，产生炎症性前列腺素促进局部炎症反应。因此选择性抑制COX2而不影响COX1的非甾类抗炎药能加强抗炎作用，减少胃肠道等毒副作用，适合于老年患者和以往有消化道溃疡病史的患者服用。

（2）慢作用抗风湿药及免疫抑制剂：这类药物起效时间比较晚，一般需要3～6个月。这类药物对疼痛的缓解作用较差，但及早使用能延缓或阻止关节骨的破坏，减少残疾。但是此类药物常有各种不同的毒副作用，应密切观察，定期进行实验室检查。此类药物主要包括：

1）柳氮磺吡啶（SSZ）：该药能减轻关节局部炎症和晨僵，可使血沉和C反应蛋白下降，并可减缓滑膜的破坏。一般从小剂量开始，逐渐增加至每日2～3g。一般用药后 1～2 个月可起效。柳氮磺吡啶的不良反应有恶心、腹泻、皮疹、白细胞减低、肝酶升高等，但一般停药减量后可恢复正常。

2）甲氨蝶呤（MTX）：是二氢叶酸还原酶的抑制剂，可引起细胞内叶酸缺乏，使核蛋白合成减少，从而抑制细胞增殖和复制。甲氨蝶呤可抑制白细胞的趋向性，有直接抗炎作用，是目前治疗类风湿关节炎的首选药物之一。一般主张小剂量及长疗程。每周 7.5～20mg，一次口服、静注或肌注。通常在 4～8 周后起效。不良反应有恶心、口炎、腹泻、脱发、肺炎、肝酶升高、肝及肺纤维化以及血液学异常等。小剂量叶酸或亚叶酸与甲氨蝶呤同时使用可减少甲氨蝶呤的毒副作用而不影响疗效。

3）来氟米特（爱若华）：为一种新的抗代谢性免疫抑制剂，它可以抑制二氢乳清酸脱氢酶和酪氨酸激酶的活性。来氟米特主要通过抑制嘧啶合成通路，进而干扰 DNA 的合成，使细胞分裂在 G1 期受阻。来氟米特可明显减轻关节肿痛、晨僵及增加握力，且可使血沉及 C 反应蛋白水平下降。其用量 10～20mg/d。主要不良反应有胃肠道反应、皮疹、乏力以及白细胞减低等。

4）羟氯喹：其细胞内浓度高，治疗效果好。常用剂量为每日 0.2～4g。可由小剂量开始，1～2 周后增至足量。不良反应有恶心、呕吐、头痛、肌无力、皮疹及白细胞减少，偶有视网膜病变。

5）金制剂：包括注射和口服两种剂型，注射金制剂最常用的有硫代苹果酸金钠和硫代葡萄糖金，两者的临床效果相近。国内常用的金制剂有金诺芬，商品名为瑞得。服法为 3mg，每日 2 次，或 6mg 每日一次。病情控制后仍需长期维持治疗。主要不良反应有皮疹和腹泻。个别患者可见白细胞减少和蛋白尿等。

6）青霉胺（DP）：可使血浆中巨球蛋白的二硫键断裂而发生解聚，使类风湿因子滴度下降，抑制淋巴细胞的转化，使抗体生成减少，稳定溶酶体酶，并与铜结合而抑制单氨氧化酶的活性。一般每日口服 125～250mg，然后增加至每日 500～750mg。用药 4～6 周，见效，疗效与金制剂相似。青霉胺的不良反应有恶心、呕吐、口腔溃疡、味觉丧失等。个别患者出现蛋白尿、血尿、白细胞或血小板减少等。

7）环孢素：可抑制 CD4 和 CD8T 细胞的 IL-2 表达以及 IFN-γ 和 IL-4 的血浆水平。同时还可降低 B 细胞的活性、CD40 信号以及抑制钙依赖性蛋白磷酸化。环孢素可缓解关节肿痛及晨僵，并可降低血沉、C 反应蛋白及类风湿因子滴度，使滑膜破坏减缓。常用剂量为 2.5～5mg/kg·d。环孢素可引起胃肠道症状、头痛、感觉异常及肝酶升高等。在少数患者可引起肾毒性，一般在减量后可逐渐恢复。

8）硫唑嘌呤（AZA）：硫唑嘌呤是 6-巯基嘌呤的衍生物，在体内干扰嘌呤核苷酸的形成和 DNA 合成,故硫唑嘌呤具有抗炎效能,减少类风湿因子的生成和改善病情。每日口服剂量 2.0～2.5mg/kg。但不良反应较多,常见的有胃肠道不适、骨髓抑制、肌无力、肝毒性、流感样症状。有人报道硫唑嘌呤应用于脏器移植的患者可诱发淋巴瘤和皮肤癌。硫唑嘌呤通过肝脏转化为 6-巯基嘌呤而发挥作用,故肝功能不良患者慎用。

9)雷公藤:属双子叶植物,具有消炎解毒,祛风湿功效。对病情轻、中度的患者治疗效果较好。治疗剂量为 30～60mg/d。主要不良反应有皮疹、口炎、血细胞减低、腹泻等,经减量或对症处理后可消失。雷公藤对男女生殖系统有影响,育龄妇女服药后可出现月经紊乱,闭经;男性患者精子数量减少和活性降低,引起不育,故对未婚男女慎用本药。

(3)糖皮质激素:能迅速缓解关节炎临床症状。长时间使用或用法不当则可能引起明显的不良反应。一般来说,糖皮质激素不作为类风湿关节炎的首选用药。但在一下情况可选用:①类风湿血管炎,包括多发性单神经炎、Felty 综合征、类风湿肺及浆膜炎等;②在重症类风湿关节炎患者可用小剂量糖皮质激素缓解病情;③经正规慢作用药物治疗无效的患者;④局部应用,如关节腔内注射可有效缓解关节的炎症。今年的研究认为,小剂量(≤7.5mg/d)泼尼松可缓解类风湿关节炎患者的关节症状,并可缓解关节的侵蚀性改变。一般可 10～20mg/d,病情缓解后减量至 7.5mg/d,甚至低至 2.5mg/d。

(4)免疫及生物治疗:包括针对细胞表面分子及细胞因子等的靶位分子免疫治疗,如肿瘤坏死因子抑制剂、IL-1 受体拮抗剂等。此外还有以去除血浆中异常免疫球蛋白及免疫细胞为主要目的的免疫净化治疗,如血浆置换、免疫吸附及去淋巴细胞治疗等。这些方法针对性的干扰类风湿关节炎的发病及病变进展的主要环节,可能有较好的应用前景。

(5)植物药:如帕夫林、正清风痛宁等。可单用或联合其他药物治疗,对缓解关节肿痛和晨僵有较好的作用。

3.外科治疗 经正规内科治疗无效及严重关节功能障碍的患者,外科治疗是有效的治疗方法,主要包括肌腱修补术、滑膜切除术及关节置换术等。

【预后与康复】

类风湿关节炎临床缓解一般应用美国风湿病学会的类风湿关节炎临床缓解标准来评价治疗结果(表 4-2)。

表 4-2 美国风湿病学会类风湿关节炎临床缓解标准

1.晨僵时间小于 15 分钟

2.无乏力

3.无关节痛(通过问病史得知)

4.活动时无关节压痛或疼痛

5.软组织或腱鞘无肿胀

6.红细胞沉降率(魏氏法):女性小于 30mm/h,男性小于 20mm/h

以上 6 条符合 5 条或 5 条以上,且至少连续 2 个月为类风湿关节炎缓解

　　另外提示预后不良的指标有:①肿胀、疼痛、活动受限、畸形关节数多者;②实验室检查类风湿因子阳性且滴度高,HLA-DR4 阳性,C 反应蛋白、血沉及循环免疫复合物升高,尤其是持续升高;③X 线检查 2 年内发生骨侵蚀或积累侵蚀数多者;④功能减退,如握力降低,一定距离内步行时间延长,下蹲受限者;⑤日常活动能力减低,疼痛积分高者;⑥教育水平低,经济地位差,精神状态不好者。

　　10%~20%类风湿关节炎患者病情快速进展,在 1~2 年内发展成严重残疾。另外 10%患者病情较轻,能自行缓解。大部分患者表现为慢性反复发作。若早期积极的治疗,可使 80%以上的患者病情缓解。一般来说,类风湿因子阴性、起病时症状明显、HLA-DR4 阴性的患者预后较好。

　　类风湿关节炎的主要结局是残疾,在类风湿关节炎自然病程中,5~10 年致残率为 60%,病程 30 年的致残率为 90%,寿命缩短 10~15 年,而伴关节外表现的 5 年生率仅为 50%。因此,类风湿关节炎被看做和Ⅳ期淋巴瘤、冠状动脉病变有相似严重预后的疾病。

第二节 痛风

一、概述

　　痛风是男性中最常见的炎症性关节炎:高尿酸血症是痛风的主要生化致病因子,急性痛风是由尿酸结晶的炎性反应引发的严重关节炎,尿酸钠单水化物结晶的聚集物(痛风石)主要沉积在关节内及关节周围,严重时导致受累关节畸形和功能丧失。最初临床表现是突然发作的急性痛风性关节炎,具有骤然发作、疼痛剧烈的特征,而且多数患者关节炎反复发作、迁延不愈。整个病程表现为急性发作期、间

歇期和慢性痛风石性痛风。

　　流行病学调查资料显示,本病是一种全球性的常见病,在所有关节炎中约占5.0%。患病率与当地经济和医学水平及依据的诊断标准有关。第一次世界大战以前,痛风主要流行于欧洲和美洲,患病率占地区总人口的0.13%~0.37%,年患病率为0.20%~0.35%。20世纪80年代以来,由于经济的迅速发展,食物中蛋白含量增高,痛风的发病率呈急剧上升,已成为世界性流行病。近年来我国的痛风住院患者人数呈急剧上升,南方上升的趋势比北方更明显,与全国经济和生活水平的变化相一致。我国痛风的发患者数将会逐年上升,因此痛风的预防和早期诊断不容忽视。目前全球经济发展的不平衡性决定了痛风的主要流行区仍以欧美国家为主。

　　人一生中的血尿酸的浓度与体重相血压一样存在着变化规律。从婴幼儿至青春期,男女两性血尿酸均较低。青春期后,随着年龄增加男女两性的血尿酸水平均有升高,男性的血尿酸升高更为明显。成年男性的血尿酸水平为6.9~7.7mg/dl,女性为5.7~6.6mg/dl,男性痛风发病率也高于女性,约为(9~10):1。由于女性绝经期后雌激素水平明显降低,肾脏对尿酸的排泄减少,两性的发病率比较接近。痛风起病的平均年龄在40~55岁,青少年痛风大约占全部痛风患者的1%。近年来,随着我国人民的饮食结构和生活方式的西方化,痛风的发病年龄明显提前,40岁以前发病者并非少见,临床上甚至见到20多岁即发病的病例。可能由于卵巢功能的变化及激素分泌水平的变化,月经期和妊娠期妇女患痛风性关节炎的危险性明显降低。

　　目前发现痛风患者呈全球性分布。大部分地区正常成年人血尿酸水平无明显差异,但新西兰的毛利族、移居夏威夷的菲律宾人、马里亚纳群岛的土著人、澳洲人和马来西亚的华裔等血尿酸水平较高,尚未找到合理的解释。有研究者发现来自平原的高原痛风性关节炎患者,返回原居住地后,大部分患者均可恢复正常;而世代居住在高原者痛风发病率相对较低。由此分析生活地理位置的快速明显变他可能导致生活方式和饮食习惯的迅速改变,与其身体固有的代谢率产生了不相适应,可能是环境因素与遗传体质的不匹配影响了血尿酸的浓度,从而导致了痛风的发病。大量研究表明,血尿酸的水平与接受教育程度、智能和社会地位等有明显的关系。在古代就发现痛风有家族性发病的倾向,而且有家族史者病情也比较重,男性患病率明显高于女性。在原发性痛风患者中,10%~25%有阳性家族史,而且发现痛风患者近亲中15%~25%有高尿酸血症。原发性痛风属常染色体显性或隐性遗传,部分则为性连锁遗传(即X连锁隐形遗传)。有2种公认的通过性连锁遗传的先天性酶异常,即次黄嘌呤-鸟嘌呤磷酸核糖转移酶(HGPRT)缺乏,和磷酸核糖焦磷酸合成酶(PRPPS)活性过高,女性为携带者,男性发病,多为隔代遗传,但在原发性痛风中仅占极少数。先天性 HGPRT 缺乏或 PRPP 合成酶活性增加所致的原发性痛风性关节炎,发病年龄多在 30 岁以下。高尿酸血症的遗传情况变异极大,可能属于多基因的共同作用。影响痛风遗传表现形式的因素很多,如年龄、性别、饮食、心脑血管疾病及肾脏功能等等。

痛风古代就有"帝王病、富贵病"之称,在知识阶层和商贾富豪中的患病率明显高于平民和体力劳动者。人们把痛风归罪于这些人的暴饮暴食,同时发现 50% 以上的痛风患者超过标准体重,血尿酸水平与体重呈正相关,3/4 的痛风患者有高血脂或高血压。无论年龄大小和种族区别,体重指数过高、高血压及高血脂是痛风的危险因素。在饮食因素中,高嘌呤、高蛋白及饮酒是影响痛风发病和关节炎发作的重要因素,国内外大量的流行病学调查均证实了这一点。

二、病因病理与发病机制

正常情况下,尿酸由肾小球滤过后 90% 经近曲小管重吸收,再经近曲小管远端分泌而排出体外:最终从尿中排出尿酸的量约为滤过量的 6%~10%。肾脏功能正常时,肾小管分泌尿酸的能力很大,高达滤过率的 85%,肾小管分泌尿酸的多少与血尿酸浓度呈正相关,即当血尿酸水平升高时,近端肾小管分泌尿酸也增加。若体内内源性或外源性有机酸增加时,则可竞争抑制肾小管的尿酸分泌。

1.病因 血尿酸明显升高是痛风的基本生化基础,根据其发生原因可分为原发性和继发性两大类。

(1)原发性:①酶及代谢缺陷:见于 PRPP 合成酶活性增加或 HGPRT 部分或全部缺乏,均使尿酸产生过多,为性连锁遗传,占总数不到 1%;②原因不明:主要指原因不明的肾脏排泄减少和原因不明的尿酸产生过多,力多基因遗传所致,称为特发性痛风。

(2)继发性:①HGPRT 缺乏及葡萄糖-6-磷酸脱氢酶(G6PD)缺乏使尿酸产生增加,如 Lesch-Nyhan 综合征和糖原贮积症Ⅰ型等;②核酸转换增加,常见于外科手术后,放、化疗后,危重患者,慢性溶血,红细胞增多症,恶性肿瘤,骨髓或淋巴增生病等;③嘌呤摄入增加:饮酒及食用高嘌呤食物;④肾清除减少:如药物、中毒或内源性代谢产物如酮体、乳酸等因素使尿酸排泄受抑和(或)吸收增加。多见于伴发慢性肾炎、高血压、脱水、糖尿病酮症或酸中毒、甲状腺功能低下或甲状腺功能亢进、慢性铅和铍中毒、服用祥利尿剂以及胰岛素抵抗等。

2.诱因

(1)膳食因素:远在古罗马时代就认为痛风与暴饮暴食有关。现代的观点认为,高嘌呤膳食,致使体重超重、肥胖、高血脂,不仅使糖尿病、高血压的发病率上升,而且可诱发痛风性关节炎的发作。一般认为,高嘌呤膳食及大量饮酒,能使血尿酸值在短时间内迅速上升,导致痛风性关节炎急性发作。在素食民族罹患痛风者也很多,痛风患者低嘌呤饮食后可使血尿酸下降 $2mg/dl$。

(2)酒精摄入:大量数据显示,乙醇对痛风的影响比膳食更重要。有人将摄入同样饮食同时大量饮酒与不饮酒者进行对比,发现前者的血尿酸水平上升更显著,尤其是在饥饿状态下进食高蛋白、高嘌呤食物同时大量饮酒,可引起痛风性关节炎的急性发作。由于乙醇代谢使血浆乳酸浓度增高,从而抑制了肾小管分泌尿酸,降低了尿酸的排泄。同时乙醇促进腺嘌呤核苷的转化,导致了尿酸合成增加。

(3)药物:某些药物可导致急性痛风性关节炎发作。在某些情况下可能是个体差异,如维生素 B_1 和维生素 B_{12}、胰岛素、青霉素等。使用促尿酸排泄和抑制尿酸生成的药物治疗期间,由于血尿酸水平突然降低数值过大,促使原有尿酸盐晶体脱落,可导致关节炎加重或转移性痛风的发作。长期使用利尿剂,也可导致痛风的发作,且症状较轻,常为多关节受累。

(4)创伤:长途步行、关节扭伤,鞋袜穿着不当,以及关节过度活动等促进痛风性关节炎急性发作,分析原因可能是局部组织损伤后尿酸盐脱落。第 1 跖趾关节的生理功能决定了它是最易受累的关节。

国内学者对 232 例痛风关节炎发作的诱因进行了分析,疲劳过度占 45.7%,高嘌呤饮食为 43.2%,酗酒占 25.9%,感冒为 18.5%,关节外伤占 15.5%,运动过度为 9.6%。

3.发病机制

(1)嘌呤吸收过多:人体内嘌呤来源的 2 个途径为内源性和外源性。其中 80% 是内源性来源。因此,内源性代谢紊乱是发病的主要因素。近 10% 痛风患者采取限制嘌呤摄入的低嘌呤饮食后,血尿酸水平降低也非常有限,24 小时尿尿酸排泄量依然较高。即使进食无嘌呤饮食,仍不能完全纠正高尿酸血症,摄入高嘌呤饮食并不是痛风的重点所在。

(2)体内嘌呤合成代谢增加:摄入低嘌呤饮食 5 天后,测定 24 小时尿尿酸总量高于 $600mg(3.6mmol)$或在口服/静脉注射^{15}N 或^{14}C甘氨酸后,尿中同位素标记的尿酸盐含量增高,表明嘌呤生物合成增加。部分痛风患者表现为体内嘌呤生物合成增加。

(3)尿酸排泄障碍:目前认为尿酸排泄障碍是高尿酸血症的直接原因。约占痛风的 90%,在尿酸合成代谢正常的患者更是如此。研究显示,痛风患者既有肾小管分泌尿酸障碍,也有对尿酸的重吸收增加,前者更为重要。

目前认为,高尿酸血症与痛风之间没有本质上的区别,属于疾病发展的不同阶段。临床上只有 5%~12% 的高尿酸血症患者发展为痛风,各家报道不一。痛风发作与否与血尿酸水平高低及高尿酸血症持续时间,以及与患者年龄有直接关系。单纯高尿酸血症没有临床症状的患者,只是其关节组织或肾脏尿酸沉积引起的组织损害轻微,尚未造成明显的临床症状而已。

急性痛风性关节炎的发作是由于尿酸浓度过高呈过饱和状态,尿酸钠微晶体沉积在软骨、滑膜及周围组织,巨噬细胞吞噬晶体后释放出多种炎症介质造成关节损伤。临床上观察到,急性痛风性关节炎发作时血尿酸水平可以正常,某些有大量痛风石沉积的患者,缺乏急性痛风性关节炎发作史。应用降低尿酸药物治疗时,血尿酸水平降低过快反而诱发痛风性关节炎的急性发作。

研究显示,痛风性关节炎具有炎症发作、炎症发展及炎症消失的基本过程。急性痛风性关节炎初期,因为关节局部温度降低、血尿酸突然升高、体液的 pH 降低,以及沉积晶体的脱落,大量的尿酸钠进入关节腔,尿酸钠与免疫球蛋白结合后被吞噬细胞所吞噬。接着,吞噬细胞在尿酸钠的刺激下,激活坏氧酶和脂氧酶,花生四烯酸转化为前列腺素,以及其他各种致炎物质的作用,炎症得以进一步发展。进而,随着炎症的继续,某些血清因子、某些酶类的影响,以及前列腺素的抗炎作用,抑制了炎症的发展,导致炎症进入缓解期。

三、临床表现

1. 症状和体征

(1)急性痛风性关节炎:突然发作的关节剧烈疼痛是本病的一个特征。典型的急性痛风性关节炎特点是起病急骤,呈暴发性,第 1 次发作通常在非常健康的情况下突然出现某个关节红肿、疼痛,接着几小时内皮肤发热、发红及肿胀,24~48 小时达到高峰,关节及其周围软组织明显红、肿、热、痛,痛如刀割样,局部甚至无法忍受覆盖被单和轻微的震动。70% 的患者首发于踇趾、跖趾关节,多为单侧发作,双侧交替出现。最常累及的踇趾、跖趾关节占受累关节的 90%,其次为跗骨、踝、膝、指及腕等关节。分析关节受累原因为:①末梢小关节皮下脂肪很少,血液循环差,皮肤温度较躯干部位低,血尿酸易于沉积;②由于血液循环差,组织相对缺氧,局部 pH 稍低,也有利于尿酸的沉积。发病前可有乏力、周身不适、及关节局部刺痛等先兆。鞋袜不适、足部劳累、环境湿冷、局部关节、损伤饮食不当等是诱发因素。

急性痛风性关节炎有自限性,轻度发作可在 3～7 天内自然消失,严重者可持续数周。恢复期关节完好无损,是本病的另一个特征。

不典型的急性痛风性关节炎主要见于:①儿童及青少年患者,可先有肾结石,然后出现关节炎,而且症状较重,发作频繁,病情进展迅速,累及多个关节;②多关节炎型多见于绝经后妇女,特别是长期使用利尿剂的患者。

(2)慢性关节炎:随着病程的延长,受累关节逐渐增多,不能完全缓解,最后导致关节畸形和关节功能丧失。体表出现特征性的痛风结节或痛风石,常见部位:耳轮、第 1 跖趾关节、指、腕、膝、肘等处,也可见于任何关节周围。最初小而软,以后变硬,破溃可见白垩状物质。痛风石多出现于关节炎发作 10 年以上者。对于发病年龄早、病程长、血尿酸控制不良者,痛风石出现得更早,体积也较大。

(3)女性痛风:女性患者占痛风人群的不到 1/4,多在绝经后并且多在使用降尿酸药物治疗时发生。与高血压和肾功能障碍有关。少见的幼年性家族性高尿酸血症性肾病患者均为女性,主要表现为儿童期或者青年期的痛风和肾衰。女性急性痛风和慢性痛风的表现与男性类似。女性患者中多发性关节炎型多于男性。女性服用降尿酸药物者痛风发作时容易侵袭 heberden 结节和 bouchard 结节,也易在这些部位形成痛风石。既往关节软骨损伤可能使尿酸盐结晶易于沉积在患骨关节炎的手指,这也是第 1 跖趾关节易患痛风的原因。

(4)老年人痛风:过去一直认为老年很少发生急性痛风,多是单关节炎型、变形性关节炎。老年痛风患者中男女比例大致相仿。可以没有急性单关节炎或者多关节炎病史,在不典型的关节部位可以出现大的痛风石沉积和慢性多关节炎。关节内的痛风石可以造成相当严重的关节畸形。老年痛风患者往往同时患其他疾病包括高血压、肾衰、糖尿病,很多老年痛风患者是由降尿酸药诱发。

2.实验室检查

(1)血尿酸测定:目前国内外普遍采用尿酸酶法测定血尿酸,国内血尿酸值男性为 3.0～7.0mg/dl(178～416μmol/L),女性为 2.5～6.0mg/d(148～356μmol/L),不同的实验室数值略有出入。未经治疗的痛风患者血尿酸水平多数升高,继发性痛风较原发性痛风升高更为明显。痛风性关节炎急性发作时血尿酸水平低于缓解期。

测定血尿酸时注意:①清晨空腹抽血送检;②抽血前停用影响尿酸排泄的药物

如水杨酸类、降压药、利尿剂等,至少5天;③抽血前避免剧烈活动;④血尿酸浓度有时呈波动性,一次血尿酸测定正常不能否定增高的可能性,应多查几次。

(2)尿尿酸测定:临床上用来判断高尿酸血症是属于尿酸生成过多还是尿酸排泄减少,抑或是混合型,有利于治疗药物的选择。低嘌呤饮食5天后,正常人24小时尿尿酸<600mg,或常规饮食时24小时尿尿酸<1000mg;若血尿酸升高,24小时尿尿酸<600mg,则为尿酸排泄不良型。否则可能是产生过多型。

偏振光显微镜下观察晶体时注意:①尿酸盐结晶有折光,折射角为45°,为棒状或菱形。辅以光学补偿器可明确地将不同晶体区别开来;②玻片和盖玻片必须干净无划痕,否则影响观察结果;③观察玻片的中央部分;④关节液直接滴片,必要时用肝素抗凝。

(4)组织学检查:可取疑有痛风石的组织标本,用无水酒精固定,切片分别在普通显微镜和偏振光显微镜上观察尿酸盐晶体。紫尿酸胺试验呈蓝色者为尿酸盐。

3.影像学检查　痛风患者多在发病数年后才出现骨关节影像学病变,早期无明显X线变化。早期急性关节炎仅表现为受累关节周围的软组织肿胀,反复发作时可在软组织内出现不规则团块状致密影"痛风结节"。在痛风结节内可有钙化影"痛风石"。特性慢性痛风性关节炎的改变是,痛风石在软骨沉积,造成软骨破坏和关节间隙狭窄,关节面不规则;在关节边缘可见偏心性半圆性骨质破坏,逐渐向中心扩展,形成穿凿样缺损。

第1跖趾关节是痛风性关节炎的好发部位。骨质缺损常见于第1跖骨头的远端内侧或背侧,其次是第1跖骨的近侧,常合并邻近软组织的肿胀、踇趾外翻畸形、第1跖骨头增大。X线平片可观察到近端和远端指间关节病变,其次是掌指关节、腕骨间关节及腕掌关节破坏,膝关节同样可以累及。肘关节多表现为滑囊炎,尺骨

(3)关节滑液检查:膝关节正常滑液呈草黄色,不超过4ml,清亮而透明。镜下观察白细胞数<200/mm^3,中性粒细胞比例<25%。痛风性关节炎患者滑液的主要特征是:滑液量增多,外观呈白色而不透亮,粘性低,白细胞计数>500/mm^3,中性粒细胞比例>75%。在偏振光显微镜下可见到白细胞内或呈游离状态的尿酸钠盐晶体,呈针状(5~20μm),并有负性双折光现象,关节炎急性期的阳性率约为95%。在高分辨数字影像显微镜下可显示细胞内和细胞外的尿酸盐晶体。鹰嘴骨质破坏。

临床上发现,痛风年龄发病早、病情进展较快、肾功能产重受损者,骨质破坏还可以见于肩关节、胸锁关节等。

由于尿酸盐结石属于阴性结石,腹部平片无法显影痛风性肾结石和肾间质病

变,需要B超检查或肾盂造影确定。部分痛风患者双肾B超检查可以见到结晶物,重症患者可以发现结石样改变。

四、诊断标准

1.诊断　　当前国内外多采用美国风湿病协会于1977年制定的痛风性关节炎的诊断标准:

(1)急性关节炎发作1次以上,在1天内即达到发作高峰。

(2)急性关节炎局限于个别关节。

(3)整个关节呈暗红色。

(4)第1踇趾关节肿痛。

(5)单侧跗骨关节炎急性发作。

(6)有痛风石。

(7)血尿酸增高。

(8)非对称性关节肿痛。

(9)发作可自行停止。

凡具备该标准3条以上,并可除外继发性痛风者即可确诊。

2.鉴别诊断　　典型发作时诊断不难,急性痛风性关节炎注意与下列疾病鉴别:

(1)蜂窝织炎及丹毒:痛风急性发作时关节周围软组织发红、发热、肿胀和疼痛。下肢蜂窝织炎及丹毒也有局部皮肤发红、发热,但局部皮下软组织肿胀明显而无关节压痛,沿淋巴管走行,血尿酸不高以及无自发缓解趋势。

(2)其他晶体性关节炎:晶体性关节炎是由于代谢紊乱、遗传、劳损等因素导致体内晶体形成,并在关节及其周围组织沉积所引起的一组疾病。也常见于老年人。较多见的晶体除了尿酸盐晶体外,还有焦磷酸钙、磷灰石、胆固醇、类固醇,以及较少见的Charcot-Leyden晶体。几种晶体性关节炎的临床鉴别要点见表4-3。

表4-3　晶体性关节炎的临床鉴别要点

鉴别要点	痛风性关节炎	假性痛风	磷灰石沉积症	类固醇晶体性关节炎
性别分布	男>女	男>女	女>男	女>男
好发年龄	中老年	老年	老年	任何年龄
遗传方式	常染色体显性	性染色体显性	常染色体显性	无
好发关节	第1跖趾、跗骨	膝、髋、椎间	肩、膝、髋	用药关节

鉴别要点	痛风性关节炎	假性痛风	磷灰石沉积症	类固醇晶体性关节炎
发病特点	特别急,有间歇期	急	时轻时重	急
疼痛程度	剧烈	较重	时轻时重	较重
病程	1~2周	半天~数周	较长	较长
晶体类型	尿酸盐	焦磷酸钙	磷灰石	类固醇
X级表现	骨呈穿凿样	软骨钙化	软骨钙化	软骨钙化
血尿酸水平	多升高	正常	正常	正常

特别是焦磷酸钙引起的类似痛风性关节炎发作(假性痛风)。此类关节炎起病突然而严重,呈反复发作和自限性,症状很像痛风性关节炎,其主要特点为:①几乎累及所有滑膜关节,半数以上在膝关节;②X线片显示软骨斑点或线形钙化;③偏振光显微镜下显示晶体呈菱形或棒状,正性双折光或无折光,折射角 20°~30°;④无血尿酸水平升高。

(3)强直性脊柱炎:多见于男性青壮年,有腰背痛和晨僵,以非对称性的下肢大关节炎为主。急性发作时有关节肿胀、发热,非急剧性疼痛,局部皮肤颜色正常。X线显示典型的骶髂关节炎改变。90%以上患者 HLA-B27 阳性。

(4)Reiter 综合征:有急性关节炎的特点,伴有眼葡萄膜炎以及尿道炎的临床表现。

(5)反应性关节炎:常见于前驱感染之后,以非对称性的急性下肢大关节炎为主,元明显的关节周围组织发红。

(6)风湿性关节炎:多见于青少年。有明显的链球菌感染史,可见四肢大关节游走性关节肿痛。伴有发热、咽痛、心肌炎、皮下结节、环形红斑等。如患者为成人,则关节外症状常不明显。血清 ASO 滴度明显升高。

(7)骨关节炎:多见于 50 岁以上的患者,女性多见,关节疼痛较轻,累及负重关节如膝、髋为主。手指远端指间关节出现骨性增殖和结节为特点,形成"方形手"。X线平片显示软骨退行性改变同时伴有新骨形成。注意与慢性痛风性关节炎相鉴别。

(8)银屑病关节炎:多有典型的皮肤银屑疹和指甲病变,为非发作性慢性关节炎,主要侵犯四肢小关节,可见腊肠样指(趾),手、足 X线平片显示特征性"杯中铅笔"样改变。注意与慢性痛风性关节炎相鉴别。

五、治疗方法

痛风的治疗方法是综合性的,主要包括一般治疗、关节炎急性发作期的治疗、间歇期的治疗、慢性关节炎期和痛风结节的治疗,以及痛风并发症的处理。

1.一般治疗

(1)低嘌呤饮食:高嘌呤饮食能使血尿酸暂时升高,可诱发关节炎急性发作。因而,控制饮食是必需的,避免高嘌呤饮食(主要包括动物内脏,水产品如沙丁鱼、虾、蟹等,火锅中的肉类、海鲜和青菜等,海鲜汤和浓肉汁)。适宜食用牛奶、豆制品、鸡蛋、各类蔬菜和谷类制品等。

(2)严格戒酒:乙醇能使体内产生乳酸,降低尿酸的排出,尤其是啤酒中含有大量的嘌呤。有研究报道因大量饮用啤酒导致痛风的发病率明显上升。多饮水可以增加尿量,促进尿酸排出。

(3)多食碱性食物:黄绿色蔬菜——油菜、白菜、胡萝卜与瓜类等为碱性食物,可碱化尿液,提高尿液中尿酸的溶解度,增加尿酸排出量,预防肾脏尿酸结石形成。

(4)活动和锻炼:关节肿痛明显时,注意保证休息和关节制动直至症状完全缓解。关节肿痛缓解后,强调多活动和关节功能锻炼。

(5)减少用药:避免使用抑制尿酸排泄的药物,如呋塞米(速尿)、阿司匹林、维生素 B_1、维生素 B_{12} 等。

(6)改善日常生活方式:避免急性痛风性关节炎发作的诱因,如过度劳累、精神紧张、环境湿冷、鞋袜不舒适、走路过多及关节损伤等。

(7)积极治疗痛风伴发疾病:治疗高脂血症、高血压病、冠心病及糖尿病,防止体重超重。肥胖者要强调控制体重。低体重患者,强调严格控制高嘌呤食物的摄入。

2.药物治疗

(1)急性期的治疗:痛风性关节炎急性期不主张使用降尿酸药物,治疗原则是尽早使用抗炎止痛药,缓解症状。血尿酸下降过快,可诱使关节内痛风石表面溶解,形成不溶性晶体,加重炎症反应或引起转移性痛风性关节炎发作。同时,及时妥善处理诱发因素如急性感染、外科手术、精神过度紧张等,强调多饮水及注意休息也十分重要。常用药物分为3类。

1)秋水仙碱:是治疗急性痛风性关节炎的经典药物。作用机制是通过抑制中性粒细胞趋化,抑制浸润和吞噬,阻止其分泌细胞因子,从而减轻尿酸晶体引起的炎症反应,终止急性发作。一般初次规律用药数小时内关节的红、肿、热、疼痛即消失。口服首次剂量 1mg,每隔 1~2 小时服用 0.5mg,直至剧痛缓解为止,或出现胃肠道症状时立即停药。用药 6~12 小时症状减轻,24~48 小时病情控制。每日总量不能超过 4mg。对老年人及肾功能不全者应减量为每次 0.5mg,每日 1~2 次,24 小时内不超过 3mg。因毒性较大,秋水仙碱已不作为首选药物治疗关节炎的急性发作。

2)非甾类抗炎药:具有抗炎止痛和解热作用。药物疗效肯定,短期服用不良反应少,已成为治疗痛风性关节炎的首选药物。常用的有双氯芬酸钠、舒林酸、依托度酸、昔康和昔布类等。选择这类药物时强调肾脏的安全性,老年人服用要特别注意肾脏功能的变化。

3)肾上腺皮质激素:用于关节炎反复发作且症状较重、非甾类抗炎药和秋水仙碱治疗无效或存在使用禁忌证者。可选择泼尼松短期口服,剂量(一般<15mg/d)强调个体化治疗,症状控制即可停用。单关节肿痛时,可行关节腔内注射糖皮质激素治疗。

(2)间歇期及慢性期的治疗:高尿酸血症是痛风性关节炎急性发作的根本原因。间歇期的治疗目的是降低血尿酸水平,预防急性关节炎发作,防止痛风石形成及保护肾功能。

降低血尿酸水平的药物有 2 类:一类是促进尿酸排泄的药物,另一类是抑制尿酸生成的嘌呤氧化酶抑制剂。降低血尿酸药物的应用原则:从小剂量开始,逐渐加量;合理选择降低血尿酸药物。

1)促尿酸排泄药:经饮食控制血尿酸仍>9mg/dl,急性痛风每年发作在 2 次以上,有痛风石,肾功能正常或仅有轻度损害者可选用此类药物。

丙磺舒:首选药物,开始剂量为 0.25~0.50g,每日 1~2 次;根据血尿酸水平,每隔 1 周每日可增加 0.5g,直至维持 1.0~2.0g/d,每日最大剂量为 3.0g。然后以最小有效剂量长期维持,并定期监测血和尿尿酸。该药的作用部位在肾脏,肾功能良好的患者方可使用。不良反应较低,一般可长期使用。应注意以下 4 点:①饭后服用,同时大量喝水;②同时加用碳酸氢钠,根据尿 pH 值的变化调整碱性药物用量。维持尿 pH 值在 6.5~7.0,以防结石形成;③对活动性溃疡、磺胺药物过敏、痛风性关节炎急性发作期及肾功能低下者不宜使用或慎用;④有复发性肾结石及尿酸排出增多的患者也应慎用。

苯溴马隆:是目前常用的促尿酸排泄药物。主要通过抑制近曲小管对尿酸的重吸收从而达到降尿酸的作用。每日早餐时服用 50mg,一般维持量为 50~

100mg。其主要毒副作用与丙磺舒相似。

水杨酸类：有一定的促尿酸排泄作用，起效的剂量较大，每次 1.0～1.5g，每日 3～4 次。明确指出的是小剂量的阿司匹林抑制尿酸的排泄。由于治疗剂量较大，不良反应也相对较大，水杨酸及阿司匹林不作为常规降尿酸药物使用。

2)抑制尿酸生成药：别嘌醇可减少尿酸合成。用于 24 小时尿尿酸明显升高的尿酸产生过多型或肾功能中度以上(肌酐清除率＜35ml/min)损害时；血尿酸升高特别明显，有大量痛风石沉积于肾脏，对大剂量的促尿酸排泄药物反应不佳时可合并使用。从小剂量开始，0.1g/d，逐渐可加至 0.3～0.6g/d，分 2～3 次服用。血尿酸降至正常后，逐渐减少剂量，直到最低的有效维持量。该药对有肾结石的痛风患者疗效较好。较多见的不良反应有胃肠道反应(如恶心、食欲不振)、皮疹、药物热等。不良反应的发生与服用剂量及个体差异有关。应定期复查肝肾功能和血象。

有学者认为，小剂量秋水仙碱具有预防痛风发作的功效。由于毒副作用大，长期使用要体现个体化治疗原则。

(3)慢性痛风性关节炎的治疗：此时期的治疗方式包括一般治疗和药物治疗的所有内容。常常需要同时服用降低血尿酸的药物及控制急性发作的药物。此外，适时配合应用物理治疗和外科手术治疗。

1)物理疗法：透热疗法、离子透入疗法、红外线照射、矿泉浴、泥疗及推拿等。

2)手术疗法：以下情况可考虑外科手术处理：①痛风结节巨大，影响穿鞋；②疼痛症状明显而药物疗效不满意者；③侵犯肌腱影响关节活动或对附近神经有压迫症状者；④关节破坏导致关节不稳定者。手术治疗可使患者减轻症状，恢复关节活动，矫正畸形，同时也有减少尿酸池的作用。

3.老年痛风的治疗　由于过分强调规避老年人胃肠道出血和发生急性肾衰的风险，加之部分患者使用了抗凝治疗，限制了非甾体抗炎药的常规使用。对于年龄大于 75 岁的痛风患者，建议短期使用糖皮质激素并迅速减量，或者肌内注射长效糖皮质激素或者关节内注射。老年人很难耐受秋水仙碱，故而痛风急性发作不推荐使用秋水仙碱。对于老年人来说，选择别嘌呤醇降低血尿酸比较安全，剂量为每日 50～100mg。若因服用噻嗪类利尿剂后血尿酸浓度升高者，则改用呋喃苯胺酸类利尿剂。老年人痛风的另一特点是继发性痛风较多，累及踝关节、踇趾关节以及足关节。由于治疗存在一定困难，应慎重选择药物和剂量，特别要注意：

(1)除戒酒和不能暴饮暴食外，对体重指数不超标的老年患者，不强调严格的低嘌呤饮食。

(2)区别使用治疗痛风性关节炎发作的药物和用于降低血尿酸的药物。

（3）严密观察药物疗效和不良反应。

六、预后与康复

痛风是一种慢性疾病，不仅损害关节还可能导致肾脏损伤。大多数患者随着发作越来越频繁，症状越来越重，导致残疾，严重者影响生命。

影响痛风性关节炎预后的主要因素有：①病程长，血尿酸长期增高，降尿酸药物疗效不佳；②起病年龄小；③有阳性家族史；④未控制饮食；⑤伴发肾脏疾病；⑥急性发作期末及时控制症状，间歇期末坚持服药，发作次数频繁；⑦较早出现痛风结节且数量较多、体积较大。出现以上情形者预后较差。

痛风本身并不致死，但其合并症却能致命。主要死亡原因是：①肾功能受损导致慢性肾衰竭，有少数患者死于急性肾衰竭，约占 20%～30%；②因皮肤痛风石破溃未及时处理，引起感染血性播散；③伴发疾病如高血压、冠心病、糖尿病等；④痛风性肾结石或肾盂积水导致顽固性尿路感染，特别是坏死性肾乳头炎等等。

痛风是可以预防的疾病，有效途径为：

1.培养良好的生活习惯　尽量避免吃含嘌呤较高的饮食，多饮水；定量进食，不随意增加进餐次数，以免导致营养过剩；戒烟、少饮酒；每年检查 2 次血尿酸，以及时发现早期高尿酸血症，及早采取有效措施使血尿酸尽快恢复正常。

2.开展高危人群的监测　对高危人群进行血尿酸常规检测，积极预防痛风的发生。高危人群包括：

（1）肥胖的中年男性和绝经期后的女性；

（2）高血压、动脉硬化、冠心病、脑血管病患者；

（3）2 型糖尿病患者；

（4）中年以上原因不明的单侧关节炎；

（5）多发性及双侧肾结石患者；

（6）长期嗜食肉类，喜欢饮酒的中老年人。

参考文献

1.陈安民,李锋.骨科疾病诊疗指南.北京:科学出版社,2013

2.曾炳芳.OTC中国创伤骨科教程.上海:上海科学技术出版社,2015

3.公茂琪,蒋协远.创伤骨科.北京:中国医药科技出版社,2013

4.侯海斌.骨科常见病诊疗手册.北京:人民军医出版社,2014

5.李光胜.新编实用骨科诊疗学.北京:科学技术文献出版社,2013

6.黄公怡,刘长贵,温建民.现代创伤骨科学.上海:第二军医大学出版社,2007

7.尹庆水.临床数字骨科学:创新理论体系与临床应用.北京:人民军医出版社,2011

8.田伟.实用骨科学(第2版).北京:人民卫生出版社,2016

9.张伟强,祁宝昌,邓鹏飞,陈登山,杨田野,孙大辉.老年股骨粗隆间骨折治疗的临床进展.中国老年学杂志,2015,35(01):266-268

10.唐佩福.锁骨骨折治疗方法的选择与思考.中国骨伤,2015,28(02):97-100

11.印平,马远征,马迅,陈伯华,洪毅,刘宝戈,王炳强,王海蛟,邓忠良.骨质疏松性椎体压缩性骨折的治疗指南.中国骨质疏松杂志,2015,21(06):643-648

12.石岩,崔文岗,肖德明.胫骨平台骨折手术治疗新进展.国际骨科学杂志,2013,34(03):174-177

13.马文辉,张英泽.股骨颈骨折:问题及对策.中国组织工程研究,2014,18(09):1426-1433

14.张峻玮,孙磊,毕宏政,杨茂清.胫骨平台骨折的手术治疗进展.中国矫形外科杂志,2014,22(14):1280-1283

15.魏玉坤.重建钛板内固定治疗锁骨中段骨折.中华创伤骨科杂志,2004,6(12):1406-1407